国家卫生健康委员会"十四五"规划教材
全 国 高 等 学 校
供基础、临床、预防、口腔医学类专业用

医患沟通

Doctor-Patient Communication

第 **3** 版

主　　编｜尹 梅　唐宏宇

副 主 编｜康德智　吴 静　阴赪宏

数 字 主 编｜尹 梅　廖家智

数字副主编｜康德智　吴 静　阴赪宏　马宏坤

人民卫生出版社
·北京·

图书在版编目（CIP）数据

医患沟通 / 尹梅，唐宏宇主编. -- 3 版. -- 北京：
人民卫生出版社，2024. 6（2025.1重印）

全国高等学校五年制本科临床医学专业第十轮规划教材

ISBN 978-7-117-36183-5

Ⅰ. ①医… Ⅱ. ①尹… ②唐… Ⅲ. ①医药卫生人员
– 人际关系学 – 高等学校 – 教材　Ⅳ. ①R192

中国国家版本馆 CIP 数据核字（2024）第 070517 号

人卫智网	www.ipmph.com	医学教育、学术、考试、健康，购书智慧智能综合服务平台
人卫官网	www.pmph.com	人卫官方资讯发布平台

医 患 沟 通
Yihuan Goutong
第 3 版

主　　编：尹　梅　唐宏宇
出版发行：人民卫生出版社（中继线 010-59780011）
地　　址：北京市朝阳区潘家园南里 19 号
邮　　编：100021
E - mail：pmph @ pmph.com
购书热线：010-59787592　010-59787584　010-65264830
印　　刷：人卫印务（北京）有限公司
经　　销：新华书店
开　　本：850×1168　1/16　　印张：13
字　　数：385 千字
版　　次：2013 年 3 月第 1 版　　2024 年 6 月第 3 版
印　　次：2025 年 1 月第 2 次印刷
标准书号：ISBN 978-7-117-36183-5
定　　价：69.00 元

打击盗版举报电话：010-59787491　E-mail：WQ @ pmph.com
质量问题联系电话：010-59787234　E-mail：zhiliang @ pmph.com
数字融合服务电话：4001118166　E-mail：zengzhi @ pmph.com

编委名单

新形态教材使用说明

　　新形态教材是充分利用多种形式的数字资源及现代信息技术,通过二维码将纸书内容与数字资源进行深度融合的教材。本套教材全部以新形态教材形式出版,每本教材均配有特色的数字资源和电子教材,读者阅读纸书时可以扫描二维码,获取数字资源、电子教材。

　　电子教材是纸质教材的电子阅读版本,其内容及排版与纸质教材保持一致,支持手机、平板及电脑等多终端浏览,具有目录导航、全文检索功能,方便与纸质教材配合使用,进行随时随地阅读。

获取数字资源与电子教材的步骤

1 扫描封底红标二维码,获取图书"使用说明"。

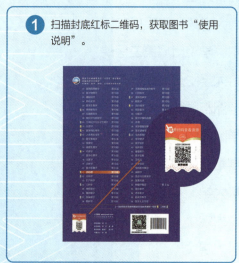

2 揭开红标,扫描绿标激活码,注册/登录人卫账号获取数字资源与电子教材。

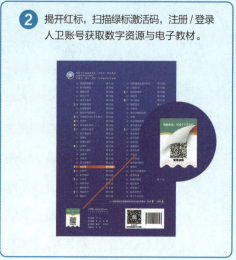

3 扫描书内二维码或封底绿标激活码,随时查看数字资源和电子教材。

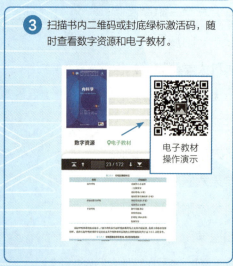

4 登录 zengzhi.ipmph.com 或下载应用体验更多功能和服务。

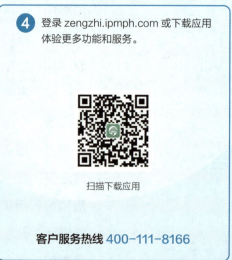

扫描下载应用

客户服务热线 400-111-8166

读者信息反馈方式

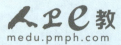

　　欢迎登录"人卫e教"平台官网"medu.pmph.com",在首页注册登录后,即可通过输入书名、书号或主编姓名等关键字,查询我社已出版教材,并可对该教材进行读者反馈、图书纠错、撰写书评以及分享资源等。

序言

百年大计，教育为本。教育立德树人，教材培根铸魂。

过去几年，面对突如其来的新冠疫情，以习近平同志为核心的党中央坚持人民至上、生命至上，团结带领全党全国各族人民同心抗疫，取得疫情防控重大决定性胜利。在这场抗疫战中，我国广大医务工作者为最大限度保护人民生命安全和身体健康发挥了至关重要的作用。事实证明，我国的医学教育培养出了一代代优秀的医务工作者，我国的医学教材体系发挥了重要的支撑作用。

党的二十大报告提出到 2035 年建成教育强国、健康中国的奋斗目标。我们必须深刻领会党的二十大精神，深刻理解新时代、新征程赋予医学教育的重大使命，立足基本国情，尊重医学教育规律，不断改革创新，加快建设更高质量的医学教育体系，全面提高医学人才培养质量。

尺寸教材，国家事权，国之大者。面对新时代对医学教育改革和医学人才培养的新要求，第十轮教材的修订工作落实习近平总书记的重要指示精神，用心打造培根铸魂、启智增慧、适应时代需求的精品教材，主要体现了以下特点。

1. 进一步落实立德树人根本任务。遵循《习近平新时代中国特色社会主义思想进课程教材指南》要求，努力发掘专业课程蕴含的思想政治教育资源，将课程思政贯穿于医学人才培养过程之中。注重加强医学人文精神培养，在医学院校普遍开设医学伦理学、卫生法以及医患沟通课程基础上，新增蕴含医学温度的《医学人文导论》，培养情系人民、服务人民、医德高尚、医术精湛的仁心医者。

2. 落实"大健康"理念。将保障人民全生命周期健康体现在医学教材中，聚焦人民健康服务需求，努力实现"以治病为中心"转向"以健康为中心"，推动医学教育创新发展。为弥合临床与预防的裂痕作出积极探索，梳理临床医学教材体系中公共卫生与预防医学相关课程，建立更为系统的预防医学知识结构。进一步优化重组《流行病学》《预防医学》等教材内容，撤销内容重复的《卫生学》，推进医防协同、医防融合。

3. 守正创新。传承我国几代医学教育家探索形成的具有中国特色的高等医学教育教材体系和人才培养模式，准确反映学科新进展，把握跟进医学教育改革新趋势新要求，推进医科与理科、工科、文科等学科交叉融合，有机衔接毕业后教育和继续教育，着力提升医学生实践能力和创新能力。

4. 坚持新形态教材的纸数一体化设计。数字内容建设与教材知识内容契合，有效服务于教学应用，拓展教学内容和学习过程；充分体现"人工智能＋"在我国医学教育数字化转型升级、融合发展中的促进和引领作用。打造融合新技术、新形式和优质资源的新形态教材，推动重塑医学教育教学新生态。

5. 积极适应社会发展，增设一批新教材。包括：聚焦老年医疗、健康服务需求，新增《老年医学》，维护老年健康和生命尊严，与原有的《妇产科学》《儿科学》等形成较为完整的重点人群医学教材体系；重视营养的基础与一线治疗作用，新增《临床营养学》，更新营养治疗理念，规范营养治疗路径，提升营养治疗技能和全民营养素养；以满足重大疾病临床需求为导向，新增《重症医学》，强化重症医学人才的规范化培养，推进实现重症管理关口前移，提升应对突发重大公共卫生事件的能力。

我相信，第十轮教材的修订，能够传承老一辈医学教育家、医学科学家胸怀祖国、服务人民的爱国精神，勇攀高峰、敢为人先的创新精神，追求真理、严谨治学的求实精神，淡泊名利、潜心研究的奉献精神，集智攻关、团结协作的协同精神。在人民卫生出版社与全体编者的共同努力下，新修订教材将全面体现教材的思想性、科学性、先进性、启发性和适用性，以全套新形态教材的崭新面貌，以数字赋能医学教育现代化、培养医学领域时代新人的强劲动力，为推动健康中国建设作出积极贡献。

教育部医学教育专家委员会主任委员
教育部原副部长

林蕙青

2024 年 5 月

全国高等学校五年制本科临床医学专业
第十轮　规划教材修订说明

　　全国高等学校五年制本科临床医学专业国家卫生健康委员会规划教材自 1978 年第一轮出版至今已有 46 年的历史。近半个世纪以来，在教育部、国家卫生健康委员会的领导和支持下，以吴阶平、裘法祖、吴孟超、陈灏珠等院士为代表的几代德高望重、有丰富的临床和教学经验、有高度责任感和敬业精神的国内外著名院士、专家、医学家、教育家参与了本套教材的创建和每一轮教材的修订工作，使我国的五年制本科临床医学教材从无到有、从少到多、从多到精，不断丰富、完善与创新，形成了课程门类齐全、学科系统优化、内容衔接合理、结构体系科学的由纸质教材与数字教材、在线课程、专业题库、虚拟仿真和人工智能等深度融合的立体化教材格局。这套教材为我国千百万医学生的培养和成才提供了根本保障，为我国培养了一代又一代高水平、高素质的合格医学人才，为推动我国医疗卫生事业的改革和发展作出了历史性巨大贡献，并通过教材的创新建设和高质量发展，推动了我国高等医学本科教育的改革和发展，促进了我国医药学相关学科或领域的教材建设和教育发展，走出了一条适合中国医药学教育和卫生事业发展实际的具有中国特色医药学教材建设和发展的道路，创建了中国特色医药学教育教材建设模式。老一辈医学教育家和科学家们亲切地称这套教材是中国医学教育的"干细胞"教材。

　　本套第十轮教材修订启动之时，正是全党上下深入学习贯彻党的二十大精神之际。党的二十大报告首次提出要"加强教材建设和管理"，表明了教材建设是国家事权的重要属性，体现了以习近平同志为核心的党中央对教材工作的高度重视和对"尺寸课本、国之大者"的殷切期望。第十轮教材的修订始终坚持将贯彻落实习近平新时代中国特色社会主义思想和党的二十大精神进教材作为首要任务。同时以高度的政治责任感、使命感和紧迫感，与全体教材编者共同把打造精品落实到每一本教材、每一幅插图、每一个知识点，与全国院校共同将教材审核把关贯穿到编、审、出、修、选、用的每一个环节。

　　本轮教材修订全面贯彻党的教育方针，全面贯彻落实全国高校思想政治工作会议精神、全国医学教育改革发展工作会议精神、首届全国教材工作会议精神，以及《国务院办公厅关于深化医教协同进一步推进医学教育改革与发展的意见》(国办发〔2017〕63 号)与《国务院办公厅关于加快医学教育创新发展的指导意见》(国办发〔2020〕34 号)对深化医学教育机制体制改革的要求。认真贯彻执行《普通高等学校教材管理办法》，加强教材建设和管理，推进教育数字化，通过第十轮规划教材的全面修订，打造新一轮高质量新形态教材，不断拓展新领域、建设新赛道、激发新动能、形成新优势。

其修订和编写特点如下：

1. **坚持教材立德树人课程思政** 认真贯彻落实教育部《高等学校课程思政建设指导纲要》，以教材思政明确培养什么人、怎样培养人、为谁培养人的根本问题，落实立德树人的根本任务，积极推进习近平新时代中国特色社会主义思想进教材进课堂进头脑，坚持不懈用习近平新时代中国特色社会主义思想铸魂育人。在医学教材中注重加强医德医风教育，着力培养学生"敬佑生命、救死扶伤、甘于奉献、大爱无疆"的医者精神，注重加强医者仁心教育，在培养精湛医术的同时，教育引导学生始终把人民群众生命安全和身体健康放在首位，提升综合素养和人文修养，做党和人民信赖的好医生。

2. **坚持教材守正创新提质增效** 为了更好地适应新时代卫生健康改革及人才培养需求，进一步优化、完善教材品种。新增《重症医学》《老年医学》《临床营养学》《医学人文导论》，以顺应人民健康迫切需求，提高医学生积极应对突发重大公共卫生事件及人口老龄化的能力，提升医学生营养治疗技能，培养医学生传承中华优秀传统文化、厚植大医精诚医者仁心的人文素养。同时，不再修订第9版《卫生学》，将其内容有机融入《预防医学》《医学统计学》等教材，减轻学生课程负担。教材品种的调整，凸显了教材建设顺应新时代自我革新精神的要求。

3. **坚持教材精品质量铸就经典** 教材编写修订工作是在教育部、国家卫生健康委员会的领导和支持下，由全国高等医药教材建设学组规划，临床医学专业教材评审委员会审定，院士专家把关，全国各医学院校知名专家教授编写，人民卫生出版社高质量出版。在首届全国教材建设奖评选过程中，五年制本科临床医学专业第九轮规划教材共有13种教材获奖，其中一等奖5种、二等奖8种，先进个人7人，并助力人卫社荣获先进集体。在全国医学教材中获奖数量与比例之高，独树一帜，足以证明本套教材的精品质量，再造了本套教材经典传承的又一重要里程碑。

4. **坚持教材"三基""五性"编写原则** 教材编写立足临床医学专业五年制本科教育，牢牢坚持教材"三基"(基础理论、基本知识、基本技能)和"五性"(思想性、科学性、先进性、启发性、适用性)编写原则。严格控制纸质教材编写字数，主动响应广大师生坚决反对教材"越编越厚"的强烈呼声；提升全套教材印刷质量，在双色印制基础上，全彩教材调整纸张类型，便于书写、不反光。努力为院校提供最优质的内容、最准确的知识、最生动的载体、最满意的体验。

5. **坚持教材数字赋能开辟新赛道** 为了进一步满足教育数字化需求，实现教材系统化、立体化建设，同步建设了与纸质教材配套的电子教材、数字资源及在线课程。数字资源在延续第九轮教材的教学课件、案例、视频、动画、英文索引词读音、AR互动等内容基础上，创新提供基于虚拟现实和人工智能等技术打造的数字人案例和三维模型，并在教材中融入思维导图、目标测试、思考题解题思路，拓展数字切片、DICOM等图像内容。力争以教材的数字化开发与使用，全方位服务院校教学，持续推动教育数字化转型。

第十轮教材共有56种，均为国家卫生健康委员会"十四五"规划教材。全套教材将于2024年秋季出版发行，数字内容和电子教材也将同步上线。希望全国广大院校在使用过程中能够多提供宝贵意见，反馈使用信息，以逐步修改和完善教材内容，提高教材质量，为第十一轮教材的修订工作建言献策。

主编简介

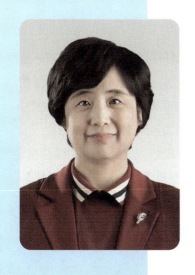

尹 梅

女,1965年12月生于黑龙江哈尔滨。二级教授、博士生导师。黑龙江省教学名师,全国师德标兵。现任哈尔滨医科大学医学伦理学研究所所长、哈尔滨医科大学人文社科学院院长、哈尔滨医科大学图书馆馆长。兼任黑龙江省医学会医学伦理学分会主任委员、黑龙江省医师协会医学人文专业委员会主任委员、黑龙江省法学会卫生法学研究会会长;中国卫生法学会副会长、中国医师协会人文医学专业委员会副主任委员、中国人口文化促进会医院人文管理与人才培养专业委员会主任委员、中华医学会医学伦理学分会副主任委员;《中国医学伦理学》杂志副主编。

从事教学工作至今33年,主持各级教研课题十余项。主持建设"医学伦理学""医学沟通学""交流技能""医学社会学"线上课程,并在人卫慕课、中国大学MOOC、国家智慧教育等平台上线。多项研究成果获省部级奖励,主编国家规划教材及专著多部,发表学术论文百余篇。

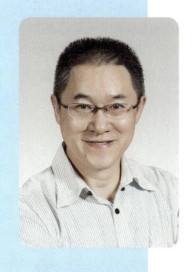

唐宏宇

男,1964年1月生于湖南。现任北京大学第六医院主任医师,中国医师协会精神科医师分会名誉会长,中国医师协会毕业后医学教育精神科专委会顾问。

从事临床和教学、司法精神病学鉴定与研究工作37年,担任多部专业著作的主编、主译、编委。参与国家精神卫生立法专家咨询和研究工作多年。2002年开始参与并逐渐主持国家住院医师规范化培训精神科专家组的工作,主持精神科住培相关标准的制定与修订工作多年。主编国家卫生健康委员会住院医师规范化培训规划教材《精神病学》(第1、2版)。2005年开始参与北京大学医学部的临床沟通相关的教学改革工作,并深度参与课程设计和教师培训工作,担任总论主讲。为多本精神科专业著作的临床沟通章节撰稿人。

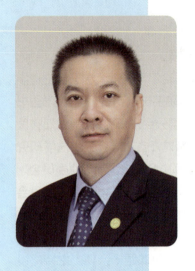

康德智

男,1963 年 11 月生于福建永春。现任福建医科大学附属第一医院党委副书记、院长,中国医师协会神经外科医师分会副会长,中国医师协会毕业后医学教育外科(神经外科方向)专业委员会常务副主委,国家卫生计生突出贡献中青年专家。享受国务院政府特殊津贴。

从事医教研工作至今 39 年,任国家规划教材及专著主编 9 部、副主编 12 部、编委 13 部。承担国家自然科学基金及省部级科研项目 19 项;获省部级科技进步奖一等奖 2 项、二等奖 1 项、三等奖 2 项。先后获全国抗击新冠肺炎疫情先进个人、中国好医生、中国医师奖、国之名医·卓越建树等荣誉奖项。

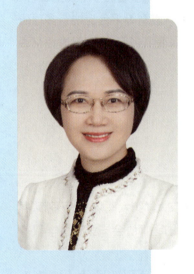

吴 静

女,1967 年 6 月生于广西柳州。内分泌科二级教授,博士生导师。中南大学湘雅医院党委委员,内科学及诊断学教研室主任兼临床技能训练中心主任。中国医药教育协会诊断学专业委员会副主任委员,教育部诊断学课程群虚拟教研室负责人。

从事教学工作 33 年,牵头 3 门国家级本科一流课程;获首届全国优秀教材奖、国家级教学成果奖一等奖、湖南省高等教育教学成果奖特等奖及一等奖;获全国高校教师教学创新大赛一等奖,并获中国大学生医学技术技能大赛优秀指导教师。主编、副主编教材 7 部,主持国家自然科学基金项目 4 项。

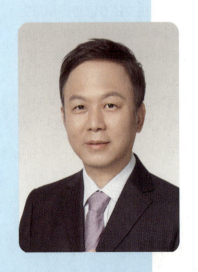

阴赪宏

男,1965 年 4 月生于山西芮城。医学博士、主任医师、教授、博士生导师。任首都医科大学附属北京妇产医院党委副书记、院长,北京妇幼保健院院长。获国家卫生计生突出贡献中青年专家、北京市先进工作者、首都劳动奖章等荣誉,入选北京学者,享受国务院政府特殊津贴。

从事医教研工作 30 余年,主要从事出生人口队列和生殖健康大数据研究。主持国家科技重点项目、国家自然科学基金等 36 项,获科技奖 10 余项,省级奖 9 项。发表论文 600 余篇,专利 9 项,主编、副主编医学专著 35 部。参编《内科学》《传染病学》等教材。担任中国医院协会妇产医院分会主任委员等职。

前言

《医患沟通》是"干细胞"教材中最年轻的书之一,"十二五"期间纳入规划教材,已编写出版两版。2019年7月,国务院发布了《国务院关于实施健康中国行动的意见》,成立了健康中国行动推进委员会,制定印发了《健康中国行动(2019—2030年)》,国务院办公厅也印发了《健康中国行动组织实施和考核方案》。更多的临床一线医务人员投身于医患沟通的实践工作中,以期为患者提供更好的医疗服务。经人民卫生出版社的指导和精心组织,以及广大兄弟院校的通力合作,我们修订了本版教材。

本版教材保持了上版教材的内容和特色,进一步突出了临床导向和问题导向,共性问题规范化,个性问题情境化。体现了教学内容的科学性、先进性、针对性和实用性等教材编写要求,加强了院校与专业的协调,更符合临床本科学生教学大纲的要求,为学生主动学习提供了便利。

本版教材共十章,主要结构分为总论和分论两个部分,各五章。总论内容在关注"三基五性"前提下,重点突出医患沟通的共性问题,分论内容重点突出医患沟通的个性问题。精简了上版总论中的部分理论内容,特别强化了技能应用的内容与形式。改写了绪论、医患沟通的理论基础、医患冲突中的沟通;加强了医患沟通基本技能;整合了医患沟通能力的培养与评估、医院诊疗的医患沟通;调整了特殊人群的沟通;补充了医方主体的沟通、公共卫生服务的沟通、医学研究中的沟通。

本版教材由国内22所高等院校和医疗机构合作完成。编写队伍主要由临床一线科室的医务人员和部分长期从事医患沟通教学研究的专家学者组成,保证了理论知识与临床实践的有机结合。教材编写提纲由主编团队共同完成,经编委会认真讨论后集体确定。全部书稿的修改工作在编委互审基础上,主编团队数易其稿,最后经定稿会认真讨论后完成。在教材修订过程中,本书秘书王彧副教授做了大量的辅助工作。

本版教材的顺利完成,首先要感谢人民卫生出版社的真诚信任和委托,同时要感谢所有参编作者的共同努力与协作,还要特别感谢南京医科大学王锦帆教授的关心与支持。

尽管我们做了相当大的努力,并不断充实和优化了内容,但《医患沟通》仍是十分年轻的教材,必然会有许多疑惑及疏漏之处,我们真诚期望每一位阅读或使用教材的师生、医护人员、专家及同道予以批评指正,以利于我们的教材不断提高和完善。

哈尔滨医科大学　尹　梅

北京大学第六医院　唐宏宇

2024年5月

目录

第一章 | 绪 论

本章数字资源

本章思维导图

世界医学教育联合会 1989 年 3 月在《福冈宣言》中指出:"所有医生必须学会交流和处理人际关系的技能。缺少共鸣(同情)应该看作与技术不精一样,是无能的表现。"一名优秀的医者,应同时具备驾驭医学技术与弘扬医学艺术的能力。医患沟通的基本原则和内容的学习,有利于帮助医务工作者承担起促进大众身心健康和社会文明进步的责任,其现实和历史意义将随着医患沟通的实践与研究而日趋重要。

【案例 1-1】 始于热爱,终于信仰

1997 年,从美国匹兹堡大学学成归国的韩教授带领他的团队成功地为 21 岁的肝硬化患者张某实施了肝移植手术。10 年后,张某的爱妻为丈夫喜添一个七斤半重的儿子。26 年后,张某成为了我国同种原位肝移植后生存时间长、国内生存质量好的肝移植患者之一。韩教授回忆起当时的情况,无限感慨:"患者肝硬化合并多种并发症,情况危重,除了尝试移植,已没有更好的办法。作为整个手术团队的负责人,我感到责任的重大:害怕手术失败,害怕家属埋怨,更害怕一个年轻的生命就此陨落。所以,直到手术前一晚,我仍然反复琢磨手术方案,查阅资料。""当与患者的父亲做术前沟通时,孩子的父亲只说了一句话:您放心手术,如果成功了,我又有了孩子,如果失败了,我便把他的器官捐给医院。"为医的专业性要求他们无时无刻不去平衡自己的情感:融入与抽离的把握、理智与情感的交锋,唯有真性情者才可如此浑然天成。若说对职业本身的追求是技艺精进的直接动因,那么患者与家属的信任会让此职业之精神落地生根。

问题:在本案例中如何体现沟通的尊重原则?

沟通是一门艺术。所谓:"良言一句三冬暖,恶语伤人六月寒。"积极有效的沟通好似一扇大门,其背后蕴藏着无穷的智慧和力量。沟通最早的名称是修辞学,被限定为演讲的艺术。事实上,生活中的每个人都需要与外界沟通,有效的沟通会给人们带来成功和快乐,帮助改善人与人之间的关系,同样的话题内容,不同的表达方式,会带来完全不同的结果和影响。

第一节 | 医患沟通概述

一、沟通与医患沟通

(一) 沟通

1. 沟通的含义 沟通原意是指挖沟使两水相通。《左传·哀公九年》记载:"秋,吴城邗,沟通江淮。""沟通"作为外来语,译自英文的"communication",由拉丁语"communis"演变而来,原意是分享和建立共同的看法,现代意义上的沟通意指信息的传递与交流。

沟通有广义和狭义之分,狭义的沟通是指不同个体间信息的有效传递与接受;可以是通信工具之间的信息交流,也可以是人与机器之间的信息交流,还可以是人与人之间的信息交流。广义的沟通还包括信息的自我传承以及信息的传递所引发的行动或结果。

2. 沟通的特征 一般而言,沟通具有如下特征。

（1）互动性：沟通是有来有往、相互流动的，而非单一方向的行为表现。沟通不仅传递信息内容，也包括判断信息的意义，是人与人之间发生相互联系的最主要的形式。

（2）过程性：沟通的过程要持续一段时间，有目的地进行一连串的行为。沟通也是非常复杂的一个过程，并非只有通过语言才能进行，即使一言不发，同样可以通过服饰、仪表或眼神、表情、动作等行为进行信息的传递。

（3）协调性：有效的沟通可以起到良好的协调作用。可协调社会中人们的关系，克服个人的局限性，使人与人之间的关系更为融洽。小到个人之间的问题、大到国家之间的问题，都可以通过沟通而使问题得到协调和解决。

（4）管理性：组织管理学家巴纳德说："沟通是一个把组织的成员联系在一起，以实现共同目标的手段。"沟通是一门艺术，也是一种文化。如何用好这种技术、掌握这门艺术、理解这种文化，都给了人们无限的施展空间。从狭义看，沟通体现在人们生活、学习、工作、家庭等每个重要阶段；从广义看，沟通体现在与人类生活息息相关的各类社会领域中。当沟通有效时，就会在人们之间建立一座桥梁，使他们能够共享情感和知识，并能跨越因误解而导致的鸿沟。

3. 沟通的构成要素

（1）背景：是指引发沟通的理由。对有些人而言，信息背景可能是清晰的，也可能是十分模糊的。要了解一个信息所代表的意思，必须考虑到背景因素，不能只接收信息表面的意义，还须深入注意到信息背景的含义。

（2）发送者：是指发出信息的人，也称作信息的来源。信息发送者是掌握沟通主动权的人，决定着在哪里、向谁、通过什么渠道、传递什么内容的信息，也决定了沟通的成败。发送者的文化素质、沟通技巧、在别人心目中的地位等因素都会影响到他的沟通成效。任何改进沟通的努力都应着眼于发送者，发送者起着关键性的决定作用。

（3）信息：是指信息发送者希望传达的思想、感情、意见和观点等。信息包括语言和非语言的行为，以及这些行为所传递的所有影响语言使用的音调、身体语言，如面部表情、姿势、手势、抚摸、眼神等，这些都是发出信息的组成部分。

（4）渠道：渠道也称途径、信道、媒介或通道，是指信息由一个人传递到另一个人所经过的路线，是信息传递的手段。沟通不仅是单纯的信息传输，任何完整的沟通媒介都需要寻找、传送、贮存和取用信息的工具。如口头交流时所采取的口头语言就是沟通媒介；书面交流时，信件就是交流的媒介。沟通所需的最基本媒介便是人体，不仅包括人体的听觉与语言器官，还包括眼睛、面部肌肉、手臂等，甚至还包括整个身体。

一般来说，沟通者使用的渠道越多，对方则越能更多更快地理解信息。美国医患沟通专家罗杰斯（Rogers）在1986年做过一项信息沟通方面的调查，结果表明，一个人能记住他所听到内容的5%，读过内容的10%，见过内容的30%，讨论过内容的50%，亲自做的事情的75%，教给别人所做的事情的90%。

（5）接收者：是指信息指向的个体。与发出者一样，接收者同样受到自身的技能、态度、知识和社会文化系统的影响与限制。人们对接收到的信息的理解，会受到根据过去的经验得出的假定、文化期待、愿望、需要、态度及其他心理因素的影响。接收者有自己的目标和期望，他们不只是听者。每一个人都能在喧腾于耳际的诸多声音中，选择出他要听的声音。

（6）反馈：就是接收者对传送者所发出的信息的回应，以便发送者核实接收者是否确实理解了信息。反馈有正面反馈和负面反馈两种。如果反馈显示，接收者接收并正确理解了信息，则为正反馈。负反馈则是指反馈信息与原输出信息之间有一定偏差。如果信息的发送者发现信息并没有被完全正确地理解，他就不得不进行再次传输；同样，如果信息的接收者发现对信息产生了误解，他也必须在调整理解后，进行第二次或更多次的反馈，直到确认自己对信息理解无误为止。两方面的交互作用，使反馈往往不能一次性地完成，这也是成功沟通的必需过程。面对面沟通时，反馈发生得更容易、更直接,反馈的机会也越大。

（7）干扰:干扰也称为"噪声",是指来自于参与者自身或外部的所有妨碍理解信息和准确传递信息的障碍,包括一切影响沟通的消极、负面、阻碍因素。干扰存在于沟通过程的各个环节,给沟通造成失误、损耗或失真。

（8）环境:是指沟通发生的地点和周围条件,包括物理场所、周围环境,如办公室、病房、礼堂、餐厅等,都能对沟通产生影响。正式的环境适合于正式的沟通。比如,礼堂对演讲和表演是一个好地方,但对交谈却并不理想。

4. 沟通的模式 是指人与人在社会生活中的沟通方式,即体现沟通过程、性质、效果的模式。沟通模式包括输出者、接收者、信息、渠道四个主要因素。根据要素在沟通中相互作用的差异,区分为不同的沟通模式。

（1）拉斯韦尔模式（the Lasswell model）:是由美国政治学家拉斯韦尔于 1948 年提出的,首次以建立模式的方法对人际沟通进行分析,主要包括谁（who）→说什么（says what）→通过什么渠道（in which channel）→对谁（to whom）→取得什么效果（with what effects）等内容,即著名的"5W"模式。"5W"模式界定了沟通学的研究范围和基本内容,影响极为深远。拉斯韦尔的"5W"模式是线性模式,即信息的流动是直线的、单向的。该模式把人际沟通明确概括为由五个环节和要素构成的过程,是沟通研究史上的一大创举。该模式的缺陷是它没能注意到"反馈"这个要素,忽视了沟通的双向性。

（2）香农 - 韦弗模式（the Shannon-Weaver model）:是由信息论创始人、数学家香农与韦弗于 1949 年一起提出的,该模式把沟通描述成一种直线的单向过程,整个过程由五个环节构成,包括:①信息源:说话者的大脑;②传送器:说话者的发声器官;③接收器:听话者的听觉器官;④终端器:听话者的大脑;⑤噪声:包含任何会使信息失真的影响因素。

"噪声"概念的引入,是这一模式的一大优点。它指的是一切沟通者意图以外的、对正常信息传递的干扰。克服噪声的办法是重复某些重要的信息。这样,沟通的信息中就不仅仅包括"有效信息",还包括重复的那部分信息即"冗余信息"。沟通过程中出现噪声时,要力争处理好有效信息和冗余信息之间的平衡。冗余信息的出现会使一定时间内所能传递的有效信息有所减少。

该模式仍然是单向直线的,忽视了人类社会沟通过程中二者间的转化;未能注意到"反馈"这一人类沟通活动中极为常见的因素,这也是直线沟通模式所共有的缺点。

（3）奥斯古德与施拉姆循环模式（the Osgood & Schramm models）:是施拉姆在奥斯古德理论的基础上于 1954 年提出的。该模式的特点是没有输出者和接收者的概念,沟通双方都是主体,通过信息的接收处于你来我往的相互作用之中,强调双方的相互转化,是对传统直线单向模式的一个突破。缺陷是将沟通双方放在完全平等的关系中,与某些沟通的现实情况不符合。

（4）韦伯人际沟通模式（the Webb model）:韦伯认为人际沟通主要是研究人际关系,人际关系的模式决定了沟通的模式。该模式强调了人际沟通关系随着时间而发展,是动态的相互关系。

（二）医患沟通

1. 医患沟通的含义 医患沟通（doctor-patient communication）指在医疗卫生和保健工作中,医患双方围绕诊疗、服务、健康及心理和社会等相关因素,将医学与人文相结合,通过医患双方全方位信息的交流,使医患双方形成共识并建立信任合作关系,为患者提供优质的医疗服务,达到维护健康、促进医学发展的目的,是医疗卫生领域中的重要实践活动。

"医"的含义:狭义上指医疗机构中的医务人员;广义上指全体医务工作者、卫生管理人员及医疗卫生机构,还包括医学教育工作者。"患"的含义:狭义上指患者和家属亲友及相关利益人;广义上指除"医"以外的社会人群。

由于"医"和"患"都有狭义与广义的区分,因此,医患沟通也有狭义与广义的内涵。狭义的医患沟通,是指医疗机构医务人员在日常诊疗过程中,与患者及家属就诊疗、服务、健康及心理和社会因素相关的,主要以医疗服务的方式进行的沟通交流。它构成了单纯医学科技与医疗综合服务实践中的基础,发生在所有医疗机构每次医疗服务活动中,是医患沟通活动的主要构成。它的重要价值在于科学地指引医务人员诊疗患者伤病,并提高医疗卫生服务整体水平,使患者和社会满意。广义的医患沟通,是指医学和医疗卫生行业人员,主要围绕医疗卫生和健康服务的法律法规、政策制度、伦理道德、医疗技术与服务规范、医学人才标准和方案等方面,以非诊疗服务的各种方式与社会各界进行的沟通交流,如制定新的医疗卫生政策、修订医疗技术与服务规范和标准、公开处理个案、健康教育等,它是在狭义医患沟通的基础上衍生出来的医患沟通。广义的医患沟通产生的社会效益和现实意义是巨大且长久的,它不仅有利于医患双方个体的信任、合作及关系的融洽,更重要的是它能推动医学发展和社会进步。

在医患关系中,沟通无处不在。例如,医务人员如何在临床的各个环节与患者进行有效的沟通,如何与各种各样的患者进行个性化的沟通,如何运用语言艺术提高沟通效果,医院管理各要件对医患关系存在着何种影响,医患双方交际心理环境,医患双方的观念冲突,医院内部各类人员如何参与医患沟通的机制等,都涉及医患沟通的相关内容。

2. 医患沟通的特征　医患沟通是现代医学运用沟通学理论,建立良好的医患关系、医学与社会关系,以医学与社会交流现象和规律为研究对象的应用型学科。医患沟通的学科名称反映了当代医学对自己肩负的历史使命在认识上的飞跃。它把除了医学以外的全社会的沟通作为自己的职责,希望通过沟通努力,对全社会的健康理念和生活方式产生良性的影响,从而提高全体社会成员的健康水平。在沟通的作用日益明显的现代社会,医学旗帜鲜明地表明自己与社会各界沟通的态度,彰显自己的社会责任,这不仅是医学发展的需要,也是社会进步的必然。一般认为,人们对某一领域的科学认知达到了一个高级阶段,即意味着一个新学科的创立。医患沟通学科的诞生也是如此。医学进入21世纪以来,无论从理论上,还是从实践上,医患沟通显现出了强烈的理论价值和现实意义。医患沟通的认知领域是现有其他学科无法替代和包容的。所以,以医患沟通作为学科名称,使得该学科与以医学为原点的交叉边缘学科(如医学心理学、医学伦理学、医学社会学、医学语言学等)处在了并列的地位,这有利于学科间的交流,有利于学科的定位与界定,对医患沟通的学科建设和发展也有着举足轻重的意义。

3. 医患沟通的作用　积极有效的沟通好似一扇大门,其背后蕴藏着无穷的智慧和力量。在医疗服务的过程中,最基本环节是诊断、治疗及相关服务。医患沟通需要在这些环节中发挥作用。

（1）医患沟通有利于更好的诊治疾病:医生收集患者尽可能多的疾病相关信息,进行分析研究后作出较为准确的诊断报告。这里的沟通以询问病史和体格检查为主,一般而言,交流越多,获得的有价值信息就会越全面,诊断正确率相对也越高。

患者病情是变化的,诊断也应是动态的,才能确保治疗是正确和及时的。医护人员需要随时与患者和家属沟通,以获得好的疗效;维护患者知情权,征求患者及家属对治疗方案和费用的选择意见,增强医患合作性与患者的依从性;促进医患互动,增强患者信心与抗病能力。

（2）医患沟通有利于医患关系的和谐:随着现代医学科技的发展,医学仪器在医疗活动中的作用越来越大,医患关系出现了"物化"趋势,医患间的"失语"状态使医学本身的人性化特征渐趋隐失,医学的发展出现了不应有的失衡状态。加强医患沟通正是扭转医患关系的"物化"和"失衡"状态的有效途径,需要科学完善的医患沟通制度和规范,指导医护人员的行为。

医患关系紧张是多种因素造成的,有相当部分的原因并非是医学技术因素,而是医患沟通渠道不畅,医患交流的质量缺乏专业水准。加强医患沟通,建立医患信任机制,是改善医患关系的有效手段。国内外医疗行业的经验是,良好的医患沟通是解决医患间问题的一种经济成本最低、社会效益最好的方法。此外,医学的发展趋势使医患双方共同参与对抗疾病,这将会对医患沟通提出更高的要求。

（3）医患沟通有利于医学知识的传播:随着社会的发展,民众的生活节奏加快,工作压力增大,人们的心身问题不断显现,迫切需要医学指导人们学会调整心理状态以适应社会。社会民众患病后,由于对医学知识的欠缺,急需了解疾病的相关知识,实现"知情"后的自律管理,而医患沟通正是患方知情的重要途径。

二、医患沟通的学科性质与特点

(一)医患沟通的学科性质

医患沟通是研究现代医学与社会大众交流现象和规律的学科。它的学科性质可以从以下三个方面加以概括。

1. 医患沟通是人学　医者、患者、社会大众是医患沟通学科的三个核心要素。医患沟通将医学与自己的工作对象的沟通关系定性为人与人之间的关系,是基于医学在一定时期曾经出现只见疾病不见人的"非人化"现象:患者在医生眼中虚化为细胞、组织、器官、标本等一系列具体的形态,医学的人性化特征受到了相当程度的挑战。而医患沟通以"患者首先是人"为自己的理论基石,从而树立了与社会大众、患者建立良性的人际关系和职业关系的宗旨,自觉地实践沟通理念,以求达到双方互相理解、共同受益的理想境界。

2. 医患沟通是仁学　医乃仁术,医学正是怀抱"爱人"的信念与自己的工作对象建立沟通关系。"想患者所想,急患者所急""一切为了患者,为了一切患者,为了患者一切",不应只是挂在墙上的标语,更应是医学的具体行动。诚然,患者来到医院,需要治愈疾病,但是来到医院的患者需要的不仅仅是治愈疾病,他们还需要来自医务人员的人性关爱,需要医务人员传达他们想获得的信息,需要医务人员的言语、体态和行为体现出对患者的尊重和关照。即便是治愈疾病,患者也希望医务人员不要把他们当作一架可以自由拆卸、切割、拼接、组装的医疗流水线上的产品。

3. 医患沟通是交叉学科　医患沟通是以医学为原点的人文特征明显的辐射性交叉型理论,它与现今许多相关学科有着十分密切的联系,同时存在着明显的区别。正是这些联系和区别成就了医患沟通作为一门独立学科存在的客观基础。医学哲学的世界观理论对医患沟通正确认识医学与社会的关系、医学与患者的关系有着强烈的指导作用;医学伦理学研究的是医学道德规范和道德原则理论,医患沟通正是坚持道德原则,把医学的健康理念传播给社会大众,为患者进行极具人性化的沟通服务;医学心理学研究的是人类健康和疾病相互转化过程中的心理现象和规律,医患沟通运用沟通手段把医学与社会、医学与患者之间的心理交融作为自己的追求目标。医学语言学也是一门新兴学科,它和医患沟通是最为接近但又不能互相替代的两门学科,医学语言学研究的是医学活动中的语言现象和规律,其特征是运用语言学理论来阐释医事活动中的语言和言语;医患沟通认为语言是沟通的重要工具和手段,但它不具有唯一性,医患沟通理论体系中的许多重要内容是医学语言学所不能包容的。因此,医患沟通的研究范畴更加宽广,视野更加开阔,对当今医患关系的指导作用更具有现实意义。

(二)医患沟通的学科特点

1. 人文性　实践证明,医学不仅是智力的科学,而且是人类学意义上的文化,有着深刻而又明显的文化标记。沟通是社会中人与人之间、行业与社会之间的交流和理解,沟通是极具人性化的现代社会环境中必不可少的社会生活元素。因此,医患沟通是医学人文特征的具体阐释者,是人际沟通的行业表现。

2. 专业性　医患沟通是医学学科门类中应运而生的新兴学科。它以医学与社会、医学与患者的交流理解为己任,它站在医学科学的视角,把自己的理性思考传播给正处于渴求状态的相关人群,其传播内容和手段都具有一定的专业性。

3. 实践性　医患沟通的学科实践性是由其理论的应用性来决定的。医患沟通的理论是从医学传播和临床实践中总结出来的,这种理论还原到实践中,必然具有明显的亲和度。在医患沟通实践中,医务人员以自身的言行传播医学知识,传达医疗信息,传递仁爱情感,收到了明显的效果。

4. 艺术性 与任何人文学科一样,医患沟通也具有明显的艺术特征。就以沟通的主要工具语言来说,人们的语言艺术修养是不尽相同的。同样一句话,换个人说可以有截然不同的效果,沟通的有效性常常决定于沟通的艺术。医患沟通中的临床用语策略、模糊语言表达等,都是语言艺术在临床活动中的具体运用。医患沟通的艺术性要求医务人员注重自己的沟通技巧训练,根据具体患者的疾病、病程、性别、年龄、文化和道德等因素,临场处置,应对有度,提高职业沟通的艺术水准。

第二节 | 医患沟通的基本原则

医患沟通不同于普通的人际沟通,其目的在于提高诊疗的准确性,使医生和患者成为促进合作的伙伴关系,并有助于疾病的治疗与康复。有效的医患沟通应遵循以下原则。

一、平等与尊重原则

人与人之间的平等关系是人际交往关系中的一个重要原则。大多数正常人都有平等的需要,虽然人与人之间社会地位、经济状况、外貌美丑等客观条件有区别,但是人格应该是平等的。如果人际关系中没有平等,就失去了沟通的基础。医患关系作为一种特殊的人际关系,平等原则同样是医患沟通的一个首要的原则。不同的学科视角对医患关系的平等有着不同的理解,但是医患关系作为一种复杂的社会关系,仅从道德价值和法律意义而言,必须先要遵循平等原则。

首先,医学和医术具有极强的道德属性。医乃仁术,如果一个医生没有"仁心"就做不成好医生,这就使医患关系首先表现为一种道德关系。医务人员以自己的专业知识和技术去帮助和救治那些精神和身体上处于痛苦之中的患者,而患者出于对医务人员的信任将自己的身体情况和精神情况毫无保留地告知,以求获得救治。这种相互之间的关系必须是基于相互平等。医务人员虽然拥有专业知识和技术,在医疗中处于主导地位,但并不意味着就可以高高在上,只有将患者看作与之平等的个体,不论患者的高低贵贱,都平等视之,尊重每个患者的人格,尊重每个患者的生命价值,医乃仁术的道德价值才能得以体现。医务人员应该平等地对待患者,不因患者的地位、相貌和财富有亲疏,应该意识到患者是与医务人员人格平等的个体,虽然他们不具备专业的医学知识,但是同样珍惜自己的生命。有了人格意义上的平等,医患沟通的基础才能得以存在,才有可能进行有效的沟通。

其次,除了道德方面,现代社会医患之间还存在着法律意义上的平等关系。作为民事法律关系,医患关系的主体是医疗卫生单位和就诊的公民,客体是为生活消费而发生的有偿医疗服务,内容是患者承担支付诊疗服务的义务,享有接受诊疗服务的权利;卫生单位有收取诊疗费用的权利,承担提供诊疗服务的义务。医患之间的契约关系性质,决定着医患之间是平等的和自愿的。医务人员必须具有与患者平等地位的法律意识,自觉履行医务人员相应的权利和义务,认识到权利和义务的平等性。

医患之间的平等关系要求医务人员在道德意识和法律意识上都要树立平等意识,然后在工作和学习的过程中内化到心中,进而转化为自己的行动。将平等原则贯彻到医患沟通中,其主要的表现就是尊重患者。良好的医患沟通中,尊重主要体现在态度方面,即使并非每一位医务人员都善于言辞,但是尊重不仅可以从语言方式表现出来,也可以从非语言方式表达出来。如果用语言方式表现,可以表现为说话要尽量平和,不带情绪,让对方愿意去听;态度要诚恳,要换位为对方思考;尽量用通俗性语言,多采用征求式询问等。如果以非语言方式表达,可以表现为在与患者谈话的时候眼睛注视对方,让对方知道是在与他谈话;对对方微笑,以热情和真诚去打动患者。医务人员只有尊重患者,一视同仁,不卑不亢,平等对待,才能建立平等的医患沟通基础。

二、理解与宽容原则

理解就是指沟通双方互相了解,能够换位思考,并且能够谅解对方的一种美德。孔子说:"己所不欲,勿施于人。"人与人之间交往时,难免会产生矛盾和分歧,在这个时候最需要的是相互的宽容和理解。在医患沟通中,理解与宽容是一个重要的原则。

理解是一个相互的过程,但是作为医务人员首先要理解患者的难处。任何人都不想生病,患者来到医院治病,一定是身体处于病痛之中,同时心理上也比较压抑、焦躁,渴望得到救治和有价值的信息。医务人员应充分理解患者焦急的心理,态度亲和,便于患者对其产生信任和好感。

1. **同情心**　医务人员要真正去理解患者,就必须要对患者具有同情心。可以说对患者的同情心是对患者理解的灵魂,而同情心的产生来自于医务人员对患者处境的感同身受。患者角色情境中的感受主要有以下几点,需要医务人员把握。首先,患者渴望健康的意识非常强烈。每个人都会生病,一旦疾病缠身,渴望健康的心理就特别强烈,在这种心理的驱使下,他们希望能够立刻得到医生的诊治,并且希望治疗能够有立竿见影的效果,希望能够尽快恢复健康,特别是危重疾病的患者,这种心理尤其强烈。其次,从正常人到患者的转变,使不少患者存在着角色认同困难。有的患者不能接受自己患病的事实,总感叹自己命运多舛;有的患者生活优越,到了医院面临嘈杂的环境容易产生不满情绪;有的患者工作繁忙,到了医院突然脱离原来的生活环境,失落感油然而生。如此种种,都需要医务人员的理解和宽容。再次,患病之后,人的心理往往变得脆弱,不安全感增加。病痛折磨让人心力交瘁,活动也受到限制,与人交往也相对减少,对自己家人的依赖感就明显增加。由于疾病对勇气、意志力和毅力的削弱,心理上的脆弱使患者希望家人能够陪伴在身边安慰自己,希望家人能够帮助其完成力所能及的事情。如果疾病较重,患者还会背上更加沉重的思想包袱,担心成为家人的负担,害怕被他人鄙视和嫌弃。如果患者所患的是传染性疾病,哪怕他人以正常的心态对待患者,患者仍难免揣测别人的心理。患者在疾病中的种种心理是复杂而多变的,只有理解了患者的心理,才能在沟通中保持对患者的同情心,与患者进行有效的沟通并且作出对患者有利的决策。

2. **共情**　共情指的是一种能深入他人主观世界、了解其感受的能力,是由人本主义创始人罗杰斯所阐述的概念。广义的共情是指在所有人际场合中产生的设身处地为他人着想的能力。Mayeroff(1971)认为,共情就是关怀一个人,必须能够了解他及他的世界,就好像我就是他,我能够用他的眼睛看他的世界及他自己一样,而不能把他看成物品一样从外面去审视、观察,必须能与他同在他的世界里,并进入他的世界,从内部去体会他的生活方式及他的目标与方向。

3. **宽容**　医务人员在理解患者的基础上,要学会去宽容患者的种种行为。宽容是人与人相处中一种重要的美德,它指的是允许别人自由行动或判断;耐心而毫无偏见地容忍与自己的观点或公认的观点不一致的意见。医患沟通往往并不如预想的那么顺畅,一些因素往往导致双方的沟通障碍。包括:①信息的不对称性。很多人患病之后希望得到关于自己病情和治疗方案以及预后的详尽的信息,但是在临床实践中,容易出现患者感觉医生给予的信息过于简单,有搪塞之嫌,觉得医生"惜字如金",这种情况之下,患者就容易心生不满。②医患间的理解差异性。在很多情况下,虽然医生觉得已经给出了详尽的解释,但是由于患者认知程度和情绪等原因,信息很容易被遗忘,特别是一些文化程度不高的患者,难以准确理解医学术语。③医务人员的主导性。在医患沟通中,医务人员往往起到主导作用。但有时主动性太强,患者的主动性就会受限,患者会感觉压抑,并失去与医务人员交往的积极性,从而使医务人员不能及时获取患者的信息。这些因素都会影响医患沟通的效果,也会让医务人员产生消极心理。但是在临床实践中,医务人员必须对患者的种种看似不能理解的行为、语言具备更深层次的理解和提前的预见性。当患者的意见与医务人员相反,或者当患者的行为与医务人员预期的相反时,医务人员要理解患者的心态,以宽容的态度去处理问题,适时选择更为合适的沟通方式与患者进行交流,切勿以简单粗暴的方式进行处理,那往往是产生医患矛盾的根源。

三、依法与知情同意原则

医患关系首先是一种法律关系,所以医务人员在与患者沟通时,必须要有法律意识,遵守现行的法律法规,明确自己在医疗过程中的权利和义务,同时也要明确和尊重患者的权利和义务,双方在法律层面上进行沟通和交流。

医务人员需要注意的是,医患沟通中知情权和选择权是患者的基本权利。医患沟通中的知情同意(informed consent)原则是现代医疗实践中十分强调的伦理原则,它是保障患者权益的重要原则,也是医患沟通中必须遵循的具体方式和必要程序。知情同意基本内容是:临床医师在为患者作出诊断和治疗方案后,必须向患者提供包括诊断结论、治疗决策、病情预后及诊治费用等方面真实、充分的信息,尤其是诊疗方案的性质、作用、依据、损伤、风险、不可预测的意外及其他可供选择的诊疗方案及其利弊等信息,使患者或家属经过深思熟虑后自主作出选择,并以相应方式表达其接受或拒绝此种诊疗方案的意愿和承诺;医院在得到患方明确承诺后,才可最终确定和实施由患者确认的诊治方案。知情同意原则是医疗工作顺利进行的基础,患者的同意是医疗工作顺利进行的关键,如何让患者及其家属理解并同意诊疗方案是沟通的难点和重点。医务人员告知的内容需涵盖所有关于患者当前病情的现状、发展等信息,让患者及其家属在充分知情的情况下同意,不能暗示或误导患者家属在知情同意书上签字。

实施知情同意原则的目的是尊重患者的自主权(autonomy),鼓励医患双方共同理性决定,协作配合,责任分担。在临床中要真正实现知情同意原则,不但需要医务人员及时、耐心、细致、负责、充分地告知和解释有关病情和医疗信息,而且要通过良好的沟通技巧,使患者理解医务人员的告知,并作出合理的判断和决策。如果医务人员在沟通中习惯于为患者做主、疾病相关信息告知不充分,一旦发生不良后果容易酿成医患纠纷;或是渲染治疗风险,给患者带来不必要的心理负担,也不利于知情同意原则的实施。需要注意的是,知情同意原则并不能作为医务人员逃避责任的保护伞。在实践中,医务人员执行知情同意原则必须要注意做到使患者或其家属完全知情并有效同意。完全知情是指向患者提供他作出承诺必需的所有医学信息,即通过完整充分的说明和介绍,对患者询问的有关问题作出必要的回答和解释,使患者全面了解诊治决策的利与弊,为合理选择诊疗方案奠定真实可靠的基础。有效同意是指患者在完全知情后,自主、自愿、理性地作出负责任的承诺。患者作出这种承诺需要满足的条件是:具备自由选择的权利、表达承诺的权利、充分理解的能力以及能作出理性选择的必要知识储备。还应该强调的是:患者有权随时收回、终止和要求改变其承诺。此外,有效同意还应遵循特定程序、签署书面协议并保存备查。例如,手术治疗实施前必须请患者或其家属签署手术协议(知情同意)书。所以知情同意程序不能成为医务人员推卸应负责任的手段和凭据,某一诊治虽经患者或其家属知情同意,但医务人员因行为过错而对患者造成伤害的,仍要承担相应的道德责任或法律责任。

四、目标明确与区分对象原则

医患沟通作为一种特殊形式的沟通,具有明确的目的性。虽然在不同国家和不同时期沟通的目的不尽相同,但是其共同的目的是通过“沟通”来解决医疗实践中的问题和促进行业健康发展。在每一个具体的医患沟通场景中,医患沟通都需要实现医学事实与医学价值、医学知识和人性目的两方面的和谐统一。

医患沟通的目标之一是医学事实和医学知识的沟通。患者来到医院就是希望得到专业的医务人员对其病情的介绍和治疗,这是关于事实和知识的沟通。但是仅有这种沟通并未完全达到医患沟通的目的,医患沟通的目标之二是有关医学价值和人性目的的沟通。有以下几点问题需要重点解决。

1. **医患沟通是为了增进医患了解**　医务人员要主动和患者沟通,设身处地为患者着想,指导并帮助患者解决现实中的困难。同时让患者理解医疗活动的性质、目前医疗机构面临的困难,让患者了解医院、理解医务人员。

2. **医患沟通是为了协调医患关系**　在医患关系日趋紧张的现代社会,改善医患关系已经成为刻不容缓的任务。医务人员应该在这个过程中起主导作用,而有效的医患沟通就是一个重要的途径。要使医患沟通真正发挥效力,心诚是基础,技巧是关键,外界正确的引导是润滑剂。

3. **医患沟通是为了解决理念冲突**　在现实生活中,医务人员和患者都习惯于站在自己的角度看问题,很少能够做到换位思考,医患沟通的一个重要目的就是把真实、合理的思想或理念灌输给患者或家属,使患方的想法和医方的想法达成共识,化解双方的理念冲突。

4. **医患沟通是为了化解医患矛盾**　医患关系是一种特殊的关系,医患间的距离是存在的,矛盾也是不可避免的。但有效的医患沟通可以缓解或化解某些医疗矛盾。所以,除了医疗事实的沟通,医患沟通的目的还有医学价值和人性的沟通。在临床实践中,要明确沟通的两个目的,将其有机结合起来,才能成为真正有效的医患沟通。

在明确医患沟通的目的前提后,在具体的医患沟通情境中应贯彻区分对象原则,即具体问题具体分析,区分每一位患者。每一位患者都有自己的特点,所患的疾病也不尽相同,所以每一次医患沟通都是一次全新的挑战。根据患者的性别、年龄、疾病因素、个体因素等,医务人员应该适当采取不同的沟通方式和技巧。比如在接诊患有疾病的婴儿时,医护人员应言语柔和,动作轻巧,不时与患儿家长交谈,以了解病情;而在接诊学龄前期儿童时,医患人员应表现出与幼儿园老师相似的细腻情感。说话的口吻、问诊的话语、查体的动作都要适合儿童的特点,切不可粗声粗气,疾言厉色,加剧患儿就诊的陌生感和恐惧感。医务人员在与患者沟通的过程中应始终坚持具体问题具体分析,个性化对待每一位患者,采取适当的方式沟通,才能取得良好的沟通效果。

第三节 ｜ 医患沟通的内容和方法

一、医患沟通的内容

医患沟通在医疗过程中扮演着关键的角色。患者依赖医生所拥有的医疗技术水平,期望通过向医生问诊,达到疾病预防、诊断和治疗等目的。医患沟通不仅影响着医疗结果和患者满意度,还直接关系到医生与患者之间的关系质量。完整的医患沟通应当包括功能沟通和情感沟通两个方面内容。

(一)功能沟通

1. **功能沟通的含义**　医患之间的功能沟通,是指医生与患者之间传递、交换医疗信息的过程。功能沟通主要关注医生是否准确、清晰地传达诊断、治疗方案、医学建议等内容,确保患者理解并配合治疗计划。功能沟通的信息交换以解决医疗问题的任务为导向,其目的在于帮助患者诊治疾病。

2. **功能沟通的意义**　功能沟通在医疗过程中扮演着基础性的角色,确保患者得到及时、准确的医学信息,以便作出明智的决策,参与治疗,并遵循医生的指导。

(1)确保准确传递医学信息:医生需要向患者传达关于诊断、治疗方案、医学建议等重要的医学信息。准确传递这些信息对患者的治疗决策和疾病管理至关重要。如果沟通不清,可能导致患者对治疗方案的误解或不合理的期望,从而影响治疗效果和患者满意度。

(2)促进患者的理解与合作:当患者对诊断和治疗计划有清晰的理解时,他们更有可能配合医生的治疗建议,按照治疗方案执行,从而增加治疗的成功率。功能沟通可以帮助患者理解复杂的医学信息,降低对医学知识的障碍感,使患者更容易参与到治疗过程中。

(3)降低患者的误解和不满:当医生护士能够以清晰、准确的语言向患者解释疾病情况、治疗计划或护理方案时,患者能够更好地理解医务人员的意图,减少其对医疗过程产生的误解和不满情绪。这有助于缓解患者的焦虑与紧张,增强患者对医疗团队的信任。

(4)提高医务人员工作效率:通过功能沟通,医务人员能够更加高效地向患者传递信息,节省时间和精力。当患者对医学信息有了必要的理解后,医务人员与患者之间的交流更加顺畅,减少了因信息不对称而导致的重复沟通和解释。

3. 功能沟通的具体内容　功能沟通在医患沟通中有广泛的应用,涵盖了医生向患者传递各种医学信息的过程。主要包括三方面:事实部分,即解决是什么的问题;论证部分,即解决为什么的问题;发展趋势,即此后健康将怎样发展的问题。

（1）诊断与治疗方案的传达:医生需要向患者传达确诊结果和相应的治疗方案。这包括清楚地告知患者疾病的性质、病情的严重程度,以及可能的治疗选择和预期的疗效。医生应避免使用专业术语,用通俗易懂的语言向患者解释,确保患者充分理解诊断结果和治疗计划,让患者能够参与到治疗决策中来。

（2）检查与检验结果的解读:在医学检查和检验结果出来后,医生需要向患者解读这些结果,并解释结果的含义和影响。医生应避免使用过于专业的词汇,以便患者能够理解检查结果,了解自身健康状况,并配合医生进行后续治疗。

（3）手术风险与术后注意事项的告知:在面对手术治疗时,医生需要向患者充分说明手术的风险和可能的并发症。医生应以客观的态度向患者传达可能面临的风险,并告知患者术后的注意事项和恢复过程,使患者可以对手术有一个清晰的认识,做好心理和生理上的应对。

（4）医学建议的沟通与解释:在治疗过程中,医生可能会向患者提出一些建议,比如改变生活方式、饮食习惯等。在功能沟通中,医生需要向患者详细解释这些建议的理由和好处,以及可能的风险和副作用。

（5）用药指导:在功能沟通中,医生需要向患者提供准确的用药指导,包括用药剂量、用药时间、注意事项等,确保患者正确地按照医生的建议用药,避免用药错误和剂量不当的情况发生。

（二）情感沟通

1. 情感沟通的含义　情感沟通是指医生与患者之间表达情感、共情和关心的过程。情感沟通是医患沟通的基石,是体现医生人文素养的方面,例如医生对患者的支持和尊重、情绪上的安抚、神态表情等,其目的在于促进医患关系。

2. 情感沟通的意义　情感沟通在医疗过程中扮演着极为重要的角色。当患者感受到医生的关怀和共情时,他们更愿意信任医生,积极配合治疗,遵循医生的建议,从而对医疗结果产生积极影响。情感沟通还有助于提升医生的满足感与职业幸福感,因为医生能够通过情感沟通感受到他们为患者带来的积极变化和对患者的支持。

（1）增强患者的情感安全感:在医患沟通中,患者往往处于一种脆弱的状态,他们可能因病情、治疗不确定性或医疗过程中的不适产生焦虑、恐惧等负面情绪。通过情感沟通,医生能够及时发现并应对患者的情感需求,向患者传递安全感,从而减轻患者的情绪负担,提升患者的情感安全感。

（2）增加患者对治疗的积极性:情感沟通有助于提高患者对治疗的信心和积极性。当患者感受到医生发自内心的理解与支持时,他们更有可能主动配合治疗,遵循医生的建议,并积极参与到治疗过程中。

（3）增进医患之间的信任和共鸣:情感沟通有助于建立医患之间的信任和共鸣。当医生能够表达对患者的理解、关心和支持时,患者会对医生产生更强的信任感,并感受到医生的真诚和善意。这种信任和共鸣可以促进医患之间的良好互动,增进患者对医生的尊重和理解,建立更稳固的医患关系。

（4）提升医生的职业幸福感:通过情感沟通,医生能够感受到他们为患者带来的积极影响和支持。当医生感受到患者反馈给自己的信任和感激时,他们会更有动力和热情地投入到医疗工作中,为患者提供更优质的医疗服务。

3. 情感沟通的具体内容　在情感沟通中,医生需要运用积极肯定的语言表达对患者的理解、支持和共鸣,同时应当管理自己的情绪,在面对患者的情感反应时保持冷静与耐心。

（1）患者诉求与情绪的理解:情感沟通中,医生需要倾听患者的诉求和表达,理解患者所面临的情绪和心理状态。对于患者而言,能够感受到医生的关心和倾听,有助于减轻患者因病情和治疗而带来的焦虑、恐惧和忧郁。医生应以耐心和尊重的态度倾听患者的问题和需求,表达对患者的理解和支持,让患者感受到在医生这里得到了情感上的温暖和关怀。

（2）面对坏消息的沟通与安慰:当患者面对不良的医学结果或重大的治疗决策时,情感沟通尤为重要。医生需要以细腻的情感,温和而坦诚地向患者传达坏消息,同时提供适当的安慰和支持。通过情感沟通,医生可以帮助患者更好地应对挑战,减轻患者的情绪压力,从而增强患者对治疗的信心和积极性。

（3）疼痛与不适的情感支持:面对疼痛和不适,患者常常需要情感上的支持和安慰。情感沟通中,医生应表现出关心和同情,通过温暖的语言和关爱的姿态,减轻患者的疼痛感和不适感。

二、医患沟通的方法

良好的语言表达能力是医护人员职业胜任力的基本要求。在繁杂的临床工作中,医护人员不仅要熟练运用安慰鼓励性语言、解释性语言以及积极的暗示性语言,避免使用伤害性语言,做好医患间的交流工作更要讲究沟通时的语言技巧。

1. **运用得体的称呼** 称呼是建立医患沟通的起点。称呼得体,会给患者留下良好的第一印象,为以后的充分沟通打下互相尊重、互相信任的基础。医护人员称呼患者的原则是:根据患者身份、职业、年龄等具体情况,力求恰当表达出对患者的尊重。但在治疗和护理的关键环节上,必须直呼其名,如术前核对手术患者、输液核实给药等。这样做的目的是核实患者信息,保证治疗准确无误。

2. **通俗表达医学术语** 过多的专业术语会影响患者对医生所传达信息的理解。因此,需要医生通俗地表达专业知识,以保证患者能够清楚自己的患病信息、有利于治疗方案的选择。建议医生多采用生活中的例子,或是通过生动形象的图片和模型来解释抽象的医学知识。

3. **善用语言交流技巧**

（1）态度和蔼,语气平缓:态度亲切和蔼、语气平缓是良好沟通的基本条件。处在病痛中的患者更加脆弱和敏感,生硬的话语会使其产生悲观或激动的情绪;随和亲切的语气会使患者感到关怀和温暖。

（2）多倾听,积极回应:医护人员在交流中如果能够对患者的陈述有更多的倾听,则有助于准确、全面地收集患者信息,了解患者真实状态,进而赢得患者的信任与积极配合。倾听患者及家属的讲述,回以鼓励性语言,或以非语言技巧鼓励对方继续讲述,适时地表示肯定与理解。也可用略有不同的语言重复患者或家属刚说过的话,使患方感觉到医务人员对其观点的重视与认可。医护人员要有意识地使用保护性语言,避免因语言不当引起不良刺激。对预后不良的患者告知病情要谨慎,可以先和家属沟通,以期得到患者家属的配合。

（3）表达同理心:同理心就是站在他人的角度来理解其处境、感受和观点。同理心更多的是一种人文关怀,要求医务人员能够设身处地地感受患者的处境和情绪,正确理解和尊重患者的诉求,在此基础上通过倾听、讲解和询问等恰当的沟通方式,建立彼此理解信任的沟通关系。例如,"如果我是您也……",同理心也可以通过表情或触摸等方式表达。

（4）掌握提问技巧:在与患者交流时,应多用"开放式"提问,适当用"封闭式"提问,避免"审问式"提问。"开放式"提问可以使患者更主动、自由表达自己的想法和困惑,便于医生更加全面了解患者的病情和感受。"封闭式"提问的回答"是"与"否",便于医务人员快速有效地了解情况。通常医生可根据医患谈话内容交替使用这两种方式。在沟通中要随时注意患者的情绪变化,随时调整沟通方式。

4. **恰当地使用非语言技巧** 一般情况下,医护人员使用非语言行为促进与患者的交流,与其他的交流并无本质差别。当用语言表达时,借助非语言行为的强调和补充功能,能够促进交流效果。在特定情况下,如在重症监护病房或面对失语患者、表达能力不强的儿童、失去正常表达能力的精神病患者等,非语言行为的使用就成为沟通的主要方式。

5. 不评价他人诊疗工作　由于每个医院的条件不同,医生的技术水平不同,对同一疾病的认识可能有所不同,因而对同一疾病的处理方法也可能有所不同。更何况疾病的诊断和治疗是一个复杂的过程,故不要随便评价他人的诊疗工作,否则会导致患者的不信任,甚至引发医疗纠纷。

第四节　医患沟通的影响因素

医患间基于契约关系所构建的信任体系,有助于建立和谐的医患关系。患者将自己生命健康托付医生,医生承载着患者的信任,医与患是利益共同体,双方彼此依托。医患沟通的影响因素是指在医患沟通过程中对沟通效果和质量发生影响的各种原因。影响因素既来自于医患沟通双方的自身因素,也来自于外部环境的客观影响。根据影响因素的来源,可以将其划分为以下几种类型。

一、患者因素对医患沟通的影响

患者因素是指在医患沟通中,来自患者自身的个人特点、心理状态、文化背景等因素,对沟通过程和结果产生影响。患者因素可能会影响患者对医生信息的理解、信任程度、治疗依从性以及医患之间的情感交流,因而了解并有效应对这些患方因素对医患沟通至关重要。

(一)文化背景与教育水平

1. 文化背景　患者及家属的文化背景是医患沟通中重要的影响因素之一。不同文化背景带来的语言差异、价值观差异以及传统习俗差异等,可能导致双方在交流中出现误解或矛盾。医生需要针对患者的文化背景,采用适当的语言和方式进行沟通,尊重患者的文化差异,建立跨文化沟通的意识。

2. 教育水平　患者的教育水平直接影响他们对医学信息的理解和接受程度。教育水平较低的患者可能难以理解复杂的医学术语和治疗方案,因此医生需要用简单明了的语言解释和传达信息,确保患者能够正确理解并遵循医嘱。

(二)心理状态与个人特点

1. 心理状态　患者的心理状态对医患沟通有着显著的影响。例如,焦虑、恐惧、抑郁等负面情绪可能使患者产生防御心理,难以理解和接受医生的信息。在与这类患者进行沟通时,医生应展现关怀和支持,耐心倾听他们的情感表达,尽量减轻他们的心理负担。

2. 个人特点　每个患者都是独特的个体,其性格、态度和情绪状态都有所不同。有些患者性格开朗,可能非常配合诊疗活动,容易与医生建立良好的信任关系;而有些患者可能更加内向或焦虑,需要医生给予更多的耐心和理解。医生应该针对每位患者的个人特点,调整自己的沟通方式,使患者感到被尊重和理解。

(三)健康意识与维权意识

随着社会的进步与国家法律的不断完善,患者在追求疾病诊治结果的同时,维权意识和自我保护意识也越来越强。除了对医务人员的技术水平有更高的要求外,对其职业道德和服务质量也提出了新的要求。当医务人员侵犯患者权利时,患者根据实际情况可采取协商、调解、诉讼等解决方案进行维权。但是需要注意的是,不恰当的维权也会在一定程度上限制了医务人员与患者的坦诚交流,从而影响良好医患关系的形成与发展。

(四)疾病认知与社会支持

1. 疾病认知　医学知识的不对等性导致患者在医患沟通过程中处于被动的地位。患者在沟通过程中,接收信息时需要对医务人员发来的信息进行"解码",反馈信息时需要对信息重新"编码"。这时,患者的判断和思维能力对于沟通信息的解码与编码具有很大的影响,同样的词语对于不同人员可能具有不同的"语义"。为了克服认知方面的问题,信息发送者需要根据接收者的认知能力对信息加以编码和传递,并通过直接提问和回顾沟通内容等方式减少沟通中因认知能力而产生的问题。患者的家庭背景、经济条件、受教育程度及社会地位等均存在差异,因此,医务人员在进行医患沟通时,必须针对不同的患者采用不同的表述方式。尤其是对于知识文化程度较低的患者,应尽量少使用专业术语,而是采用他们能理解的语言进行沟通,以免产生沟通不畅的情况。对于口吃者、智力障碍者、聋哑人等弱势群体,由于他们的语言能力或思维能力受到一定程度的影响,沟通比较困难。此时,医务人员可以去和他们的家人交谈,通过家人来协助对患者的治疗。

2. **社会支持**　患者身边的社会支持系统也会影响医患沟通。有亲友陪同的患者可能更加安心,更容易与医生沟通,而独自面对疾病的患者可能更需要医生的关怀和支持。医生应主动了解患者是否有亲友陪同,以及他们对社会支持的需求。对于社会支持不佳的患者,医务人员应重点关注,通过有效的沟通,给予患者充足的人文关怀,从而更好地满足患者的心理与健康需求。

二、医者因素对医患沟通的影响

医者因素是指在医患沟通中,来自医生自身的个人特点、沟通技巧、知识水平等因素,对沟通过程和结果产生影响。医生通常在医患沟通中扮演着主导角色,他们的态度、行为和沟通方式直接影响着患者对医疗信息的理解与接受,以及医患之间的信任程度。

(一)知识水平与沟通技巧

1. **知识水平**　医学具有高科技、高风险性,且其发展也有局限性,有许多未知的领域需要通过临床实践不断探索和总结。因此医务人员很难全面了解每个患者与疾病相关的所有状况,也很难将与患者病情相关的内容全面地告知患方。因此,医生对疾病的深入了解和专业知识的熟练程度对医患沟通至关重要。医生应该能够以通俗易懂的方式向患者解释疾病的原因、治疗方法和可能的风险,避免引起患者的困惑,使患者更容易相信当前医生所具备的专业知识水平。当医生展现出专业的知识水平,患者更容易相信他们的建议,增加治疗方案的成功率。

2. **沟通技巧**　医生的沟通技巧是影响医患沟通的重要因素之一。良好的沟通技巧包括积极倾听、清晰表达、简洁明了地解释医学术语,以及与患者建立良好的情感联系。有效的沟通技巧能够帮助患者更好地理解疾病和治疗方案,增强他们对医生的信任感,促进治疗的依从性。

医学的服务对象是人,医学本身蕴涵着丰富的人文精神,医学与人文融为一体才能更有效地为人类服务。医学人文精神强调尊重患者的情感世界,尊重患者意愿。注重培养与提高医务人员的人文精神,在诊疗过程中对患者饱含同情心、关怀与关爱,在医患沟通中敏锐地觉察和尊重患者的心理感受,根据患方的情绪和心理反应,运用不同的语言和非语言的沟通方式使患者获得精神、心理的慰藉和改善,从而提高医患沟通的效果。

(二)时间管理与情绪管理

1. **时间管理**　医生在繁忙的医疗环境中往往面临时间压力,可能导致沟通不充分或匆忙。然而,给予患者充足的时间倾听他们的问题、担忧和需求,是建立良好医患关系的重要基础。医生应该学会合理规划时间,与患者进行有效的沟通,耐心回答他们的问题,让患者感到被重视。

2. **情绪管理**　医生的情绪状态也会对医患沟通产生影响。医生可能在工作中面对各种复杂情况和患者的痛苦,如果情绪不能得到有效管理,可能会影响到医患之间的交流。因此,医生需要学会控制情绪,保持冷静和专业,以便更好地与患者沟通,不给患者增加不必要的负担。

(三)倾听与职业道德

1. **倾听**　医生在沟通中的倾听和共情能力对建立信任和加强医患关系至关重要。倾听意味着积极关注患者的需求和感受,不轻易打断患者的表达。共情则是理解并感受患者的情感,表达对患者的关心和理解。这样的行为可以让患者感到被尊重和被关心,加强医患之间的连接。

2. **职业道德**　医生的职业道德和职业操守在医患沟通中具有重要意义。遵循职业操守,不携带个人情绪和偏见进行沟通,以及确保患者的隐私和权益,是医生在沟通中应该遵循的基本原则。

三、医疗环境因素对医患沟通的影响

医疗环境是指医院或诊所等医疗机构中的物理环境、组织文化和医疗服务设施等方面的因素。医疗环境对医患沟通有着直接或间接的影响。一个舒适、整洁的医疗环境可以让患者感到放心和安心,从而促进有效的医患沟通。

1. **医疗设施与设备**　医疗设施和设备的现代化程度直接影响着医患沟通能否顺利进行。设施和设备的先进性可以提高医生诊断的准确性和治疗的效果,从而增强患者对医生的信任感。同时,现代化的医疗设施也有助于提供更加舒适的就诊体验,减少患者的紧张和不安情绪,有利于有效的沟通。较长的等候时间可能会使患者感到不耐烦和不满,影响其对医生的评价和沟通的效果。因此,医院应该减少患者的等候时间,提供舒适的候诊环境,有助于改善医患沟通的体验。

2. **医院氛围与信息共享**　医院的组织文化和氛围也会影响医患沟通的效果。一个注重患者体验、尊重患者权益的医院氛围,有助于建立良好的医患关系。相反,如果医院存在不和谐的工作氛围或不尊重患者的现象,医生态度不友好,患者就难以得到满意的医疗服务。医患之间信息的共享对于医患沟通至关重要。如果医院提供便捷、及时的信息共享机制,让患者可以轻松地获得医学知识和治疗方案的相关信息,可以增加患者对医生的信任,并提高治疗的依从性。而信息不对称或信息难以获取可能导致患者对医疗过程的不信任,影响医患之间的沟通和合作。

3. **患者隐私与安全**　保护患者的隐私和安全是医院应该重视的方面。在医患沟通中,如果患者感到自己的隐私受到尊重,他们更有可能放心地与医生分享病情和症状。医生也应该在沟通过程中保护患者的隐私权,避免在公共场合讨论敏感的医疗信息,以免造成患者的不适和不满。

四、社会和制度因素对医患沟通的影响

社会与制度因素是指在医患沟通中,来自社会环境和医疗制度方面的影响因素。这些因素涉及医疗服务的组织和运作方式以及社会文化背景对医患关系产生的影响。了解并认识这些社会与制度因素对医患沟通的影响,可以帮助医务人员更好地应对挑战,提高医患沟通的质量。

1. **医疗资源分配**　现实医疗环境中如医疗资源相对不足,医疗资源的紧张会导致医生精力受限,但医学模式的转变及患者权利的保障又要求医生对患者身体、心理、行为等各个方面进行综合管理,维护患者权利。医疗机构管理者需不断充实和更新管理理念,及时将先进的管理手段应用到医疗机构发展过程中,并善于总结经验。医疗机构管理层应坚持依法治理、科学管理的工作原则,将构建和谐医患关系当作首要任务。

社会对医疗资源的分配不均可能导致不同地区的医疗条件和服务质量存在差异。一些地区可能医疗资源丰富,患者容易获得及时有效的医疗服务,而一些地区则医疗资源匮乏,患者面临就医难的问题。这种不均衡的医疗资源分配可能导致患者对医疗服务的满意度产生差异,影响医患之间的沟通。

2. **医疗保险与费用**　社会的医疗保险制度和医疗费用政策对患者的医疗选择和就医行为产生影响。如果患者没有足够的医疗保险或经济负担较重,可能会影响他们对医疗服务的选择和对治疗方案的接受程度。医生也可能受到医疗保险和费用问题的限制,影响医患沟通的深入和治疗计划的制订。

3. **医疗政策与法规**　社会的医疗政策和法规对医生的行为和医疗服务提供方式有一定的约束和规范。医生在医疗实践中需要遵循相关法规和政策,这可能影响到医患沟通的方式和程度。例如,医生可能需要按照相关规定进行信息披露和知情同意,在此过程中需要与患者进行充分的沟通。

4. **媒体与社交网络**　公正的舆论导向对于良好医患关系的构建十分重要。然而,非公正的舆论不仅助长了个别患者的非理性行为,也影响了人们对医疗行业的评价。虚假信息和不准确的医疗信

息可能在媒体和社交网络上广泛传播,导致患者对医疗知识存在误解或产生焦虑。医院应该在观念、职能、人员、信息等方面积极应对,主动与媒体沟通,引导他们积极正面地报道医院的信息。此外,医院还应通过媒体积极地进行医学知识的普及与健康教育。医务人员需要通过适当的渠道,及时发布准确的医疗信息,增强公众对医学科学的认知,避免错误信息对医患沟通的干扰,增强医患之间的信任感,更好地配合医生进行治疗。

(尹　梅　赵德利)

第二章 | 医患沟通的理论基础

本章思维导图

本章介绍了伦理道德、法律规范在医患沟通中的作用以及影响医患沟通的心理学和社会学因素。在医患沟通中需要遵循伦理原则，以医患双方的权利义务为基础，并且要知晓医患双方的社会学角色、心理特征和心理需求。

【案例 2-1】 化解医患冲突

一位男性老年患者，因患有下肢动脉硬化性闭塞症准备入院进行支架植入治疗，既往曾植入过冠脉支架。老人在平时待人非常有礼貌，然而不知什么原因今日突然在病房大发脾气，要投诉医生和护士。一名医生赶过去了解生气的原因，老人家大声地说："叫了半天都没人换冰袋，什么服务态度！"

医生面带笑容，用手抚摸着老人家的后背，并蹲下来轻声细语地说道："老人家，护士拿冰袋久了点儿，您老消消气，生气对心脏不好，不利于病情的康复。跟我说说，为什么生气呀？"老人家指着穿刺点的位置说："我这里有血肿，医生叫我冰敷。我冰袋不凉了，叫护士换，半天都不应！"

医生解释说："可能人手不足，有点忙不过来了。"老人："我知道他们忙，我的事也要紧啊，半天没人来！"医生："我理解您着急，一定是有什么原因，能跟我说说吗？"

通过耐心的沟通交流，医生了解到患者因为术后穿刺点出血而感到焦虑、担忧，以及对手术质量表示怀疑。对这些内部因素的深刻挖掘，使患者充分袒露了心声。针对患者内心的恐惧加以安抚才是根本，事后患者与医生保持了多年的友谊。

问题：如何通过沟通了解患者的心理特征和内心感受，化解冲突？

医学以一定社会中的人为其研究对象，作为直接面对人的科学，医学比其他自然科学更强调人文关怀。人文性是医学学科的显著标志，也是医学精神人性化的体现。自从有了医学这一职业，就存在医方与患方的关系。医患关系作为医疗过程中人与人之间最基本的关系，也包含着伦理、法律、社会、心理、哲学等种种人文属性。医患沟通是协调医患关系的重要途径和手段，良好的医患关系从医患沟通开始，而良好的医患沟通要从对患者的人文关怀做起。医患沟通需要医学人文范畴的医学伦理学、医事法学、医学心理学和医学社会学从不同角度提供理论和实践的基础。

医患沟通需要以伦理道德为基础，伦理道德不仅为医患沟通确立价值导向，而且也为医患沟通提供行为准则。法律法规具有强制力量，规范人的行为，调整人的社会关系，维护社会秩序，体现公平正义，也为医患沟通提供有序的社会环境，从医患双方权利义务角度提供医患沟通的规范内容，并且指引医患沟通中的"崇法尚德向善"。心理学阐明影响医患沟通的心理学因素，社会学阐明影响医患沟通的社会学因素。医患沟通中的医患双方具有各自的社会学角色和不同的心理特征和心理需求，心理学和社会学的理论知识为医患间良好的沟通奠定了知己知彼的认知基础。可见，医学人学学科的理论基础对于实现良好的医患沟通与建构和谐的医患关系都至关重要。

第一节 ｜ 医患沟通的伦理学基础

一、伦理学的一般概述

(一) 伦理与道德的基本含义

要了解什么是伦理学,首先必须明确伦理和道德的概念。伦理(ethics)一词包含了"伦"和"理"。"伦",即人伦,引申为人与人之间的关系,"理"意为事理、道理、规则,"伦理"顾名思义就是"人与人之间关系的原理",伦理即人伦之理,调整人伦关系的条理、道理、准则。道德(moral)最基本的含义是统指社会生活中的道德风尚和个体的德性。"道"本指事物运动变化发展的规律,"德"是指人们懂得了"道",内得于己、外施于人,意思是使自己有所得,给别人带来好处。"德"字之形,就有"两人"相处,从"直"从"心",把"心"放正的意味。

"伦理"和"道德"是内涵相通、词义相近的两个概念,两者都指向人与人关系的处理,都关乎人的行为,乃至生活方式、生命意义和终极关怀。二者的差别在于对道德的理解侧重于个体行为和道德实践,而对伦理的解释偏向于社会公理和道德理论。所以,通常把以道德作为研究对象的学问称为伦理学,即伦理学是对道德现象的系统研究,亦称道德哲学。

(二) 伦理学的性质和任务

1. 伦理学是一门理论学科　伦理学是系统化、理论化的道德学说,属于哲学学科的范畴。它主要研究道德的起源、本质、结构、发展规律;研究道德的原则、规范和范畴;研究道德的评价、教育和修养等。由此而形成义务论、美德论、人道论、价值论、功利论、正义论等一系列道德理论。

义务论强调个人对他人和社会的责任,重视道德自律和无私奉献;美德论崇尚个人的品德完美,倡导自我修养和自我完善;人道论主张"以人为本"的理念,要求维护人的尊严,肯定人的价值,尊重人的权利,求得人的全面、和谐和自由的发展;价值论从客体能否满足主体的需要以及如何满足主体需要的角度,考量物质、现象、行为对主体的最终意义;功利论强调以人们的功利效果作为道德价值基础和基本标准,追求最大多数人的幸福;正义论要求公平、公正处理各种利益关系,公正分配社会资源。尽管伦理学说在不同的历史时代有不同的面貌,但伦理学不变的宗旨是寻求"善"和"人类福祉"的理论。

2. 伦理学是一门规范学科　伦理学为人们提供行为规范的框架,借以回答"什么是正当行为"或"应当怎样行动"的问题。这种道德行为规范,强调内心的自觉和主体的自律,因此它是一种较为深刻的行为规范。道德现象是人类社会普遍的、永恒存在的现象,只要人与人的关系存在,只要一个人的行为涉及他人和社会的利益,就存在道德问题和道德现象。道德规范也渗透在人们日常生活、公共生活、家庭生活、职业生活的方方面面,由此形成社会公德、职业道德、家庭婚姻道德、政治道德等庞大的规范体系,构成伦理学的主体部分,凝集成诸如仁慈、诚实、自尊、智慧、节制、勇敢、公正、宽容等为人类所共识的基本德目。

3. 伦理学是一门价值学科　所谓价值通常是指客体满足主体需要的程度标志,是客体对于主体需要、欲望、目的的效用属性。伦理学关注的不是事物、现象"是什么"的问题,而是关注人的行为"应当怎样"的问题。前者是一种事实判断,目的是寻求事物的本来面目和变化发展的客观规律;后者是一种价值判断,意在说明人的行为的善恶以及对社会的影响。伦理学的宗旨是为人类造福、为人类谋利益,因此伦理学作为一门价值学科,在整个人文学科中占有重要的地位。它通过抑恶扬善的特殊功能,维护社会的伦理关系和秩序,促进个人的全面发展和社会的文明进步。

4. 伦理学是一门实践学科　道德被称为实践理性,即人们行动的理性和人们选择行为价值的理性。伦理学研究道德,优先和主要考虑的是人的行为问题。虽然人的行为包含着内在的、主观的动机因素,但行为终究要表现出来,一个行为只有被实施,并造成了对他人和社会的利与害,才可以从道德上被评价,成为一种道德行为。伦理学不仅在理性的范围研究人的行为正当性,也为人的行为实践提供指导,教导人们践履道德规范,成为道德高尚的人。所以伦理学是一门实践学科,它来源于人们的社会实践,又指导人们的社会实践。

(三)医学与伦理的关系

医学是真、善、美的统一。医学的"真",体现于它的科学性。医务人员救死扶伤、治病救人,必须建立在对疾病与健康的正确认识和正确治疗的基础上。医学的"善"就是它所具有的道德性,医学是最能体现道德性和人文精神的学科之一,可以说医学是最人文的科学学科和最科学的人文学科。医学的"美"体现在它的艺术性,医学不仅维护和塑造人体美,而且要求医务人员在诊疗过程中要体现人文情怀,注重个性特征,因人、因病、因地、因时施治,讲求服务的艺术。

医学的道德性集中体现在医德之中。首先,医德作为医学职业道德体现在医学的性质、任务和目的中。医学生誓言开宗明义地宣告:"健康所系,性命相托。"医学关系到每个人的生死安危和切身利益,"敬佑生命、救死扶伤、甘于奉献、大爱无疆"是医务工作者崇高的职业精神。现代医学的目的不仅要求防病治病,更强调提高生命质量,优化生存环境,增进身心健康,把医学造福人类的理想上升到新的境界。其次,医学的道德性还体现在医务工作的各个方面、各个环节、整个过程和全部活动中,体现在医务人员个人的思想、行为和态度之中。不讲道德的医学,是无法被接受的。

医务人员要"医人病",必先"正己德"。在市场经济和知识经济的社会背景下,医务人员也面临新的道德挑战。市场规律在强化人们竞争意识、效率意识、利益意识、人才意识、等价交换意识的同时,也容易助长个人主义、拜金主义的意识和行为。医学技术发展如"双刃剑",高新医学技术的发展及大量先进仪器设备的临床应用,一方面大大提高了疾病诊疗的精度、速度,另一方面又带来或者引发各种社会、法律和伦理问题。为正确处理医方利益和患方利益、经济利益和社会利益、技术利益和人类利益、当代人的利益和子孙后代的利益,医学需要伦理的指导。

医学伦理学作为专门研究医学职业道德的一门学科,是伦理学的一般原理在医学领域的运用。它既是伦理学的分支学科,也是现代医学不可缺少的组成部分。在现代医学的发展中,医学伦理学发挥着协调医患关系、提高医疗质量、为医学技术的发展指明正确导向、为卫生保健政策提供伦理论证、塑造医务人员的良好形象和道德品质的作用。

二、伦理道德在医患沟通中的地位和作用

(一)医患关系的伦理特征

医学与伦理密不可分,医患双方之间的伦理关系是医患关系最基本、最普遍的内涵,其基本特征如下。

1. **一致性和相容性** 首先,医患双方的目标是一致的。患者求医,医生施治,都是为了治愈疾病,恢复和维护健康,医患双方是为了恢复、维护、增进健康而走到一起来的。其次,医患双方的利益是互相依存的,医患双方在实现目标的过程中,都必须通过对方获取价值的满足,即医生运用自身的医学知识和技能为患者解除疾苦,实现自身价值,患者也在此过程中满足了自身的健康需求。没有患者,医者的价值无从体现;没有医者,患者的健康难以自保,医患双方共同结成一个利益共同体。再次,医疗的过程是医患双方互动、互利、互补、互助的过程,只有彼此信任、互相合作才能取得良好的效果,从某种意义上说,医务人员经验的积累、技术的长进、科研成果的取得都包含着患者的贡献。总之,在与疾病作斗争的过程中,医患双方是同一战壕的战友,医患间的根本利益是一致的,具有结成良好关系的客观基础。

2. **不平衡性和矛盾性** 医患双方的人格是平等的,患者对于医疗也有一定的参与权、自主权,但是由于医务人员职业的权威性、技术的专业性,使其在医疗实践中往往处于主导的、支配的地位;而患者总是处于被动的、依赖的地位,遂使得双方地位不平衡。再加上医患双方信息不对称,各自对对方的期待不同,并且每个人的价值观、生活阅历、认知态度也有差异,这就需要彼此加强沟通,尽量避免

医患之间出现隔阂和矛盾冲突。

（二）伦理道德在医患沟通中的作用

医患沟通是协调医患关系的重要途径和手段,医患关系的伦理性质,决定了伦理道德在医患沟通中具有重要的作用。

1. 伦理道德奠定医患沟通的思想基础　思想是行动的先导,人们的行为总要受到目的和动机的支配。医患沟通首先要解决一个"为什么"的问题,是医生从患者的利益出发,为了更好地了解患者的情况,提高医疗质量,加强医患合作,达成相互共识而进行医患沟通,还是医生为了应付患者或推诿责任才与患者进行交流。这是两种不同的价值取向,前者合乎道德,后者有违道德。沟通是否从道德的愿望出发,其情形和效果是截然不同的。正心才有诚意,诚于中而行于外,医患沟通的前提是双方的诚意,尤其是医者对患者利益的忠诚。一个医务人员如果缺乏救死扶伤的道德心,就难以有沟通的诚意,缺乏诚意的沟通也难以给患者好感。举例而言,如果医方出了医疗差错,希望通过沟通取得患方的谅解时,若只想着大事化小,小事化了,不向患者作出负责的解释,医患双方就很难达成共识。

2. 伦理道德创设医患沟通的良好氛围　医患沟通包含了医患之间认知沟通、情感沟通、行为沟通以及语言的、非语言的沟通。医务人员如果坚持患者至上,全面了解和掌握患者的疾病状况、个性特点、生活习惯、家庭文化背景、社会经历等情况,就能更贴近患者,有的放矢实现良好的沟通。医务人员遵循医德,尊重患者,规范行事,使患者感到亲切和温暖,可以拉近医患的情感距离,利于沟通中情理相融。医务人员良好的医德行为、医德语言、医德作风,可以增强患者对医务人员的信任感与配合诊疗的勇气,减缓患者对疾病的恐惧并增强患者战胜疾病的信心,从而有利于医务人员通过沟通,顺利开展医疗工作。

医患沟通离不开良好的语言艺术,而良好的语言艺术是在提高人们的思想修养、道德修养、科学修养和语言修养的基础上产生的。"言为心声",美好的心灵产生诚恳和亲切的表达,而举止端庄、语言文明、态度和蔼、关心体贴患者,本是医德规范的应有之义,医患双方彼此理解尊重、诚恳体贴,才能形成良好的沟通气氛。

3. 伦理道德防范和化解医患矛盾　医务人员与患者的沟通还可以起到下列作用。一是通过沟通了解患者的需要、愿望、疾病及家庭社会背景,收集病情和病史资料,反馈患者的治疗和病症体验,征询患者各方面的意见和建议。二是通过沟通,医务人员向患者说明病情及治疗情况,使患者理解医嘱,自觉遵从医嘱,与医者合作;也可通过沟通影响患者的知觉、思想及态度,进而改变其行为,使其行为更有利于个体的健康和疾病的治疗。三是建立和改善医患关系,增进彼此情感和交流,减少双方的矛盾冲突。而患者除了期望从医患沟通中得到自身病况的信息外,还期望得到来自医方的理解和宽慰等。实践中,如果医患双方通过彼此良好的沟通把这些期望都较好地实现,那就可以很好地预防医患之间产生矛盾冲突,或者避免小矛盾的激化,促进建立更为和谐的医患关系。

4. 伦理道德提供医患沟通的行为准则　伦理道德是调整和处理人际关系的行为规范,医患沟通是特殊的人际互动行为,也需要符合伦理道德规范。伦理道德在人际交往层面提倡真心诚意、平等尊重、豁达谦让、宽容大度、与人为善等道德要求;在医学职业领域要求医务人员具有仁慈博爱、保守医密、医行端庄、医风廉洁等医德规范。伦理道德提供的这些人际交往层面的道德要求以及医疗领域的医德规范,为医患沟通提供了行为准则,指导医患的思想行为,保证医患沟通的正常进行。

三、医患沟通的伦理原则

（一）以人为本,发扬人道

人道主义的核心就是以人为本,体现在医务工作中就是要以患者为中心,理解、关心和救助患者。以人为本,发扬人道是医患沟通的思想基础。患者是人,医者也是人,人与人相处,首先要讲"人道"。我国传统医德历来强调"医乃仁术","仁"即"两人","仁者爱人"。行医应当具有仁爱之心,关爱患者,实行以患者为中心的医疗,急患者所急,想患者所想。唯有如此,医患之间才有沟通的基点和契合点。

希波克拉底曾说过:"关心患者比关心疾病本身更重要。"南丁格尔也说过:"护士的工作对象不是冷冰的石块、木头和纸片,而是有热血和生命的人类。"医疗实践中,医务人员要关心患者的感受,倾听患者的主诉,回答患者的咨询,耐心向患者解释病情。医务人员对待患者要有以人为本的人文关怀,这是做好医患沟通的前提。

(二) 平等公正,诚实守信

医患之间人格平等,应当彼此尊重。不管患者的亲疏远近、地位高低、钱财多寡等,医者都要把患者放在和自己平等的位置上看待,对患者一视同仁,这样才能营造医患沟通的良好氛围。

平等公正的伦理原则,还要求医患间权利、义务的对等性、统一性和平衡性。医务人员要履行自己的职责,尽救死扶伤、防病治病、解除痛苦、助人健康、宣传教育、发展医学之义务。患者也应遵守就诊道德,配合医者治疗。医患之间保持公正,才能使双方心态平衡,关系协调。医患之间如果有不公正现象的存在,那就会损害医患关系,也无法进行良好的医患沟通。

诚信包括诚和信两方面。"诚"即诚实、诚恳,要求人真诚地待人处事。"信"即信用、信任,指遵守诺言的品德;它要求人们言而有信,以信用取人。诚实守信互为因果、互为表里,诚实是守信之后表现的品德;守信是诚实的依据和标准。诚是基础和本体,信是理性实践精神的外在表现。医务人员的诚信会增加患者对医院、医生的信任度,促进医患沟通的顺利进行。

(三) 举止端庄,语言文明

举止端庄和语言文明既是一般人际交往理应遵循的行为准则,也是医学职业道德的传统规范。希波克拉底曾经说过:"医生有两件东西可以治病,一是语言,二是药物。"孙思邈在《大医精诚》中也写道:"夫为医之法,不得多语调笑,谈谑喧哗,道说是非,议论人物,炫耀声名,訾毁诸医,自矜己德。"实践中,医者仪表端庄,和蔼可亲,主动周到,不仅是一般服务态度的问题,而且是医疗工作的需要。这些都是取信于患者,沟通医患情感的基本条件和重要保障。

医患沟通是一门艺术,这种特殊的艺术魅力往往是通过医护人员的角色形象表现出来的。医务人员的外貌服饰、言行举止、语气态度直接关系到其对患者的吸引力和亲和力。因此在医患沟通中医务人员必须遵循医行端庄、医言文明、态度和蔼等医德规范。

语言是沟通的桥梁,是彼此交流的纽带。语言也是最基本的医患沟通方式,医德规范对医务人员的语言有如下要求。一是要有专业性。做到规范表述、言能达意、通俗易懂、实事求是。二是要注意艺术性。语言表达的方式和内容都应因人而异、因病而异。术前沟通做好知情同意,术后沟通意在为患者排忧解难。三是要遵守保护性原则。用礼貌性的语言保护患者的自尊,用保密性的语言保护患者的隐私,用安慰性、鼓励性和积极暗示的语言保护患者的心理。

(四) 知情同意,保守医密

知情权和选择权是患者的权利,也可以说是医患沟通的具体方式和必要程序之一。知情同意作为一项伦理规范,它要求医务人员详细而真实地向患者告知有关诊断结论、病情预后、治疗目的和方法,可供选择的治疗方案及其利弊和费用开支、预期疗效、不良反应及治疗风险等,让患者在知情的基础上自主地选择诊疗方案。

知情同意原则的实践运用,既依赖于医患沟通的基础,又可促进医患双方的沟通。要实现真正的知情同意,就要求医务人员及时、耐心、细致、负责、充分地告知和解释有关病情和医疗信息,而且要通过良好的沟通技巧,使患者理解医者的告知,作出合理的判断和决策。

保守医密是一项传统的医德规范,在医患沟通中也应遵循。比如,出于保护性医疗的要求,为了使患者保持有利于疾病治疗和康复的良好心境,允许医生不向患者直接透露不良的诊断和预后。例如现在社会上谈癌色变,有些心理承受能力较差的患者如若知道自己患了癌症,往往可能丧失治疗信心,或因考虑治疗费用等问题而拒绝治疗。对这样的患者在让其家属知晓病情的前提下,对于患者实行保密治疗是有益的。

（五）服务优质,医术精湛

医德一贯强调医者必须钻研医术,精益求精,养成严谨的作风,严肃的态度,严密的观察以及熟练的操作。医术精湛是衡量医德水平的重要尺度,医德和医术并举是合格医务人员的永恒标准。医患沟通只是更好实现医疗目的一种手段,医疗的目的是解除病痛,恢复健康,提高就医者的健康水平和生命质量。要实现这一目的,不仅需要为人民健康服务的良好意愿,更需要有治病救人的真才实学。医者优质的服务、可靠的医疗质量,既是医患沟通的条件,也是医患沟通的保障。

第二节 ｜ 医患沟通的法学基础

一、法的一般概述

（一）法的含义和特征

1. **法的含义** 《说文解字》解释:"法,刑也,平之如水,从水;廌,所以触不直者,去之从去。""廌"是传说中的獬豸,是主司法的独角神兽,性中正,能够判断是非,对有罪的人就用独角触碰驱除。"法"具有"平""直"和"公正裁判"的含义。"律"指古代调音律的工具,说明"律"有规范人们行为的作用,是普遍的人人必须遵守的规范。法与法律在中文中多数情况下可以通用。

2. **法的特征** 法的特征是法与其他现象或事物的基本关系的表现。由于法与各种社会现象或事物有着多方面的联系,因而法也就具有多方面的特征。法的基本特征有:①法是调整社会关系的行为规范,具有规范性。②法是由国家制定或认可的,具有国家意志性。③法律规定人们的权利和义务,具有确定性和可预测性。法律明确地告诉人们该怎样行为,不该怎样行为以及必须怎样行为。④法律由国家强制力保证实施,具有国家强制性。当人们的行为符合法律的要求时,法的强制力只是潜在的;而当人们的行为触犯法律时,法的强制力就会显现出来。

（二）法的作用

法的作用是指法对人们行为和社会生活的影响。法的作用分为规范作用和社会作用。①法的规范作用。首先,法对公众的行为具有指导作用。法作为一种行为规范,为人们提供了行为模式,指引人们的行为。其次,法对他人的行为具有评价作用。法律具有判断、衡量他人的行为是否合法或违法以及违法的性质和程度的作用。从这一意义上说,法是一种判断标准和评价尺度。第三,法对人们相互的行为具有预测作用。在相互的行为中,人们可以根据法律规范来预测相互间应当如何行为以及行为的后果。第四,法通过具体的实施对人们今后的行为具有教育作用。②法的社会作用。法具有维护社会关系和社会秩序的作用,法律的社会作用有两个方面:一是维护国家统治;二是执行社会公共事务。

（三）法与道德的关系

法律和道德是人类社会的两种基本行为规范,也是社会秩序的两根支柱。法律和道德之间有着十分密切的联系和辩证关系。法律和道德是互补支撑的,二者都是人类社会的行为规范,但二者又有明显的区别:法律只调整人的外部行为,并不规制人们的思想;而道德不仅调整人们的外部行为,还调节人们的动机和内心活动,它要求人们根据高尚的意图来作出行为。"法律是底线的道德,也是道德的保障";没有法律的支持,道德便会显得无力;没有道德的支持,法律便会显得不善。

1. **法律是成文的道德** 法和道德相辅相成,相得益彰。"法律是准绳,任何时候都必须遵循;道德是基石,任何时候都不可忽略";"法律是成文的道德,道德是内心的法律,法律和道德都具有规范社会行为、维护社会秩序的作用"。法律通过确立特定的道德原则和规范,为道德理念的贯彻提供法律支持,同时也影响着道德观念的发展。

2. **道德是内心的法律** 道德是一个社会中人们的行为准则。道德属于思想意识和价值观念的一种表现,主要通过舆论评价和内心自律来获得实现,与法律强制性约束相比,道德是一种自我的"软约束"。因此就道德所具有的规范意义来说,它是一种内心的法律。

3. **法安天下,德润人心** 法律调整人的行为,道德调整人的心灵。"法安天下,德润人心",这是对法律和道德作用的清晰定位和准确概括,也是人类社会治理经验的集中反映和高度凝练。

法具有维护秩序和安定天下的功能优势,通过明确的规则尺度来分配权利和义务,维护社会秩序。法律解决纠纷、维护正义,是惩恶扬善、维持公平秩序的根本手段。法律是最基本、最起码的行为规范,划定了行为红线和秩序底线,并且对触犯法律者追究相应的法律责任。法律给予人们对秩序的心理预期,让人们安心地从事生产和社会生活。

道德是一种广泛存在于日常生活之中的价值观念和行为规范,具有支撑秩序和治心化性的功能优势。对一个民族、一个国家来说,最持久、最深层的力量是全社会共同认可的核心价值观。必须加强以社会主义核心价值观为基础的道德建设,"激发人们形成善良的道德意愿,道德情感,培育正确的道德判断和道德责任,提高道德实践能力,尤其是自觉实践能力,引导人们向往和追求讲道德、尊道德、守道德的生活",形成向上和向善的力量,为社会稳定和长治久安提供基石性支撑。

二、医疗法律关系

1. **医疗法律关系的界定** 生命健康权是一个人最基本的人身权利。医疗领域的法律以保障人的生命健康权为根本宗旨,通过规范医疗中的权利与义务,确认、调整、保护医疗法律关系和医疗安全秩序。除了通常的法律规范外,涉及医疗的法律也把直接关系到人的生命安全和健康权益的医疗技术标准、工作程序、操作规范等确定下来,成为技术规范。依法依规进行医疗活动是医疗机构和医务人员的法律义务,也是保障人的生命健康权益的基础。

医疗法律关系是由医疗法律规范所调整的社会关系,必须以相应的法律规范的存在为前提。医疗法律关系就是医患双方在诊疗活动中依据医疗法律规范所形成的权利义务关系。一个人到医院就医,作为患者就和医疗机构及其医务人员之间建立了医疗法律关系。在这种法律关系中,医方和患方作为双方主体,法律地位完全平等,都在法律范围内依法享有相应的权利,同时又依法承担相应的义务。

2. **医疗法律关系的内容** 医疗法律关系的内容是指医疗法律关系的主体依法所享有的权利和承担的义务。这里的"权利"是指法律所赋予医患双方的为实现自己一方意愿的行为范围。它可以表现为权利人有权作出符合法律规定的某种行为;也可以表现为权利人有权要求对方依法作出某种行为。这里的"义务"是指法律对双方所规定的必须履行的责任。一方面表现为义务人必须依法作出一定的行为,以实现对方的权利;另一方面表现为义务人必须依法约束自己的行为,以保障对方的权利。权利和义务是将双方主体联系在一起的纽带,两者相互依存、密不可分。权利义务从不同角度来表现同一个医疗法律关系的具体内容。

3. **医患关系和医疗法律关系** 医患关系是一个以医疗机构及其医务人员为一方,以患者为另一方,以增进健康、消除疾病为目的的基本社会关系。医患关系的内容非常广泛,具有经济、伦理、法律和文化等各方面的因素。医疗活动是医患关系的核心,原因在于医患关系的目的是增进健康、消除疾病,而这一目的正是通过医疗活动实现的。医务人员作为医疗机构的工作人员,其履行工作职责的行为是代表医疗机构的。比如一个患者到医院就诊,是与医疗机构建立了以医方诊治和患方配合、医方付出专业劳动和患方支付相应费用等为基本内容的医疗法律关系。但是双方的医患关系不限于医疗活动,还包括:医疗机构应当为患者提供安全的住院治疗环境;医务人员在医疗之外,也应当尊重患者,关爱患者,考虑患者感受等;患方也应遵守诊疗秩序,支付在医院的餐饮、复印服务等费用。不难看出,医患关系中医疗之外的相关内容也很多。围绕这些内容发生的纠纷,在处理上同一般的社会关系并无太大区别。例如,一个患者在医院住院期间,因地板滑而摔伤,属于一般的人身损害,在法律适用上并没有更多的特点,因此法律上也很少进行专门的规范。而医疗活动则不同,法律需要对其建立专门的规范,明确医患双方在医疗活动中的权利和义务。

三、医患双方的权利和义务

医患双方基本的权利义务是双方在医疗活动中必须遵守的,是维持和谐医患关系所必需的,也是医患双方认定责任和承担责任的依据。

(一)医方的权利和义务

1. **医方的权利** 在具体的医疗活动中,医方的权利主要体现为医务人员的权利,应当明确的是医方的权利是服务于患者的利益的,医疗活动要基于"患者最大利益",医方的权利界限即在于不得违背患者的利益。

(1)治疗主导权:在医疗活动中,医师享有诊断权、处方权、处置权;医师有权询问患者的家庭病史、患者个人生活情况;医师有权要求患者做各项检查,有权决定治疗和处置方案。

(2)医疗特权:医疗特权指在特定的情况下,医方为达到对患者根本利益负责的目的,需要限制患者的自主权利。比如因抢救生命垂危的患者等紧急情况不能取得患者或者其近亲属意见的,经医疗机构负责人或者授权人批准,可以立即实施相应的医疗措施;还有在特殊情况下医疗机构享有拒绝治疗和对患者采取行为控制的权利等,这些都属于医方的医疗特权。

(3)医疗费用支付请求权:医方提供医疗服务后,有权要求患方支付相应的医疗费用。

(4)其他合法权益:在诊疗活动中医务人员的人身安全、人格尊严不受侵犯,以及其他合法权益受法律保护。

2. **医方的义务** 从法律关系而言,治病救人、解除病痛、挽救生命,是医方的责任。医疗活动中医方的义务主要体现在医生角色上,但并不限于医生,还包括护士和其他医疗技术人员,且各项医疗活动包括为作出医疗决策而进行的医患沟通,都要基于"患者最大利益"。

(1)治疗义务:医疗机构应当以其掌握的医学知识和诊疗手段,遵循临床诊疗指南,遵守临床技术操作规范和医学伦理规范,尽职尽责救治患者。并且,医疗机构应该使用最优化最适宜的医疗方式救治患者,对于需要紧急救治的急危患者,应当采用紧急措施进行诊治,不得拒绝处置。

(2)解除患者痛苦的义务:在医疗活动中,医方要树立敬业精神,恪守职业道德,尊重和关爱患者;提供诊疗场所和舒适的就诊环境,以及热情的服务态度。医方不仅用药物、手术等医疗手段缓解患者身体上的痛苦,而且还要具有良好的医德和同理心,关爱和理解患者,疏解患者心理上的痛苦。该义务有很强的伦理性,实践中需要医方在医患沟通中关注患者的感受,通过良好的沟通帮助和安慰患者,舒缓患者的身心痛苦。

(3)告知义务:医疗机构应当向患者说明病情、诊疗方案、医疗风险、医疗费用等事项,这不仅是为了争取患者的合作,使其接受和配合治疗,更为重要的是尊重患者的自主权。实践中,这也是医患沟通重要的内容之一,医方要营造良好的沟通氛围,以良好的沟通方式,用通俗易懂的语言,把需要告知患方的事项耐心地向患者逐一说明。

(4)保密义务:医疗机构对患者生理、心理的隐私和患者的个人信息应当保守秘密。医患沟通和疾病诊治过程中,医方会了解到患者的隐私(privity)或秘密,如个人的健康信息、私密行为、生理缺陷、不良生活方式等,如果不涉及公共利益,在不损害社会公众和他人利益的前提下,医务人员应当为患者保密。

(5)制作、保存病历的义务:医疗机构应对患者疾病诊断、病情变化、治疗意见、治疗过程和效果、实行特殊处理的方法和时间等制作详细的病历并保管好病历。

(6)保障患者的人身财产安全的义务。

(二)患方的权利和义务

1. **患方的权利**

(1)生命健康权:生命健康是患者的基本人权,也是患者进行医疗的目的。医疗机构及其医务人员在医疗活动中,应当尽到谨慎的注意义务,尽力挽救患者的生命和严格按照诊疗护理常规维护患者的生命健康。

（2）获得适宜医疗的权利：①患者有权获得为治疗其疾病所必需的基本医疗服务；②患者有权获得节省费用的医疗服务；③患者有权获得公正医疗，患者得到的医疗应与其就诊的医疗机构的等级水平相应；④患者有权得到及时的医疗。

（3）合理限度的医疗自由权：①患者有权选择医疗机构和自主选择医生；②除法律、法规规定的强制治疗以外，患者有权决定接受或不接受任何一项医疗服务；③在不违反法律、法规的前提下，患者有出院及要求转院的权利。

（4）知情同意权：①患者有权知悉自己所患疾病情况，包括检查、诊断、治疗、处理及预后等方面的情况；②患者有权知道相关医务人员，尤其是负责其治疗的医生的身份和专业水平情况；③患者有权查阅或复制住院志、检验报告等病历资料；④患者有权核实医疗费用；⑤患者有权拒绝参加临床试验、拒绝治疗过程用于教学科研等。患者知情同意权的落实有赖于医方告知义务的切实履行，需要医方主动进行充分的告知，实践中良好的医患沟通是医方有效告知的前提和基础。

（5）隐私权和个人信息受保护权：医方对治疗过程中获悉的患者隐私和个人信息，不得向其他医务人员及外界透露。诊疗活动中，医方要主动和患者沟通，告知会为患者保密，让患者能够更信任医方，放下内心的顾虑，配合医方的诊疗活动和提供诊疗所需要的各种信息。

（6）身体自主权：患者有权决定其遗体或器官如何使用，患者死亡后患者的配偶、父母和成年子女可以依法共同行使此项权利。实践中，患方如果有捐献意愿，医方需要和患方进行专门的沟通，确保患者的个人自主意愿和患方相关的权利。

（7）人身、财产安全不受损害的权利：患者在诊疗活动中有权获得安全的医疗服务，因接受医疗受到或导致人身或财产损害的有权获得赔偿。

（8）人格尊严、民族风俗习惯得到尊重的权利：医疗实践中，医方应在医患沟通中尊重患者的人格和其民族风俗习惯，在沟通中注重语言表达的方式和应当避讳的言辞，并且要自然和真诚，避免引起患方的不适。

（9）对医疗服务以及保护患者权益工作进行监督的权利：医疗实践中，患方的投诉是其行使监督权的方式之一。医方要做好和患方的沟通，尤其有些时候患方的投诉只是一种情绪表达的情况下，医方可以通过良好的沟通氛围和真诚的态度，安抚患方的情绪，使矛盾尽可能得到化解。

2. 患方的义务

（1）配合诊疗的义务：在诊疗时患者应如实陈述病史、病情、症状，在治疗期遵守医嘱，按医嘱服药和接受各项检查和治疗等。虽然实践中患者不配合诊疗是医疗机构免除责任的一类事由，但是医方也需要关注从医患沟通的角度加强医患间的信任和促进患者配合诊疗。

（2）支付医疗费用的义务：患者在接受医疗之后，应当支付相应的诊疗费用。

（3）遵守法律法规和医院制度的义务：患者在治疗过程中，应自觉遵守法律法规及医方制定的与患者有关的规章制度。

四、医疗法律与医患沟通

（一）医疗法律在医患沟通中的作用

1. 医疗法律为医患沟通提供秩序基础　遵守法律规范是一个社会有序运行的前提，医疗法律作为影响医患沟通的背景性因素，通过明确医患双方的权利义务，为医患沟通提供秩序保证。医疗法律规范要求患方在接受医疗服务时应当遵守诊疗制度和医疗秩序，也要求全社会尊医重卫，共同构建和谐的医患关系；同时医疗法律规范也明确国家会采取措施，保障医疗执业环境等。因此，实践中医患沟通的成功不仅依赖于医患双方言语行为上的交流，也需要依靠法律提供和维护安全的医疗秩序，为良好的医患沟通提供秩序基础。

2. 医疗法律为医患沟通提供规范基础　法律通过调整社会关系来调控人际关系，构建人与人之间沟通的框架和基础。医疗活动中,医疗法律为医患双方提供了行为模式的规范,使其可以根据法律规定的权利与义务,作出或控制一定的行为。医疗法律可以衡量医患双方的行为是否合法,并且医患双方可以依法预测行为可能产生的法律后果,从而减少不适当的行为。医疗活动中医患双方的沟通都需要在法律的框架内,以权利义务为基础,沟通时也要注意不提出超出自己权利范围或者加重对方义务的要求,以免增加医患沟通的难度导致无法沟通甚至引发医患矛盾。

3. **医疗法律指引医患沟通"崇法尚德向善"**　法律确立的行为标准也在一定程度上体现了一个社会的道德标准,比如《中华人民共和国基本医疗卫生与健康促进法》就以倡导性的条款规定了"医疗卫生人员应当弘扬敬佑生命、救死扶伤、甘于奉献、大爱无疆的崇高职业精神,遵守行业规范,恪守医德,努力提高专业水平和服务质量。"也要求"医疗卫生行业组织、医疗卫生机构、医学院校应当加强对医疗卫生人员的医德医风教育。"《中华人民共和国民法典》也规定了公序良俗原则,这一原则要求人的行为应当遵守公共秩序,符合善良风俗,不得违反公共秩序和社会的一般道德。法定的权利义务是底线的行为要求,法治要更多体现"崇法尚德向善"。医疗活动中医患双方的沟通要立足双方权利义务的基础,同时也要体现道德的标准。医者崇高的职业精神、良好的医德医风是良好医患沟通的前提和关键。

(二)医疗法律在医患沟通中的实践应用

医疗法律规定的权利义务只有在实践中得到实施,才能转化为医患双方在医疗活动中的权利义务,也才能切实影响医疗实践中的医患沟通,达到医患沟通预期的目标。具体而言,医疗法律在医患沟通中的应用主要包括法律的遵守与运用两个环节。

1. **遵守医疗法律**　守法是法律运行的重要环节,是法律实施的基本形式之一。良好社会秩序的建立和维持,有赖于社会成员对法律的普遍遵守。在医疗活动中,医患双方都应自觉守法,自觉履行法律规定的义务。无论是医方还是患方,只有守法才能使自己处于主动,既能为自己赢得利益,也能避免不必要的困扰或者纠纷。在医患沟通中,涉及医疗决策的告知和说明是非常重要的沟通内容,也是医患沟通实践中存在问题较多的环节。

《中华人民共和国民法典》《中华人民共和国基本医疗卫生与健康促进法》《中华人民共和国医师法》等法律都明确规定了医方的说明义务和患者的知情同意权。按照法律的规定,医务人员在诊疗活动中应当向患者说明病情和医疗措施。需要实施手术、特殊检查、特殊治疗的,医务人员应当及时向患者具体说明医疗风险、替代医疗方案等情况,并取得其明确同意;不能或者不宜向患者说明的,应当向患者的近亲属说明,并取得其明确同意。

医疗机构的说明义务主要是指在诊疗活动中医方为取得患者对医疗行为的同意,而对该医疗行为的有关事项进行说明告知的义务。按照法律规定,在术前的医患沟通中,医务人员履行告知说明义务的对象首先应当是患者本人,在手术通知书上签字的也应该是患者本人,这是属于患者本人的权利。只有患者处于昏迷或者由于生理、精神状态无法作出有效判断时,医务人员才需要向患者的近亲属告知。这也是医患沟通实践中医方需要注意的。另外,在与患方的沟通和交流中医方也要基于患者最大利益,要让患方通过医生的眼神、语气、表情感觉到尊重、真诚和善意。为缩小患方的认知差距,沟通中医方的语言要通俗易懂,也可以充分利用图片、模型等工具帮助患方更好地理解。

2. **运用医疗法律**　医疗活动中,医疗法律的运用主要强调要重视运用法律维权。法律要求的义务要遵守和履行,法律所赋予的权利也要维护。当然,在运用法律的过程中要防止权利滥用,即医患双方在权利行使过程中不要超越权利界限而损害对方的合法权益,否则不仅会对医患沟通的良性发展带来负面影响,也会被要求承担相应的法律责任。

医疗活动中医患双方也要维护好自己的合法权益。首先医患双方要严格自律,履行好自己的义务,努力建立医患间的信任,尽量避免和减少发生纠纷。如果发生纠纷,为了妥善解决纠纷,医患沟通是必要的,但双方要争取避免情绪化。解决纠纷的沟通要适时掌握"法、理、情"原则。"法"是指任何医疗纠纷,不管发生的原因如何,都要依据法律、按照程序办理,原则问题不妥协;"理"是指对待患方要以理服人,尊重事实,做细工作,让患方人员了解真相,尽量达成共识;"情"是指理解患方的实际困难,尽量做到给予适当的精神和物质帮助。对于属于医方的过错,应公正对待,承认问题,真诚表达歉意,良好的医患沟通有助于妥善和合理解决医患纠纷。但对于双方分歧较大的纠纷,医患沟通难以协商的,最好通过法律途径解决。

第三节 ｜ 医患沟通的心理学基础

医患沟通是人际沟通的特殊形式,医患关系又是人际关系的特殊形式。医患沟通的内容与形式、表达与方法、技巧与效果都与心理学存在着密切的关系。了解患者的心理特征和内心感受,有针对性地进行沟通,会产生更积极有效的作用。

一、心理学相关概念

心理学(psychology)是研究心理现象发生、发展和活动规律的科学。所谓心理现象,就是心理活动或精神活动在发生、发展、变化过程中所表现出来的形态、特征与联系,简称心理。

人的心理现象是自然界较为复杂和奇妙的一种现象。眼睛可以观看五彩缤纷的世界,耳朵可以倾听旋律优美的歌曲,大脑可以存储异常丰富的知识,事过境迁而记忆犹存。人能运用自己的思维去探索自然和社会的奥秘,用语言交流思想和情感;人还有七情六欲,能通过活动去满足自己的各种需要,并在周围环境中留下自己意志的印迹。总之,人类获得的关于自然和社会方面的各种知识,在认识世界、改造世界方面所取得的一切成就,都和人心理的存在和发展分不开。

心理学为了具体研究的需要,通常将人的心理现象分为以下几方面。

(一) 认知

认知(cognition),又称人的信息加工,是指人们获得知识或应用知识的过程,这是人的最基本的心理过程,它包括感觉、知觉、注意、记忆和思维等。人脑接受外界输入的信息,经过大脑的加工处理,转换成内在的心理活动,再进而支配人的行为,这个过程就是信息加工的过程,也就是认知过程。认知过程中思维是核心。

1. 感觉(sensation)　感觉是人脑对直接作用于感觉器官的客观事物的个别属性的反映,是最基本的认知过程。它是人们认识客观事物的第一步,感觉给人们提供了内外环境的信息,保证了机体与环境的信息平衡,它是一切较高级、较复杂的心理现象的基础。根据刺激的来源可把感觉分为外部感觉和内部感觉。外部感觉是由外部刺激作用于感觉器官引起的感觉,包括视觉、听觉、嗅觉、味觉和皮肤觉。内部感觉是由机体内部的刺激所引起的感觉,包括运动觉、平衡觉、内脏感觉(包括饥渴、饱胀、窒息等)。

有了感觉,人们就可以分辨出外界各种事物的属性,如物体的颜色、软硬、粗细、重量、温度、味道、气味等;有了感觉,人们才能了解自身各部分的状态,如位置、运动、姿势、饥饿、心跳等;有了感觉,人们才能进行其他更为复杂、更为高级的认识过程。从这个意义上说,感觉是各种复杂的心理过程(如知觉、记忆、思维)的基础,是人关于世界的一切知识的源泉。感觉虽然是一种极其简单的心理过程,但在人们的生活实践中具有重要的意义。

2. 知觉(perception)　知觉是人脑对直接作用于感觉器官的客观事物的各个属性的整体反映。人通过感官得到了外部世界的信息,这些信息经过头脑的加工(综合与解释),产生了对事物整体的认识,并了解它的意义,就是知觉。例如,看到一个又圆又红的苹果,听到一首旋律起伏的乐曲,而不是仅仅看到红色、圆形,听到高音或低音、乐音或噪声。

知觉以感觉作为基础,但它不是个别感觉信息的简单总和。通过感觉,人们只知道事物的个别属性;通过知觉,人们才能对事物有一个完整的认识,知道它的意义。例如,人们看到一个正方形,它的成分是四条直线。但是,把对四条直线的感觉相加,并不等于知觉到一个正方形。知觉是按一定方式来整合个别的感觉信息,形成一定的结构,并根据个体的经验来解释由感觉提供的信息。它比个别感觉的简单相加要复杂得多。人们日常看到的不是个别的光点、色调或线段,也不是一大堆杂乱无章的刺激特性,而是由这些特性组成的有结构的整体,如房屋、树木、花草、人物等。

3. **注意**(attention) 注意是心理活动对一定事物的指向和集中。所谓指向,是指心理活动对一定事物的选择。在日常生活中,每一瞬间都有许多事物同时作用于人们,但人们并非同样地反映它们。由于感官功能的局限,人们在每一瞬间只能将心理活动有选择地指向其中的某一个(或少数几个)。注意所指向的事物也就是注意的对象,它既包括外部世界的物体或现象,也包括人们自身的心理或行为。所谓集中,是指心理活动对所指向对象作出清晰的反映,即在特定的对象上保持并深入下去,如聚精会神地听课、全神贯注地阅读等,都是注意"集中"的体现。心理活动指向某一对象后,该对象就在人们的意识中得到了鲜明而清晰的反映,而其他事物则处于"注意的边缘",对其反映比较模糊,或者根本得不到反映。

指向和集中是注意的两个基本特性,它们是同一注意状态下的两个方面。指向是集中的前提和基础,集中是指向的深入和发展,二者是不可分割的统一体。在现实生活中,正是由于注意的指向性和集中性,人们才能够在每一瞬间清晰地反映周围的一定事物,并同时对其他无关事物"视而不见"或"听而不闻"。

4. **记忆**(memory) 记忆是人脑对经历过的事物的识记、保持、再现或再认的过程。通过识记和保持可积累知识经验,通过再现或再认可恢复过去的知识经验。从现代的信息论和控制论的观点来看,记忆是人脑对外界信息进行编码、加工、储存和提取的过程。

在人们的认知过程中,记忆发挥着重要作用。没有记忆的参与,人就不能分辨和确认周围的事物;没有过去经验的积累,人类在分析、解决问题时就会遇到障碍;没有大脑对词和概念的记忆,人类就难以保存和发展语言和思维。记忆联结着人的心理活动的过去和现在,是人们学习、工作和生活的基本功能。只有依靠记忆,人们才能准确地表达自己的各种感情、语言和动作。在某种程度上,没有记忆这一认知过程,就没有人类文明的发展与进步。

5. **思维**(thinking) 思维是人脑对客观现实的间接的、概括的反映,是认识过程的高级形式。思维借助语言、表象或动作,对客观事物进行概括的和间接的认识,它能解释事物的本质特征和内部联系,并主要表现在概念形成和问题解决的活动中。依靠感觉、知觉、记忆提供的信息,思维才能开展有效工作。概括性和间接性是思维的两个主要特征。概括性是指思维可以把大量的感性材料进行分析归类,将事物共同的、本质的特征和规律性总结出来,形成对特定事物的一般性认识。间接性是指思维是借助于媒介和知识经验对具体事物进行的认识,这种认识是间接的,有可能超越感知觉提供的信息,认识那些没有直接作用于感官的事物。

思维本身是一个复杂的认知操作过程。人们运用大脑中存储的知识经验,对特定的信息进行分析、综合、比较、抽象和概括,形成一定的概念,进行推理和决策,并解决一定问题。在问题解决过程中,人们应用各种认知活动、技能,经过一系列的心理操作,使问题得以解决或实现特定目标。由于个人生活经验的不同,人们在思维过程中也体现出不同的思维定式和不同的思维习惯。通过学习和训练,可以提高思维的工作效率和效果。

(二)动机、情绪和情感

1. **动机**(motivation) 在日常生活中,人的各种活动都是受动机支配的,人们使用"动机"一词来指行为的原因。动机,又称人的行为调节和控制,是指发动、指引和维持躯体和心理活动的内部过程。在具有特定目标的活动中,动机涉及这种活动的全部内在机制,包括能量的激活、使活动指向一定的目标以及维持有组织的反应模式,直到活动的完成。

动机具有三个功能,即激活、指向和维持。激活是指动机可以发动行为,推动个体产生某种活动,使个体由静止状态转向活动状态。如为了填饱肚子而产生择食活动,为了获得优异成绩而产生学习行为,为了获得他人赞扬而努力工作,为了摆脱孤独而结交朋友等。指向功能是指动机不仅能激发行为,而且能将行为指向一定的对象或目标。例如,在学习动机的支配下,人们可能去图书馆或教室;在休息动机的支配下,人们可能去运动场或娱乐场所;在成就动机的支配下,人们会主动选择具有挑战性的任务等。也就是说,动机不同,个体活动的方向和所追求的目标也是不同的。维持功能表现为行为的坚持性。当动机激发个体的某种活动后,这种活动能否坚持下去,同样要受动机的调节和支配。动机的维持功能是由个体的活动与他所预期的目标的一致程度来决定的。当活动指向个体所预期的目标时,这种活动就会在相应动机的维持下继续下去;相反,当活动背离了个体所预期的目标时,进行这种活动的积极性就会降低,或者完全消失。当目标的实现受到挫折,成功的概率很小时,一个人也会坚持某种行为,这时他的长远信念起着决定性作用。

2. **情绪和情感**(emotion and feeling)　情绪和情感是一种由客观事物与人的需要相互作用而产生的包含主观体验、生理唤醒和表情的整合性心理过程。需要是情绪产生的基础和源泉,如果需要得到满足人体就会产生肯定的、积极的体验,如快乐、高兴等;反之,就会产生否定的、消极的情绪,如痛苦、悲伤等。情绪和情感不仅有内心的体验还会引起生理上的反应,可以通过面部表情、姿态表情和语调表情表达出来,如兴奋时会手舞足蹈、喜形于色,愤怒时会咬牙切齿、怒发冲冠,忧虑时茶饭不思、彻夜难眠,悲恸时会痛心疾首、捶胸顿足,等等。言语在不同情绪下会产生语调、节奏、速度等方面的变化。如在哭泣时,声音是哽咽的,时断时续;在悼念亲人时,语调是低沉缓慢的;在感到恐惧时,声音是颤抖的、紧张的;等等。

情绪和情感是有一定区别的:情绪更倾向于个体基本需要的满足,而情感则更倾向于社会性需要的满足;情绪往往具有不稳定性,它会随着外界环境和自身状态的变化而变化,而情感相对来说具有一定的稳定性和长期性;在一些情况下,情绪具有明显的冲动性和外显性,而情感则具有内隐性和深刻性,可以埋藏在心灵深处。同时,情绪和情感也相互依存、相互联系,情绪是情感的外在表现,而情感是情绪的内在本质。

(三) 能力和人格

1. **能力**(ability)　能力是顺利地完成某种活动所必须具备的个性心理特征。能力直接制约活动的可能性。尽管一个人能否顺利完成某种活动受多种因素的制约,如能力、气质、性格、知识技能、物质条件、身体状况以及人际关系等,但能力是其中最基本的制约因素。而且,在其他条件相同的情况下,能力强的人要比能力弱的人更能使活动顺利进行,更容易取得成功。

能力与活动紧密相连。一方面,个人的能力总是在活动中形成和发展起来的,并在活动中得到表现;另一方面,从事某种活动又必须有一定的能力作为条件和保证。人若离开了活动,其能力不仅无法形成与发展,而且也将失去它存在的意义与作用。在实际生活中,要完成一项比较复杂的活动,仅具备某一种能力往往不够,而是需要多种能力的有机结合。如画家作画需要有色彩鉴别、形象记忆、视觉想象、形象思维等多种能力的有机结合;而教师上课则需要逻辑思维、语言表达、注意分配、观察等多种能力的有机结合。

2. **人格**(personality)　人格是构成一个人的思想、情感及行为的独特模式,这个独特模式包含了一个人区别于他人的稳定而统一的心理品质。人格的英文"personality"一词,最初源于古希腊语"persona",此词的原意是指古希腊戏剧中演员戴的面具,面具随人物角色的不同而变换,体现了角色的特点和人物性格,就如同我国京剧中的脸谱一样。心理学沿用面具的含义,转译为人格。

人格具有独特性、稳定性、统合性和功能性四个特征。

(1) 独特性:是指人格是在遗传、成熟和环境、教育等先天与后天因素的交互作用下形成的。不同的遗传、生存及教育环境,塑造了不同的心理特点。所谓"人心不同,各如其面",正说明了人格是千差万别的。

(2) 稳定性:人格具有稳定性,在行为中偶然发生的、一时性的心理特性,不能称为人格。例如,一位性格内向的大学生,在各种不同的场合都会表现出沉默寡言的特点,这种特点从入学到毕业不会有很大的变化,这就是人格稳定性的表现。俗话说"江山易改,禀性难移",这里的"禀性"就是指人格,"难移"则指人格的稳定性。

(3)统合性:是指人格是由多种成分构成的一个有机整体,具有内在的一致性,受自我意识的调控。人格的统合性是心理健康的重要指标。当一个人的人格结构各方面彼此和谐一致时,他的人格就是健康的。否则,这个人会出现适应的困难,甚至出现"分裂人格"。

(4)功能性:是指人格在一定程度上会影响人的生活方式,甚至会决定某些人的命运,因而是人生成败的根源之一。当面对挫折与失败时,坚强者能发奋拼搏,懦弱者会一蹶不振。这就是人格功能性的表现。

二、患者的心理特征和心理需求

1977 年,恩格尔提出了生物 - 心理 - 社会医学模式。这种医学模式认为,人的健康和疾病不仅是生物学过程,而且有心理和社会的因素,要从生物、心理、社会相统一的整体水平来理解和防治疾病。了解患者的心理特征和心理需求,对于实现良好的医患沟通、提高救治质量非常重要。

(一)患者的心理特征

1. 焦虑和抑郁

(1)焦虑(anxiety):是一种很普遍的心理现象,人人都有过焦虑的体验。在临床上,焦虑是患者担心潜在的、可能的威胁。焦虑状态常伴随生理反应,如心率加速、血压升高、呼吸加快、面色苍白、口舌发干、尿频尿急等。焦虑也会造成生理症状,如睡不好觉、吃不好饭;以及不良心境,如生气、事事不顺心、处处不顺眼等。

(2)抑郁(depression):是一种闷闷不乐、忧愁压抑的消极情绪,它主要是由现实丧失或预期丧失引起的。患者由于长期受到病痛折磨,对自身健康感到焦虑,久而久之导致抑郁情绪的出现。患者抑郁的表达方式是多种多样的。轻度的抑郁表现为兴趣减退、悲观失望、精神疲惫、自信心降低等,严重的抑郁则会导致无助、绝望、生活无意义甚至有自杀念头或行为等。此外,抑郁还伴有睡眠障碍、食欲差、体重下降、性欲降低等特征,直接影响对疾病的治疗,有的还可诱发继发性疾病。

2. 怀疑和否认

(1)怀疑(doubt):患者的怀疑大都是一种自我的消极暗示,常影响对客观事物的正确判断。患病后常常变得异常敏感,例如:听到别人低声细语,就以为是在说自己病情严重或无法救治;对别人的好言相劝半信半疑,甚至曲解原意;疑虑重重,担心误诊,怕吃错了药、打错了针;凭自己一知半解的医药知识,推断用药疗效和预后,从而害怕药物的副作用;担心偶尔的医疗差错或意外会不幸降落在自己身上;身体某部位稍有异常感觉,便乱作猜测,严重时还会出现病理性的妄想等。

(2)否认(denial):主要表现为患者不相信自己患病的事实。有些患者对医护人员作出的诊断难以接受,常以自己的主观感觉良好来否认疾病的存在。还有一些患者虽能接受患病的事实,但仍存在着侥幸心理,认为医护人员夸大了病情的严重性,因此不按医嘱行事。有些患者对疾病的严重程度半信半疑,多见于癌症等预后差的患者。虽然否认在一定程度上可以缓解过分的担忧与恐惧,属于一种自我保护、自我防御的方式,然而不顾事实的否认,会耽误疾病诊治并造成病情贻误。

3. 孤独和依赖

(1)孤独(solitude):患者住院后,离开了家庭和工作单位,进入了一个陌生的环境。在饱受疾病折磨的同时,单调的病房环境往往容易使他们感到无聊乏味、度日如年,很容易产生孤独感和不安全感。社会信息剥夺和对亲人依恋的需要不能得到满足是患者产生孤独感的主要原因。孤独感通常表现为患者不愿与人接触,不主动与医护人员说话,也不愿意与病友交谈,盼望着亲友早来探视,病未痊愈就想着回家等。

(2)依赖(dependence):进入患者角色之后,人们大都产生一种依赖的心理。患者住院后,社交面变窄,易产生孤独情绪。他们大多时间只和照护者接触,这难免使其依赖于照护者。此外,一个人一旦生了病,自然就会受到家人和周围人的关心照顾,即使往常不是群体中心的人,也会突然成为被人关照的中心。同时,通过自我暗示,患者自己也变得被动、顺从、依赖、情感脆弱,内心希望得到更多的关心和温暖。

4. 愤怒与抗拒

(1)愤怒(anger):是一个人在追求某一目标的道路上遇到障碍、受到挫折时产生的情绪反应。患者往往认为自己得病是不公平的、倒霉的,加上疾病的折磨,常常感到愤怒,这是一种普遍的情绪反应。严重的愤怒可以导致攻击行为,患者可能向周围的人,如亲朋、病友甚至医护人员,不理智地发泄不良情绪。这需要医护人员和家属有足够的耐心和容忍力来应对。

(2)抗拒(resistance):抗拒情绪主要出现在慢性疾病或精神类疾病患者的身上。有些慢性疾病将伴随患者度过终身,长期接受治疗会使患者产生习得性无助,进而抗拒治疗。抗拒在精神障碍患者群体中最为常见,主要原因是部分患者缺乏疾病自知力:一方面,患者不认为自己有精神方面疾病,因此拒绝治疗;另一方面,患者长期服用精神类药物后会出现一些不良反应,不同程度地影响患者的生活质量。

(二)患者的心理需求

1. 安全与康复 早日恢复正常的生活,脱离患者角色的束缚,是社会和患者的共同愿望,在治疗过程中保证治疗安全是康复的前提条件。要帮助患者了解治疗的效果和副作用,减少恐惧心理,树立合理的预期,有利于治疗工作的顺利进行。

2. 合理的医疗支出 医疗行为具有一定的消费性和选择性,同时还有很强的专业性。同样一种疾病,可能因为种种原因导致产生的医疗费用相差甚多。患者需要在医护人员的指导和帮助下,根据自身伤病情况、经济能力、预后等因素进行综合判断,作出适合自己的选择,支付合理的医疗费用,减少不必要的开支,节约社会资源。

3. 尊重(respect)与关爱(care) 生病使患者的社会参与能力受到影响,社会地位产生动摇。弱者的身份会加大患者对自己身份的自卑感,特别需要他人对自己病痛的理解、同情、支持和关爱。这时,患者与医护人员建立起良好互动的医患关系,会有利于治疗。得到公平的、适当的尊重和关爱,是患者第一位的心理需要。

4. 知情权(right of information)与隐私权(privacy) 处在疾病状态的患者,面对陌生的环境和未知的结果,需要大量的信息来完成认知与评价任务。对于患者及其家属来说,不知晓伤病相关的准确信息是相当担忧和焦虑的。因此,患者和家属非常迫切地需要知道伤病的诊断结论、治疗方案、预后结果、康复指导、医疗费用等翔实信息,以做好充分的心理和相关准备。

此外,患者由于诊疗疾病的需要,在向医护人员诉说病情的同时,有时要说出躯体的秘密、心灵的痛苦,包括隐私,医护人员应该珍重这份信任,尊重患者人格,遵守职业操守,承诺为患者保守秘密。保护患者的隐私也是法律的要求。

三、医者的心理特征和心理需求

医护人员职业本身的特殊性也会影响医护人员的心理活动。其职业特点决定了相关从业者的心理特征。如内科医生具有思维缜密,善于观察和推理等方面的特点,而外科医生则具有果断、坦率的性格特征。除此之外,了解一般医护人员的心理特征需主要关注以下几个方面。

(一)医者的心理特征

1. 优越感 医生和患者之间的医学知识和能力的不对称,使医生处于主动和优势地位。医生这个群体文化程度普遍较高,受过系统的医学教育和诊疗技能训练,又有临床经验,对治疗疾病、维护健康有着一定的优势。而患者对自身及疾病一无所知或知之甚少,他们急需医疗服务,急需医护人员救助。这种事实的不平等很容易造成医护人员的优越感,而且这种优越感会在平时的诊疗、查房等日常交往中不经意地表现出来。患者由于自身的疾病,对医护人员的表情、行为异常敏感,有时医生可能并没有察觉这一点,却已经明显地影响了患者的心态。

2. **控制欲**　在医疗活动中,医患双方并非进行双向的互动,而是由医生对患者单向作用。医生希望自己有绝对的权威,能够完全把握医疗的主动权、决策权。医生对医疗行为的控制欲,往往将患者的意愿排除在外,否定了患者的个人意志,容易造成医患双方关系的紧张,可能会为医患纠纷埋下隐患。

3. **防范心理**　在很多医院中,医护人员每一天都在超负荷地工作,长期的高强度的脑力劳动和体力劳动使他们身心疲惫,直接影响了他们对患者的情绪和态度,这在心理防御机制上也有不同的表现方式。如当诊断和治疗中遇到困难或医疗水平有限时,有的医生很容易抱怨患者不合作或不遵医嘱,将治疗中遇到的挫折或治疗失败的责任归于患者一方。不断增多的医患矛盾甚或医患纠纷,使医护人员心理处于职业紧张状态,一些医生出现了医疗防范心理。为了防止可能出现的医疗纠纷或法律诉讼,医生采取了很多的防范措施,有些措施是有益的,如提高自身职业修养、加强与患者及其家属的有效沟通等,但也出现了诸如过度检查、过度医疗等问题,增加不必要的医疗费用,还给患者带来了额外的创伤,引起患者及其家属的不满。

4. **职业紧张**　是指在职业条件下,职业需求与主观反应之间失衡而出现生理和心理压力。医护工作者作为一个特殊的社会群体,担负着"健康所系,性命相托"的重要职责,任何疏忽与意外都会产生严重的后果,比一般职业的人群面临更多的职业紧张和压力。临床工作的复杂性决定了此类工作的高风险性,例如临床工作经常不能按时上下班,工作时间与业余时间无法严格区分,自身生物节律会被打破,这也在一定程度上加剧了医护人员的身心紧张感。

(二) 医者的心理需求

1. **人身安全**　医护人员在执业期间受到辱骂、殴打的事件,反映出医护人员人身安全得不到保障,医护人员的工作积极性也因此受到严重挫伤。医护人员保护不了自己,如何有效地开展医疗服务?最终损害的还是患者的利益。

2. **薪酬收入**　医院要发展、医护人员的收入要改善都需要经济的支持。医护人员的劳动是脑力和体力综合应用的过程,属高技术、高付出(学习与成长周期长、成本高,工作辛劳)、高风险(精神压力大)的职业,需要通过合理的经济收入来回报医护人员的劳动和职业价值。

3. **理解与尊重**　医护人员需要获得患者和家属及社会的理解与尊重。为了诊疗工作更有效、更顺利,需要患者和家属尊重医护人员,与医护人员密切合作,共同战胜疾病。很多医学难题目前仍在攻克中,患者应该了解和理解,并积极配合医护人员的治疗。这种与医生一起建立起来的互相信任、合作的医患关系,对患者的治疗最为有利。

4. **自我实现**(self-fulfillment)　医护人员需要通过治疗疾病来证明自己的能力,实现自我价值的满足。医学需要终身学习和实践探索,医护人员在从业过程中需要不断地提高业务水平,提高患者疾病的治疗效果,更好地服务社会。医护人员自我实现的需要是他们高层次需求中最重要的。

四、影响医患沟通的心理学因素

(一) 医生方面的因素

1. **情绪管理能力**(emotion management)　情绪管理能力是个体对自己及他人的正性和负性情绪进行识别、理解、调控的心理活动。作为一种心理特征,是实现情绪和情感活动所需的心理条件。医护人员需要具备良好的情绪管理能力,保持沉着、冷静、平和的情绪状态,避免与患者在情绪上对立或激发患者的不良情绪,避免沟通失败。较好的情绪管理能力可以有效避免不良情绪的积累,缓解自身情绪压力,排解医护人员的负面情绪,使其在医患沟通过程中保持较好的沟通状态。

2. **共情**(empathy)　共情也称"同理心",该词由德语"Einfuhlung"演变而来,是指人不但能够看到他人的情感,而且能用心灵感受到他人的情感。人本主义心理学创始人罗杰斯用自己的理解阐述了共情的概念。他认为共情是个体体验他人的精神世界,如同体验自身精神世界的能力。共情是医患沟通的精髓,是医患沟通的基础与平台。医护人员可以通过共情与患者及其家属建立良好的、信任的治疗性关系,满足患者及其家属对人文关怀、服务态度等方面的更高需求。同时,医护人员也能在与患方沟通的过程中感受到自己对患者是有帮助的,从而体会到自身的专业价值,并不断丰富自己的经验,促进自己的专业成长。

医护人员的共情可以使患者感到自己被接纳、被理解和被尊重,从而产生一种轻松、满足的情绪体验。患者在没有心理戒备的状态下道出真实病情,有助于医护人员对患者病情的全面了解。在医疗过程中常常见到患者焦虑不安或情绪低落,他们的内心充满了对疾病的猜疑、担心和恐惧,但是他们不敢在医学权威面前诉说,有些医护人员也不愿意倾听或很快打断患者的倾诉,最终导致一些患者在医护人员面前小心谨慎,不敢敞开心扉。而医护人员的主动共情可以促进患者的自我表达、自我探索,从而更多地与医护人员沟通、反馈疗效。此外,共情有益于辅助治疗。医护人员的共情使得医患间容易建立信任合作的伙伴关系,在这个基础上患者更容易产生对医护人员的信任和对抗疾病的巨大动力,遵从医嘱,积极配合治疗。从案例 2-1 中也可以看到,深入理解患者的心理状况,采用共情的沟通方式,这不仅满足了他们的需求,还使医患关系变得更加和谐。

3. 性格(character) 性格开朗、乐于与人相处、具有责任心的医生,他们做事可靠,总是尽自己最大努力把事情做好,善于与人沟通,比较令患者满意,容易得到患者比较高的评价。

(二)患者方面的因素

1. 年龄和教育 受教育程度较低的患者,由于认知和理解能力的相对不足以及知识匮乏,有时不能完全配合医生的治疗。中等受教育程度的患者,具备了相应的知识背景和一定的认知水平,大多有着较高的治疗依从性。受教育程度较高的患者,虽然具备较高的学识水平,但很多时候治疗依从性却相对不理想。

2. 医患信任(doctor-patient trust) 医患信任是指在疾病诊疗与护理中,患者与医方之间设定并满足对彼此的需求与预期的过程。医患信任也是医护人员与患者之间对对方的主观信念。这里的信任具有医方信任和患方信任的双重主体结构。医方相信患方会尊重自己并遵从治疗方案,患方相信医方具备良好的医疗技术、沟通能力和职业道德素养,能够最大限度地帮助患者恢复健康、减轻病痛。

医患信任是良好医患关系的基石。首先,医患信任促使患者积极参与和配合治疗,有助于提高患者对医疗护理服务的满意水平。患者在遭受病痛折磨时,表现得十分无助,在身体处于失控状态和在医患关系中处于“弱势”地位的情况下,在一定程度上依赖医方的建议和关爱照护。患者对医方越是信任,越愿意积极主动地提供自身疾病的信息,越能与医生有效地探讨病情,并提出合理化的需求与预期,对于患者自身就越有帮助。其次,面对患者的不信任,医方难免会以防范的心理对待患者,忽视与患者的沟通交流,使得医方对患者主动表达关怀的意愿降低。而存在问题的医患关系会使患者出现挑剔医生、不遵从医嘱、抱怨医方的情况。尤其在急危重症患者的抢救中,若患者家属对医方不信任,很可能会由于需要医方过多的解释和提供相关的证据而错失最佳抢救时间。

3. 个体印象(individual impression) 在医患的具体互动过程中,人们更为关注特定个体的印象形成。在医患关系中,医护人员与患方的首次见面(即具体的医疗过程的开端)即存在一种特殊情境下的个体印象形成。一方面,患方能够通过医护人员的体型、穿着等外部信息形成关于医护人员能力与可信度的印象。另一方面,对于医护人员来说,患者具有的文化、体型、身份等信息,也会影响到医护人员对其是否抱怨、坚持治疗、自我控制等与医疗过程相关特征的判断。由此可见,无论是医方对患方的个体印象,还是患方对医方的个体印象,无疑都会对接下来的医患沟通产生重要影响。

4. 常人疾病观(ordinary people's view on diseases) 在医疗情境中,常人通常指没有相关医学背景的患方,包括就诊的患者本人及其家属。常人疾病观是患方所持有的对于某一种或某一类疾病的病因、疗法、病情发展、意义与影响等问题的认知、解释和态度的集合。医患关系紧张有诸多心理学成因,其中不可忽视的一个方面就是医患双方就同一疾病在沟通过程中所持的不同观念。虽然疾病的诊断与治疗通常涉及专业的现代医学知识,但患方仍常因自身持有的、不同于医方所代表的现代医学知识的各种朴素信念,而选择是否就医、是否相信诊断、是否遵从医嘱等。医患沟通虽在某种程度上是一种专家与被指导者之间的关系,但患方对疾病、健康、医疗服务、就医期待等问题所持有的主观的认知和态度也在很大程度上影响医患沟通的质量。由于患方所持的常人疾病观与科学医学观的不一致性,它很容易影响医患沟通的满意度,降低患方对医方的信任。

第四节 │ 医患沟通的社会学基础

一、社会学相关概念

社会学的发展越来越表现出一个显著的特点,即社会学广泛地与各专门学科相互结合、相互渗透,并且把研究对象的范围拓展到其他专门学科尚未研究的领域中去,从而形成了许多跨学科的社会学分支学科。社会学的产生和发展对医疗卫生事业产生重要作用。随着现代医学模式的转变和发展,社会学越来越引起医务人员的极大关注和兴趣,由此也推动了医患沟通的迅速发展。从医患沟通的角度来看,学习、研究社会学对加速医学现代化、推进卫生事业改革、提高卫生服务质量等方面,都具有重要的意义。

(一) 社会学

1. 社会学的概念　社会学就是对人类的社会生活、群体和社会的科学研究。社会学的研究范围极为宽广,从人类社会化,到家庭、社会组织,再到社会问题。

2. 社会学的基本观点　社会学作为一门以社会为研究对象的学科,除了它的对象特征以外,它还以其自己独特的视角区别于其他社会科学,这也就是社会学的基本观点,或者说是社会学看问题的角度。

第一,是人的社会性的观点。社会是由人构成的,人是通过他们的行动才能形成互动关系,或者确切地说,社会实际是由人的行动构成的。人们合群而居、共同生活,彼此间就必然会形成一定的社会关系,并发生这样或那样的社会行动。第二,是社会结构的观点。在远古时代人与人之间的相似性远大于他们之间的差异性。但是随着社会分工的发展,人们的社会生产活动、社会生活方式,以至于他们的思维方式、情感方式都发生了变化,人与人之间的差异程度日益增大。在现代工业社会,社会结构复杂程度已经使得人们根本无法孤立地看待任何一种社会现象。第三,是社会价值的观点。人类的社会行动都是在特定的社会文化条件下发生的,同一社会文化包含的各种价值观并不是完全孤立的,而是相互关联在一起,形成或多或少具有某种统一性的价值体系。社会价值观对人们的社会行动有着极其重要的影响;或者说,在社会行动的背后总是隐含着为行动者所具有的一定的价值观和意义支持。

3. 社会学与医学　社会学与医学属于不同的学科,但随着社会的发展,社会学研究的深入,医学发展和公共卫生事业的崛起,以及生物 - 心理 - 社会医学模式的提出等,人们逐渐认识到医学的社会性质。虽然医疗实践离不开自然科学和相应的技术手段,但因其对象是社会中的人,医学领域是社会的组成部分,故对医学领域中社会现象的关注,既是社会学的任务,也是医学发展的客观需要。

社会学与医学相结合,最初与公共卫生事业的崛起密切相关。欧洲资本主义生产发展过程中,由于劳动强度过重和工作条件恶劣,工人的健康水平急剧下降,尤其是纺织、印刷、采矿等行业的职业病发病率不断上升。要防治各种疾病,需从根本上改善工人不合理的工作条件和居住生活环境,加强营养。而这些问题单靠医学本身很难解决,它需要将医学与社会学结合起来共同研究。

(二) 社会群体

社会群体是社会赖以运行的基本结构和实体形式,它之所以被称为群体,是有其特定的内涵和特征的,并非一般的人的集合都是社会群体的组成方式。依据不同的标准考察社会群体,有助于更好地理解和把握这一概念。

1. 社会群体的概念　一个现实的人,总是要生活在一定的社会环境中,与其他人形成一定的社会关系,参加一定的社会群体生活。社会群体(social group)亦称群体、团体,所谓社会群体,主要是指在一定的空间和时间内,为了实现共同的需要或目标,由两个或两个以上彼此互动、相互依赖的个体组成的人群。

社会群体不同于集合体。集合体是指一些恰巧在同一时间、同一地点聚集在一起的人,如公共汽车上的旅客、街上的行人、电梯里的乘客、剧场的观众。集合体的成员之间往往是互不认识的,只是出于某种偶然相同的动机聚集到一起,其关系是临时性的,没有共同的期待和归属感,没有相互的作用,无法形成稳定的社会结构。社会群体也不同于"社会类属"。统计学意义上的"类属",是根据一些共同的特征(如年龄、性别、种族等)来划分的;但同一类属的人也许彼此并没有见过面,也没有什么交往,更谈不上持续互动。

将社会群体与其他人群区分开来,可以从以下几方面来考察其特征。首先,成员间的关系是明确的。在某一社会群体内,成员通过某些标志、某些行动,使自己符合该群体的整体形象的要求,而且,他们不希望他们以外的群体具有这些标志。其次,成员间彼此发生作用,交往具有持续性和相对稳定性。群体成员间的交往不是临时性的,他们保持着相对稳定持久的关系。再次,群体形成特定的结构,有一致的群体规范。在群体内部,这些结构可能很严密、明确,有成文的规章制度,成员分别承担不同的正式职务;也可能结构较为灵活,规范笼统多变,成员的地位和角色没有明确的划分。群体形成共同的观念、价值和态度,构成了成员遵守和依循的行为规范。最后,群体成员有共同的目标。群体的目标往往是群体成员个人难以圆满实现的,社会群体是相关个体在一定共同目标的指引下相互交往而逐渐形成的有机体。

2. 社会群体的形成和发展 社会群体既满足了人作为自然人的需要,也是人作为社会人的生存的必要条件。从人类的本能来看,饮食、防御和生殖本能的需要促进了人类以群体的方式生活在一起。原始人类生活在极其恶劣的环境中,并且要和各种凶猛的野兽共存于荒山野林。这时,一方面,人类要想获取食物,就必须成群结队外出采集、狩猎,共同合作战胜较大的动物,提高狩猎的成功率;另一方面,群体生活能帮助原始人抵御猛兽的侵袭。同时,群体的生活方式有利于人类种族的繁衍。

从社会发展来看,社会分工的复杂化是社会群体得以迅速发展的必要条件。人类在长期的生活实践中发明和使用了较为先进的生产工具,使生产力不断提高。人类获取基本生活资料的方式逐渐由采集、狩猎转变为种植和畜牧,以后又出现了手工业。生产力的发展要求人们在社会生产过程中进行分工合作,这对人类的合群行为提出了更高的要求。群体中的每个成员都有一定的位置,都充当一定的角色。成员与成员之间按规则进行各种复杂的合作,努力实现共同的目标。

3. 社会中的冲突 在日常社会生活中,冲突是普遍存在的社会现象,对于人类的生存与发展具有重要的影响。当人们开始交往,建立关系之后,分歧就难以避免,冲突也就可能出现。在各种人际关系中,都难免会出现冲突。冲突的结果可能是负面的、消极的,也可能是正面的、积极的。因此,如何管理冲突已经成为人类生活中的一个重要议题,也成为众多学科,包括哲学、社会学、心理学、管理学的研究领域。

冲突是一种对立的状态,表现为两个或两个以上的相互关联的主体之间的紧张、不和谐、敌视甚至争斗关系。冲突发生的原因多种多样,可能是各方的需要、利益不同,或者对问题的认识、看法、价值观的不同,或者是行为方式、做事的风格不同,等等。总之,当相互关联的两个个体或者多个个体之间的态度、动机、价值观、期望或实际行动是不兼容的,并且这些个体同时也意识到他们之间的矛盾时,个体间的冲突就发生了。

对于人际关系来说,冲突可以带来挑战,也可以带来机遇。冲突的负面功能主要表现在:由于心存芥蒂,使得双方沟通不良、情感隔阂,甚至相互诋毁、相互拆台。但冲突也可以有很强的正面功能:其一,双方把隐藏的不满、误解公开表达出来,可以通过辩论而得以澄清、化解,从而消除隔阂,增进理解;其二,双方把各自的看法及其理由摆出来,通过建设性的争论,可以形成"头脑风暴",彼此激发新思想,最后找到解决问题的更好的方案。

(三) 社会知觉

1. **自我知觉**(self-perception)　自我知觉是在交往过程中随着对他人的知觉而形成的。通过对他人知觉的结果和自我加以对照、比较才使其产生对自己的表象。它是个体对自己的认识,以自我为认识的对象。自我既是认识的主体,同时也是认识的客体。作为认识的对象包括自己的个性心理的一切方面及相应的行为表现。个体通过观察自我、自我评价,与他人比较、获取反馈信息等方式形成自我认知。主要包括对自我身体及状态的认识;对自我个性、情感、意志及相应行为等的认识。

2. **他人知觉**(perception of others)　他人知觉是通过对别人的言谈、举止、行为、表情、仪表、风度等外部特征的知觉,进而了解他人的动机、情感、意图等,是由他人的外在表现推测其内在心理状态,即人们常说的"听其言,观其行,而知其人"。个体在与他人进行交往和沟通的社会关系中,需要对他人形成准确的知觉和印象。通过他人的外表、表情、目光接触、身体语言等,对他人的人格特征、情绪情感等进行了解和认知,从而形成对他人较为完整的认识。

3. **人际知觉**(interpersonal perception)　人际知觉是对人际关系的知觉的简称,是指在社会实践中,通过交往形成的对自我、他人以及交往情境的综合知觉过程。它是对人与人之间关系的知觉,包括对人的外部特征、个性特点的了解,对人行为的判断和理解。这种知觉主要是在人际交往中发生的,以各种交际行为为知觉对象。正确人际关系知觉的形成,对维持正常的社会交往、建立和谐的人际关系是十分重要的。

人际知觉的主要特点是有明显的情感因素参与知觉过程。即人们不仅相互感知,而且彼此间会形成一定的态度,在这种态度基础上又会产生各种各样的情感。如对某些人喜爱,对某些人同情,和对另一些人反感,等等。人际知觉过程中产生的情感取决于多种因素,如人们彼此间的接近程度、交往频繁程度以及彼此间相似程度等,都会对人际知觉过程中的情感产生很大影响。一般来说,人们彼此越接近,交往越频繁,相似之处越多,就越容易产生友谊、同情和好感。

(四) 社会角色

1. **社会角色的概念**　社会角色(social role)是指个人在社会团体中被赋予的特定身份,以及该身份所应发挥的功能。社会角色是沟通和衔接个人和社会的桥梁,每一个人在社会中都要充当一定的角色,如做父母、做子女、做教师、做学生、做医生、做患者等。

社会角色是由一定的社会地位所决定的符合一定社会期望的行为模式。它包括一整套行为规范和行为期待两方面。首先,社会对处于特定地位的人,都作出了权利与义务两方面的规定。一方面这种角色有权利要求别人进行某种活动;另一方面别人有权利要求这种角色进行某些活动,表现出某种行为。例如作为一名护士的角色,她有权要求患者服从她的护理工作安排;另外,患者及家属也有权要求她尽到护士角色应有的义务,如送药、打针、换药都要认真负责,要关心爱护患者。其次,社会也通过行为期待或角色期望,希望个人按照这套行为规范行事。如教师应该为人师表,医生应该救死扶伤,干部要勤政爱民、不谋私利,等等。如果个人不能满足人们的期望,他就是不称职的。

社会角色是人的多种社会属性和社会关系的反映,或者说,社会中的人是他所扮演的各种角色的总和。一方面,在社会生活中,每一个人都承担着多种社会角色。如一名女医生,在家庭中要承担妻子、母亲、女儿、姐姐等角色;在工作中也可能承担着儿科医生、科室主任、带教老师等角色;在社会公共场所,她可能还要承担乘客、顾客、游客等角色;在国家政治生活中,她要承担选举人与被选举人等角色。这些都是她的多种社会属性的反映。另一方面,任何一种社会角色都不是孤立存在的,人的多种社会角色是多种社会关系的反映。如这位女医生在医院要同患者、患者家属、护士、药剂师、检验人员、其他科室医生、医院领导等多种角色打交道,这样一种相互依存的角色是医院所存在的多种社会关系的反映。

2. **医方与患方的角色**　医生作为一种社会职业和社会角色,具有特殊的义务和责任。现代医生的义务概念的内涵在强调对患者尽义务的同时,也强调了医生对社会的责任。具体可以归纳为如下几点。首先是诊断治疗的义务。医生必须根据自己所掌握的医学知识和治疗手段,尽最大努力为患者服务。任何人只要选择了从医这门职业,就承担了任何理由都无法推托的为患者治病的义务。任何政治的、社会的等非医疗理由,都不应限制或中断医生对患者的治疗。其次是解除患者痛苦的义务。患者的痛苦有躯体性的和精神性的。躯体性痛苦一般可通过药物等医疗手段加以控制,精神性痛苦则需要医生从心理学、社会学角度耐心地加以安抚和疏导。最后是解释说明的义务。医生有义务向患者说明病情,说明诊断、治疗、预后等有关医疗情况。这不仅仅是为了争取患者的合作配合治疗,更重要的是尊重患者的自主权利。

随着医学模式的转变和医学社会学的发展,人们对患者角色的社会层面的意义越来越关注。患者角色既要从医学、生物学的角度进行考察,又要从社会学的角度进行考察。社会学层面患者角色的义务主要有:一是及时就医及配合医疗的义务;二是遵守医院规章制度的义务;三是尊重医护人员和其他患者的义务;四是负担合理医疗费用的义务;五是病愈及时出院的义务;六是协助医生随访的义务。

二、医患沟通的社会学理论

(一) 社会认知的归因理论

所谓归因理论,就是指为某种行为找出解释原因的理论。这里介绍几种主要的理论。

1. 海德的归因理论　海德(Heider)是最早研究归因理论的学者,他非常关心现象的因果关系。海德认为,一个人的行为必有原因,其原因或者来源于外界环境,或者来源于主观条件。如果判断个人行为的根本原因来自外界,如个体的周围环境、外在奖赏或惩罚、运气、任务的难易等,称之为情境归因;如果判断个体行为的根本原因是个体本身的特点,如人格、动机、情绪、心境、态度、能力、努力以及其他一些个体所具备的特点等,则称为个人倾向归因。

可以认为,个体的任何行为既有外部原因,也有内部原因,是内外两方面原因共同作用的结果。如一个企业家事业成功了,要从他的能力或努力(内部原因),以及机遇好或合作伙伴支持(外部原因)来归因。

2. 韦纳的归因理论　韦纳认为归因行为可以根据不同的角度划分为各种类型。他接受海德把归因划分为外在归因和内在归因两类。所谓外在归因,是指归因分析者把某个事件的原因归咎于外在客观环境,如工作条件、机遇、周围环境、他人等;所谓内在归因,是指人们把某一事件的原因归咎于自身的主观因素,如个人的才能、态度、情绪、性格、兴趣等。可以用一个例子来说明这两种归因的区别。如某人高考落榜,他会怎么解释这一事件呢? 如果他把他自己没考上大学的原因归之于学校教育质量太差、自己考试运气不佳或是考试前生了一场大病并因此而没能好好复习,这就是外在归因。但如果他把失败的原因归之于自己不够努力或是不够聪明,甚至是自己根本就对上学没有兴趣,这就是内在归因。一般说来,人们总倾向于对具有肯定性质的事件作内在归因,而对否定性的事件作外在归因,即所谓的"成功是由于我自己,而失败是由于环境和他人"。

在上述分类中,外在归因又可再分为两种:一种将事件的原因归于机会与运气,另一种将原因归于客观环境的不利与困难。内在归因也可分为两类:一类是将原因归于自己的能力;另一类是将原因归于自身的努力。由此将归因分为四类:能力、努力、困难与运气。这四类归因由两个维度组成,其中一个维度是稳定性,即该归因在时间变动中能否保持不变;另一个维度是控制的位置,即是归因于内在的个人因素还是外在的环境因素。例如,工作的困难程度和个人能力是较为稳定的因素,而努力与运气则随时间而有所改变。

(二) 人际关系理论

1. 三维理论　舒茨认为,人际关系的模式大致可以通过三种人际需求来加以解释,即包容的需求、控制的需求和感情的需求。

(1) 包容的需求:表现出愿意与人交往、愿意与别人建立与维持和谐的关系,出于这种动机产生的行为是沟通、融合、参与、随同等。与此动机相反而产生的人际反应特质是排斥、对立、疏远、退缩等。

（2）控制的需求：表现在权力或权威上建立与维持良好关系的愿望,其行为特征表现为使用权力、权威、威信去影响、支配、控制、领导他人等。与此动机相反而产生的人际反应特质则是服从权威、追随他人、模仿他人、受人支配等。

（3）感情的需求：在感情上愿意与他人建立与维持良好的关系,其行为特征是同情、热情、喜爱、亲密等。与此动机相反的人际反应特质是冷淡、疏远、厌恶、憎恨等。

2. **人际交换理论**　社会学家霍曼斯提出了社会交换理论,他认为人和动物都有寻求奖赏、快乐并尽量少付出代价的倾向。人们所付出的行为肯定是为了取得收获,或逃避惩罚,以最小的代价来获得最大的收益。如果某一特定行为获得的奖赏越多,他就越会表现这种行为,这就是社会交换。

霍曼斯指出,社会交换不仅是物质的交换,还包括赞许、荣誉、地位等非物质的交换。个体在社会交往中,如果给予别人的多,他就会试图从双方的交往中多得到回报,以达到平衡。付出很多得到的却很少,就会产生不公平感。相反,如果一个人在社会交往中,总是付出的少,得到的多,他就会希望这种社会交往继续保持,但同时也会产生内疚感。只有当个体感到自己的付出与收益达到平衡时,或者自己的报酬与代价之比相对于对方的是同等的时候,个体才会希望双方的社会交往继续保持下去。

3. **公平理论**　公平理论是亚当斯在霍曼斯社会交换理论基础上发展而来。他认为,人们对人际关系的满意程度是以人际交往中双方的报酬和代价之比的大小来衡量的:自己的报酬/自己的付出 = 对方的报酬/对方的付出,当交往双方的报酬和代价之比相等时,则会认为实现了公平分配,心理上比较平衡,交往双方对关系的评价最为满意,交往双方最有吸引力;当报酬和代价之比低于对方,则会感到心理失衡,产生抱怨或愤怒等消极情绪,并会采取行动减少投入或中断交往;当报酬和代价之比高于对方或自己所应得的,则会产生内疚感,于是也会采取补偿行为,如将多得的拿出付给对方或充公益之用,以保持心理上的平衡。

三、影响医患沟通的社会学因素

（一）传统影响因素

1. **医疗资源配置和卫生公平性**　医疗资源稀缺、资源水平不高,公众无法享受高质量的医疗卫生服务。比如,若医疗资源分布不均,过分集中在城市等发达地区,分配的不平衡和缺乏公平性将不可避免地导致一些地区看病困难,容易增加医患间沟通难度。

2. **医务人员的沟通意识及道德素养**　医生和患者之间更紧密有效的沟通机制是现代医学发展的必然选择。若医务人员的沟通意识和技能不强,只见病不见人,忽视了患者的心理感受,忽视了与患者的沟通和交流,则会导致患者的误解。患者对医学知识缺乏了解,他们对治疗效果期望过高,如果沟通不畅,患者就会认为治疗效果不好是医院的过错,从而迁怒于医院和相关医师。

"无德不成医",良好的医德医风是对每一位医务人员的素质要求,如果在医疗实践中,医务人员服务态度冷漠、医德滑坡甚至出现腐败问题,都将严重损害医患关系,进而对医患沟通造成不良影响。

3. **社会变革和医学文化的变化**　随着社会的进步,科学知识迅速普及,人们开始质疑医师在医患关系中发挥主导作用的传统观念。他们更喜欢将医患关系视为平等的供求关系,并希望有更多的医疗选择。此外,医疗文化的变化、现代医学对健康行为和生活方式的重视以及健康水平的提高都会影响传统的医患关系。

（二）新技术对医患沟通的影响

新技术的发展对于医患沟通具有双重作用。随着科技知识的普及和互联网技术的发展,医生在决策中的主导地位和权威性将逐渐降低,医患之间的权力格局将发生重大变化。同时,互联网技术的发展提供了更多医患沟通的平台,有利于增加医患沟通时间,改善沟通效果,并有助于提升医疗质量和医院管理水平。

　　对于许多非医学背景的人来说,互联网已经成为主要的医学信息来源。这改变了医患关系,因为患者通过互联网获得了以前仅限于通过与医师接触才能获得的信息。和在线用户相比,那些亲自去看医生的患者更信任医生,并且更多地依赖医生的治疗。与此相反,在线用户显示出较少的对医生的信任,对医嘱的依从性也降低,说明网络就医对医生和患者间的信任及沟通产生了较大影响。

(睢素利　马宏坤)

第三章 | 医患沟通基本技能

本章数字资源

医患沟通基本技能中,共情不仅是沟通的心理学基础,也是最核心的沟通技能,它贯穿医患沟通的全过程,引导其他沟通技能如非语言沟通和语言沟通的运用;医患沟通的通用步骤采用早期 - 中期 - 后期三段式模式,每个阶段都要完成相应的阶段任务。临床常见的沟通如病史采集、解释病情、共同决策、告知坏消息等,都采用三段式模式,而且都以建立相互信任的合作关系为基础。

本章思维导图

【案例 3-1】 生硬无序的病史采集导致沟通不畅

徐某,男,27 岁,因间断喘息发作 2 年,加重 3 天住院。2 年前秋季某日突发呼吸困难,呼气时有声音,快速行走时感气短,诊断为支气管哮喘,予沙美特罗替卡松气雾剂每日两吸,症状消失,其后不规律使用,间断有喘息发作。3 天前症状复现,急诊吸氧、静脉滴注甲泼尼龙 40mg,再用沙美特罗替卡松气雾剂后症状消失,当晚开始发热、咳嗽、咳痰、喘息加重,用沙美特罗替卡松气雾剂后效果不如以前,今日急诊检查肺部有感染征象,故收住院。住院医师小吴接诊并采集病史,患者不断咳嗽、喘息、憋气,表情烦躁、痛苦,讲述断断续续。吴医生有些着急,遂要求患者用点头或摇头的方式回答"是"与"不是"的提问,患者按照要求做了几次后,在回答某个问题时又想用语言进一步表述,越急越咳喘说不出话。吴医生再次强调让患者按照他的问题点头和摇头表示即可,患者生气地表示"不想谈了,随便处理吧"。吴医生很尴尬,上级医师来了才解围。

问题:上述病史采集过程存在哪些沟通问题?

中国医师协会的人文医学执业技能培训体系提出的医患沟通基本能力包括:①职业化的态度与服务能力;②非语言表达与解读能力;③主动倾听能力;④口头表达能力;⑤谈判与化解冲突的能力。

1988 年世界医学教育大会通过的《爱丁堡宣言》指出,"患者理应指望把医生培养成一个专心的倾听者、仔细的观察者、敏锐的交谈者和有效的临床医师,而不再满足于仅仅治疗某些疾病"。按照这个要求,倾听、观察、交谈能力是临床医生必须具备的技能。中华传统医学的"望、闻、问、切"与上述相关内容十分吻合,我们应传承并在实践中赋予新的理解,体现新的价值和意义。

《灵枢·师传》有言:"告之以其败,语之以其善,导之以其所便,开之以其所苦,虽有无道之人,恶有不听者乎?"在当前医患沟通的语境下可以引申和理解为告知坏消息、解释病情、共同决策、心理支持,如果把这几件事情做好了,医患之间就能够实现和谐沟通。

第一节 | 医患沟通的策略

一、建立相互信任的合作关系

建立相互信任的合作关系开始于沟通早期,贯穿于整个沟通过程,是沟通能够有效进行的基础。关系的建立不是靠刻意使用沟通技巧,而是靠发自内心、自然流露、无处不在的坦诚、友善、幽默、共情的基础上,灵活自如地运用沟通技巧,让患者如沐春风,亲近感和信任感油然而生。建立关系的方法如下。

(一) 做好准备

1. 环境准备　营造令人舒适、放松的沟通环境,座椅的摆放要体现医患平等,保证双方平视,沟通环境不受打扰(如频繁来人、电话响铃等),同时要保证安全,必要时把谈话的地点和主题告知同事。和年轻的异性患者交谈时要注意环境的恰当性。

2. 知识准备　要熟练掌握沟通主题所涉及的相关知识,比如病史采集前复习全部项目和内容,解释病情前复习相关疾病的临床表现和诊断标准,共同决策前复习相关治疗指南并准备不止一套的备选治疗方案。对住院患者采集病史之前要认真阅读门诊病历,做到心中有数。业务熟练可增强医生的自信,也可增加患者的信任。

3. 心态准备　患病是生理和心理的双重应激事件,患者在应激状态下难免产生各种负面情绪乃至不当行为,医生在沟通前要有思想准备,要保持耐心、包容心以及冷静。

(二) 给患者良好的第一印象

心理学理论认为,第一印象是发展关系的重要因素,而且印象一旦形成就较难改变。患者初次与医生见面时会很快形成对医生的第一印象,比如整洁的、友好的、耐心的,或者随意的、古板的、严肃的,也会下意识地决定自己的态度,比如"我可以信任他吗？"等。注意仪表、主动开场,这两点有助于患者形成对医生的良好印象。从容镇定又不失热情地招呼并引导患者就座,友善地目光接触,用开放式问题鼓励患者先表达,用关注的表情和姿势倾听患者讲述。

(三) 坚持"以患者为中心"

医生的态度和行为要表达对患者的理解和尊重,医疗活动和临床决策要针对患者的痛苦、围绕患者的需求,让患者感到医生在真诚地为他着想。医生在交谈中尊重患者的表达意愿,善于用开放式的问题鼓励患者主动讲述,愿意等待患者把话说完,顺着患者的话题展开交谈,而不是固执地按照医生自己的需要进行提问。

建立和谐的医患关系,医生应当在沟通过程中持续地进行情感存入。医生的仁慈、真诚、礼貌、守信,对患者的尊重、理解、关心、关注,都是在向情感账户存入;而冷酷、虚伪、粗鲁、失信,对患者贬低、推诿、责难、漠视,都是在支出。一旦支出大于存入,将面临账户信用破产,意味着信任关系的损害乃至结束。

二、善用共情

共情是医生职业化能力的基本要素,是医患沟通的心理学基础,也是最核心的沟通技能。它根植于良心和善心,生发于慈悲和怜悯,赋形于善行之中,贯穿于沟通的全过程,引导所有沟通技巧的运用。在医患沟通中善用共情,可以从以下几点入手。

(一) 理解患者的感受

没有患病就医经历的人难以体会和理解患者的感受,医生在繁忙的工作中时刻顾及患者的感受也实属不易。如某三甲医院的医务部主任经常处理医患沟通问题,对沟通的重要性有较深的理解,但直到他自己成为癌症患者,经历过手术和术后的一系列化疗后,才"真正地体会到了患者的痛苦和不易"。不能要求医生都通过患病来培养对患者的共情,而是希望医生时刻保有共情的意识,换位思考和体验患者的痛苦与不易,在医疗行为中处处体现对患者的共情。如本章案例3-1中的患者因严重咳喘而导致说话困难,但他又想充分表达,医生应当体会他的痛苦,理解他的需求,及时安抚他的情绪,放慢节奏耐心地进行病史采集,并根据具体情况灵活调整进程,如他咳嗽明显时就暂停谈话,转而进行体格检查,而不应生硬死板地执行病史采集的常规程序。

(二) 理解患者的认知

由于成长环境、教育经历、社会经验不同,每个人的思维方式和认知水平都存在差异,对待同一件事情和同一个问题的看法,差别之大可以达到"天差地别"的程度,如果不考虑这种差异而要求别人按照自己的思维和认知去看待问题,是很难达成共识的。如一位男性患者诊断为"胃溃疡",医生认为幽门螺杆菌感染是病因,因此给他开具了抗生素处方;患者则认为工作太忙、压力太大是主要原因,休息一段时间即可,要求医生开假条;患者妻子认为是他嗜吃酸菜的饮食习惯导致胃酸过多,希望医生劝说他少吃酸菜。如果他们都坚持己见并希望别人接受自己的观点,沟通就会陷入无效率的争辩,医生的治疗方案也难以被接受。推荐的做法是:医生不否认患者及其妻子对病因的认知,同时明确表达幽门螺杆菌感染是胃溃疡主要病因这一医学知识,肯定大家的观点都有一定的合理性,用生物 - 心理 - 社会医学模式来解释疾病成因,即感染、工作压力、过酸的饮食习惯等都是导致胃溃疡的重要因素,都需要得到妥善处理,但如果只处理某个因素则难以达到理想的疗效。经过沟通最终达成共识:患者服用抗生素、适当休假、减少过酸饮食。这个例子还有这样的含义:医患沟通不是医生单方面让患者接受"正确的"医学知识,而是融合医患双方观点的"合理性",达成求同存异的共识。

(三) 理解患者的情绪

患病后的各种不良情绪会对医患沟通产生影响,这些情绪多数情况下可以通过医生的关心和安慰而得到有效缓解。安慰的语言和行为要建立在共情的基础之上,只有了解并理解患者的情绪来源才能达到良好的沟通效果。一位年轻的女患者因卵巢畸胎瘤住院,一直表现得乐观、配合,却在签署手术知情同意书时放声大哭,不愿签字。主管医生劝道:"你的瘤子是良性的,手术也不难,看你平时很乐观很坚强啊,咋就哭了呢? 好了别哭了,快签字吧,别耽误了手术。"听到这些,患者哭得更厉害了。上级医生看出端倪,找到患者母亲询问是不是签字前母女闹矛盾了,原来是刚赶到医院的母亲责怪女儿找了男友没有让她知道,认为畸胎瘤是男友家庭有遗传病史的缘故,把一直陪同的男友骂走了。了解到患者情绪发泄的根源,处理起来就有的放矢了。

三、主动倾听

听与说是沟通的两个基本活动,一般人在社交中更看重"会说话",不少医生也倾向于主导谈话,提问较多而倾听较少,患者则抱怨医生不耐心,自己多说几句医生就表现出不耐烦。医患双方都想多说,因为争夺话语权而导致沟通不畅的情况并不少见。在"以患者为中心"的原则下,培养医生主动倾听的能力有助于改善这种状况。

(一) 倾听的重要性

1. **患者需要倾听**　每个人都有表达的欲望,也有被倾听的心理需要。患者是特别希望有人倾听的一类群体,对医生耐心倾听的需求比其他人更为强烈,被倾听后的心理满足和亲近感也同样明显。因此,医生的倾听是获得患者信任、迅速建立医患关系的最直接、有效的途径。

2. **医生倾听不够**　临床工作中医生的倾听远远低于患者的期望。有研究表明,医患开始交谈时,患者平均讲述 18 秒就被医生打断,因此患者经常抱怨医生不让他说话,不尊重他,觉得自己没有说够。医生的职业相对忙碌,"没时间"经常容易成为不注重倾听的托词。

3. **倾听是态度问题**　妨碍倾听的最大问题是态度而不是时间限制,著名的心理学家罗杰斯说:"倾听别人说话是一件非常难的事情,它首先要求我们对说话者怀有敬意并由衷地关心。聆听不仅需要耳朵,还需要眼睛、思想和想象。"有研究表明,如果医生不打断,患者自发讲述的平均时间是 1 分半钟,而且超过三分之二的患者在 2 分钟内停下来。有些不善言辞或者腼腆的患者只说了几句话之后就对医生表示:"还是您问我吧。"无论是等待患者自动停下来,还是患者主动要求医生提问,患者都不会感到医生不让他说话,不会感到自己不能充分表达,也不会感到医生不尊重他。也就是说,是否耐心倾听的差距其实不到 2 分钟。

(二) 倾听的方法

有研究提出十项倾听技能中前三项分别是:①不要轻易打断患者说话,要让他把话说完;②注意跟踪并探索患者在谈话中流露出的一些可能很有意义的线索;③在患者说话时给予支持性的反馈信号。结合前述罗杰斯所述,总结倾听的方法如下。

1. 有观察的倾听　言语和表情动作是关联的,但表现却可能给人以不一致的印象。例如,一位晚期癌症患者在得知诊断后,表情和语调都十分平静地说"早料到了,没什么",手和身体却在颤抖。医生应该敏锐地观察到这种不寻常的表现,理解患者在努力克制自己的情感外露,躯体的表现却暴露了他的真实心理状态已经到了无法自控的程度,因此要及时妥善地处理患者的情绪状态。

2. 有思考的倾听　言语表达的信息有多个层次,如"我就随口这么一说"这句话包含的信息绝对不止是口头表达的直接含义。有思考的倾听就是听话要听音,要倾听心声,感知和分析语言表达里面隐藏的内心深处的想法和情感。言语信息大致有四个层面:①事实。言语所陈述的事实是言语信息的主要形式,大多数临床对话的含义是事实陈述。②关系。说话者和倾听者之间的关系,以及说话者对关系的态度。③感受。说话者的心理。④要求。说话者的心理需求以及对他人的要求。

采集病史时,患者回答问题之余貌似不经意地说:"我同事去年也在这里看过病。"事实层面,是她的同事在这家医院看过病;关系层面,有两层,即她和医生、她和同事;感受层面,要结合她说话的语气语调进行判断;要求层面,则隐藏得更深,需要医生进一步探索。

3. 有反应的倾听　普遍的反应方式是非言语性的。对患者讲述的内容报以表情、眼神、躯体动作等反应,如专注的眼神,轻微的姿势变动,微微点头,发出轻微的"嗯、嗯"声等,让患者感到医生在集中注意力认真倾听,让他感到被关注和尊重。

对听到的信息有时还需要言语和行动的反应,让对方感受到你正确理解了他所说的。如前述"我同事去年也在这里看过病"这句话,医生应敏锐地察觉到这句话听起来和病史采集的内容没有关系,但恰恰是按常理没有关系她却这样说,才大有深意。医生应思考她为何要说,为何此时说。可以在当时就询问,也可以在病史采集结束后询问:你同事也是在这个科看的病吗? 是什么病? 结果如何? 您担心什么? 这事和您的病有何关系? 您如何想的? 如果不闻不问就可能漏掉很多信息,这些信息不一定和她的诊断有关,但与建立医患关系有关,与她的心理状态、对疾病的认知、对医院和医生的信任感、对治疗的依从性等也有关。

4. 有耐心的倾听　有些医生往往只听患者说几句话就开始发问,患者却感到还没有说清楚。有些患者被动地配合回答医生的问话,医生也很快按照自己的思路问完"该问的问题",同时也可能落入了遗漏临床信息的陷阱。患者感到不满意,觉得医生太主观,担心医生诊断错误,因为自己想说的都没有机会说,于是重新挂号看另外一位医生。另一些"较真"的患者在敷衍地回答医生的提问后,仍不断重复他最初的话题,沟通很快演变成医患双方都力图使对方听自己说话的心理拉锯抗衡过程,争执的时间往往比正题交谈时间还长。有些医生不耐烦了,开始用权威压制患者,说出诸如"你是医生还是我是医生!""你听我说!"等不利于建立医患信任关系的话。其实多花2分钟倾听即可有效避免不必要的心理拉锯,提高沟通的效率,实则沟通的总时间并不会延长,因为节省了争执的时间。

第二节 ｜ 非语言沟通技能

一、非语言沟通的重要性

美国心理学家艾伯特·梅拉宾(Albert Mehrabian)的研究发现,沟通的总效应中,7%来自语言内容信息,38%来自听觉信息(语调、语气、语速),55%来自表情和动作信息。这个结果被称为梅拉宾法则,也称7/38/55法则,它来自对情感和态度的沟通研究结果,被广泛引用到其他人际沟通中,以表明非语言沟通的重要性。在临床沟通中,医生说话时的语气、表情、肢体动作,对患者接受沟通信息的影响不容忽视,医生也要具备对患者的非语言信息的解读和理解能力,因为很多临床信息来自非语言交流,而且非语言沟通贯穿于沟通的全过程。

二、非语言沟通的种类

凡是不通过语言表达和接收信息的沟通方式均属于非语言沟通的范畴,常见以下几类。

1. 肢体动作

(1)表情:人类的面部表情所传达的情绪和态度具有高度的一致性,沟通中的双方对表情传达的信息也最敏感,此为艾伯特·梅拉宾的研究所证实。

(2)目光:"眼睛是心灵的窗户",能传达出各种心态,如坚定自信、温和友善、害羞胆怯等,在沟通中具有重要的作用。

(3)动作:点头、摇头、手势经常作为语言表达的辅助动作,也可以单独用来表达肯定、否定、强调等。一些无意识的习惯动作可能会让人感到不舒服,如抖腿、转笔、敲打等。主动表示关心的动作,如给流泪的人递纸巾,则让人感到安慰。

(4)姿势:倾听时略微前倾的姿势表达出关注的态度,抱臂后仰的站姿给人以高傲的印象,过于正襟危坐让双方都感到紧张。

(5)身体接触:握手、拍肩、拥抱等常见的社交动作,在医患沟通时要注意场合的适用性,并保证符合伦理的要求。

2. 语言的音素变化
同样一句"真的吗?"用不同的语气、语速、音调、节奏的变化说出来,可以传达出不同的语句含义以及情绪和态度,配合表情和动作所表达的信息更为丰富,而且给人的影响很深。

3. 仪表
职业服装能够增强专业信任感,个人仪表在相当程度上影响第一印象。医生整洁的职业装加上合理的个人穿着和饰品,有利于取得患者的信任。

4. 环境和物品
医患沟通需要安静、安全、不受打扰的环境,物品、桌椅、其他物件摆放的距离和位置要让双方能够平视,让患者感到平等和舒适。

三、非语言沟通的方法

1. 注意仪表

(1)静态仪表:衣着得体、干净整洁。从上到下:头发要整洁,无油腻、皮屑,禁止奇特发型和刺眼染色。根据各科情况选择是否戴帽子(如传染病科必须戴,精神科不必戴),如果戴,帽子要干净,尽量遮盖住头发。和患者谈话时,除非必须,否则可以不戴口罩,以免妨碍表情交流,保持正常社交距离即可。胡须要刮干净,口中不要有异味。女医生可淡妆,不宜浓妆。首饰要符合身份,工作场合不宜穿戴过于贵重的首饰,尤其是手上的。衬衣领口和袖口要干净,必要时打领带。长袖白大衣不要挽着袖子,袖口纽扣要扣好。鞋子要干净,与白大衣、裤子、袜子匹配,不适宜用运动鞋配白大衣、黑皮鞋配白袜子等。鞋袜和脚都不要散发异味。

(2)动态仪表:站姿挺拔从容,不要斜靠在某处和患者交谈。双手不要插在裤兜里,也不要插在白大衣衣兜或者交叉抱于胸前,以免造成紧张和防御姿态的印象。可双手或者单手拿着需要使用的医用器械,如听诊器、小手电、病历夹等,给人以职业感,自己也放松。坐姿要端正,前倾或者后仰的姿势最好是作为非语言沟通的辅助动作而不是僵硬的姿势。不要跷二郎腿,也不要抖腿。

2. 注意面部表情与目光交流
患者对医生的表情变化通常很敏感,医生要克制自己的负面表情,避免患者误解,还要及时察觉患者的表情变化并作出恰当的反应。

目光交流既要充分,也要合理。医患双方都能够从对方的目光中体会到言语之外的思想和情绪信息,目光交流在沟通中不可或缺。有些医生忽视与患者的目光交流,乃至有患者抱怨医生"他全程都没有抬头看我一眼",感到医生对他不屑一顾。有些患者腼腆拘束,经常回避医生的目光,如果总是直视患者,会加重他的紧张不安,也会让医生自己感到不自在。此时应减少直视,适当增加其他非语言交流方式,如侧耳倾听的表情、点头并辅以"嗯、嗯"声等,传达专注倾听的态度,让患者在放松的心态中感到被关注。

3. 善用肢体语言和身体接触　医生要时刻意识到自己的身体姿势(如开放的接纳姿势或者封闭的防御性姿势等),因其可把自己的情绪和态度传递给患者。要避免一些影响沟通的习惯性动作如跷腿抖腿、摇头晃脑等,还要注意避免出现让患者感到医生心不在焉的动作。

要善于运用肢体语言与言语相互配合来传达信息。沟通开始前与患者握手寒暄,用礼貌的手势示意就座,表达友好与尊重。患者伤心流泪时,一边递纸巾一边询问和安慰,传递关心和共情。对于心情焦虑的患者恰当地握着他的手进行交谈,可以缓解他的紧张情绪,让他感到安全。

4. 善用语调语速的变化　当患者回答提问时显得欲言又止或者表达不畅,医生恰当地停顿几秒(必要时可以稍长)等待患者自主讲述,比言语提醒和催促更为有效。当医生需要强调某个内容并希望患者记住时,可以在说话前适当停顿、减慢语速、加重语气,以引起患者的注意,增强信息传达的效果。

5. 解读并及时回应患者的非言语信息　医生要关注、解读患者的表情变化和肢体语言,及时予以语言和行为上的反馈。如患者在沟通中不时表情痛苦地按压腹部,医生应以关切的语音语调询问原因;再如患者看了医生的处方或者检查单之后,表现出犹豫不决、欲言又止,医生应及时询问"有什么问题吗",并鼓励患者表达真实想法。

第三节 | 语言沟通技能

尽管强调非语言沟通和主动倾听的重要性,但不可否认语言是沟通中使用最多的技能这一事实。语言表达能力有较大程度的天赋因素,但作为医生职业技能要求的部分,是可以通过培训达到的。医患沟通中的语言沟通技能主要有一般性谈话技能、清楚地解释问题、有效地提问等几个方面。

一、一般性谈话技能

一般性谈话技能主要指沟通开始时的打招呼、寒暄,沟通中转移话题、承接与维持话题的语言技巧。

1. 打招呼　礼貌地称呼对方如"王先生吧? 您好！"比只说"您好。"更让患者感到亲切。然后介绍自己。

2. 寒暄　根据观察到的患者具体情况进行寒暄,让患者感受到医生的关注和诚意,同时也能从患者的回答中获得更多信息,比如:

挂号信息显示患者非本地人,可以说:"您从哪里来? 路途很累吧？"

患者 18 岁,可以说:"你现在上高三还是大一？"

患者穿着带有特定标志的运动员服装,看起来也像是运动员,可以说:"您这是专业队的服装啊,您是运动员吧？"

即便说得不对也能让患者感到心理满足,从而愿意和医生交流。

3. 转换话题　用征求患者意见的方式转移话题,表达对患者的尊重,比如:"下面我们谈谈您的治疗计划,您看可以不？"

4. 承接与维持话题　要坚持两个原则,一是说积极、正面的话,二是用心说话。如患者说:"我知道自己的病没希望了,我的一位亲戚得了同样的病,不到 1 年就死了。"患者所患疾病的 5 年生存率不到 20%,积极正面的接话可以是:"您亲戚的情况并不多见,实际情况是将近 20% 的患者能够生活 5 年以上,我知道有几位患者病后生活了 10 多年,您不要太悲观哦。"医生在说话时,发自内心地希望患者属于能继续生活 10 多年的病例,他的表情目光、语音语气自然会传达出希望,患者也能感受到。

二、解释技能

解释技能的基本要求是:用患者能够理解的方式把事情说清楚。

1. **表达完整、清晰** 不要说只有业内人士才能理解的半截话,词句的意思表达要清楚,不要模棱两可,对整个事情的描述要完整,如果内容较多,应拆分成小段,构成逻辑紧密的模块,逐一进行解释。

2. **善用比喻** 把医学专业名词和诊疗行为用形象的比喻来表达,是患者容易理解和接受的方式,常常起到事半功倍的效果。临床各科都有大众喜闻乐见的比喻,比如:

患者说:"我牙齿都弄整齐了为何还要戴保持器?"医生解释说:"您现在的牙齿就像刚修整形态的盆景一样,需要固定,不然就恢复原样了。"

患者说:"乙肝很普遍啊,为啥我要吃抗病毒药呢?"医生解释说:"把肝脏比作馒头吧,乙肝相当于馒头受潮,肝癌相当于馒头发霉,抗病毒药的作用相当于防止馒头发霉。"

3. **不用专业术语** 一般人对医学专业术语理解片面而且容易曲解,因此医生在解释中应尽量避免使用专业术语,如果必须用也要首先对术语进行解释。

4. **强调重点** 在解释后期要对解释的内容做归纳总结,并强调让患者记住的重点。重点内容不宜超过三条,而且表达要简洁、明确。

5. **反复核实** 即使医生认为解释清楚了,患者也点头表示听明白了,但实际情况是医患之间的理解差异依然存在,需要进行核实以避免误解。

三、提问技能

提问是病史采集中使用最频繁的技巧,在其他沟通中也经常采用,其操作简单直接,效果迅速明确,因此很容易被过度使用,以致让患者感到自己像木头人一样被动回答,甚至有被审问的感觉,而合理的、恰到好处的提问则能够避免这种情况。

(一) 提问的目的

1. **澄清事实和问题** 这是提问的主要目的。患者讲述的条理性、清晰度、准确性受多种因素的影响(如文化水平、表达能力、情绪状态、方言等),医生通过提问来深入细致地了解事情的具体细节、来龙去脉,最大可能地还原事实真相。同时,医生也通过提问来解开自己的疑惑,验证自己通过观察和倾听得到的分析和判断结论。

2. **控制和引导谈话** 虽然大多数患者的自主讲述时间不到2分钟,但也有一些患者过多占用了时间,思维发散、讲述不得要领,此时提问是控制和引导谈话的重要方法(详见本章第五节)。如果患者不善言谈,或者因各种原因不愿意主动叙述,提问就是维持谈话的主要方法。

3. **反馈和核实** 有时需要通过提问来反馈医生对患者所述情况的理解,以核实理解的准确性。比如说:"刚才你说……,我没大明白,你是说……,对吗?"

(二) 提问的方法

1. **开放式提问** 多在沟通的早期使用,为患者提供主动诉说的话题和机会。以下问题都是开放式的,但开放的程度逐渐减少,指向性和封闭性递增:

您请说。

您有什么问题?

您哪里不舒服?

您的饮食情况怎样?

2. **封闭式提问** 一般在沟通的后期常用。病史采集过程中通常在现病史的主要内容完成之后,为了快速澄清和鉴别某些问题而使用封闭式提问,如"受过外伤吗?""有没有药物过敏的情况?""有无烟酒嗜好?"等。这些通常是既往史和家族史的定式化列表的提问,设置"是"和"否"两个选项。一旦回答"是",则转入开放性问题,如"请您详细谈谈具体情况。"临床上还有其他定式检查表也采用封闭式提问。封闭式提问有利于控制谈话的内容和进度,但不宜过早、过多使用,尤其是在沟通的早期应尽量避免封闭式提问。

3. 结合式提问　一般在沟通的中期常用。随着交谈逐渐深入,可根据情况采用开放式提问和封闭式提问相结合的方式,使谈话既有效率又流畅。

(三)提问的注意事项

1. 提问内容要简洁明确　简单明了的提问更容易被患者正确理解。提问要针对性强,一次只问一个问题。如果同时提出不同方面的问题,回答者就有选择上的偏差,注意力也会分散,难免遗漏信息。如一连串提问:"您睡觉怎样? 食欲好不好? 今早吃的什么?"患者回答的重点很可能只是早晨吃了什么。

2. 提问语言要通俗易懂　要尽量避免使用专业性术语进行提问,如问:"您有一过性黑矇吗?"患者可能因文化水平、理解能力等因素的影响而给予不同回答。不如问:"您有过眼前突然发黑,看不清东西,几秒钟又恢复的情况吗?"再如问"您到过疫区吗?",一个到过疫区的患者完全可能回答"没有",因为他不知道他去过的地方是疫区,如果医生想当然地认为他应该知道,则可能漏掉这个重要信息。有经验的医生会接着问"比如南方的血吸虫疫区有湖南、湖北、江西、安徽等省,您去过这些地方吗?"

3. 避免诱导式提问　诱导式提问和医生先入为主的思维方式有直接联系。医生在没有掌握充分信息的情况下先入为主地认为患者必定有某个问题,或者是某种疾病,然后用诱导式提问来寻找支持其判断的证据,表现为一味地按照自己的思路进行提问,表面看效率很高,因为患者的回答只能跟着医生的问题走,但实际上很容易出现南辕北辙而不能自知的错误。临床上常有这样的例子,对于同一个患者,不同的医生可以问出不同的病史资料并作出不同的诊断。究其原因,一方面与诊疗水平有关,另一方面,提问方式也是重要的影响因素。

第四节 ｜ 医患沟通的通用步骤

每个临床学科有各自的知识体系和诊疗规范,患者群体不同,医生也呈现不同的工作习惯和气质。同样的沟通主题,各科都有其特殊性,比如:肿瘤科的告知坏消息和儿科相比,告知对象和方式就有明显差别;病房和急诊的病史采集在步骤和内容上也不一样;外科的病史采集和老年科相比也是大相径庭;精神科还有特殊沟通主题——精神检查。本书第七章的内容将涉及这些差异,本节所述的是这些主题的通用步骤和共性问题。

研究表明,结构化的任务模式有助于避免步骤和内容上的重大遗漏,提高执行效率,医患沟通也是如此。国内外有多种医患沟通模式,如国外的"4E"模式、卡尔加里 - 剑桥指南的模式等,国内有专家提出"6S 延伸医患沟通模式"、早期 - 中期 - 后期三段式模式等。三段式模式为中国医师人文医学执业技能培训体系所推荐,其优势是结构简单明了,可操作性强,同时又包含其他模式的共性内容,适用于几乎所有的临床沟通场景。

一、沟通早期

沟通早期在时间上很短,却要完成多项任务,因此在整个沟通过程中难度最大。不少医生在沟通一开始就想尽快把事情搞清楚、说明白,往往欲速不达,其实大多数医患沟通都不宜采用直入主题的方式开始,而是先有一段寒暄式的谈话,然后逐步进入正题。这种寒暄看起来很平常,实际上最考验沟通水平。沟通早期没有特别的时间限定,完成阶段任务是唯一标志。

(一)阶段任务

1. 建立相互信任的合作关系　和患者建立关系本身就是医患沟通的目的,医患之间只有相互信任,沟通才能有效地进行,最终达成合作和共识。

2. 探索发现核心问题　沟通早期即要敏锐地发现本次沟通需要解决的重点问题(比如病史采集中的主诉)。医生在开始阶段不要急于按照自己的思路去询问(容易先入为主)、去解释(容易过早陷入讨论和争论),而要善于观察、倾听患者的讲述中透露的各种信息,分析提炼出关键问题的线索,在沟通中期有的放矢,深入澄清。这不仅是沟通技巧,也是临床思维方法。

3. 处理患者的情绪　情绪状态和思维、行为之间有较强交互作用,不良的情绪状态往往伴随负性思维和行为,和带着情绪的人进行沟通是很困难的事情。带着情绪的患者容易曲解医生的话语、表情和举止,即便不会当场对医生发脾气,但肯定会增加沟通的困难,并难以预料结局。医生应当敏锐察觉并及时处理患者的不良情绪,让激动的患者冷静,让紧张的患者平静,让心情低落的患者感到安慰,有时还要容忍患者的抱怨和不满,适当让他"消消气"。总之,要让患者的情绪平复到有利于沟通的状态。

4. 决定有效的谈话方式　每个患者都有习惯的说话和交流方式,难免发生和医生"不在一个频道"的情况。医生应当主动适应患者,这也是"以患者为中心"的具体表现。在沟通早期,医生在寒暄中通过观察和倾听判断出患者的交流方式,从而决定采取哪种谈话方式最有利于后续沟通。和多数患者的沟通都可以采用常规方式,但以下两类患者需要特殊对待。

(1)不善言谈的患者:往往在沟通初始阶段就表现得紧张、腼腆,主动讲述对他是心理负担,他更乐意医生多说、多问,但又怕医生的提问难以回答而更加紧张。医生应当细心观察并及时处理患者的紧张情绪,提问时语速要慢,问题要简短、明确,避免快速高调的语句加重患者的紧张。提问以封闭或半封闭开始(不同于常规要求的开放式问题优先),以便患者能够简短、准确地作答。等到患者的紧张情绪得到纾解,表达越来越顺畅时,再转入开放式提问,鼓励患者多说。

(2)喜欢赘述的患者:在沟通早期就表现出过于主动地讲述,长篇大论、缺乏重点,不时伴随诸如"你听我说完……"等习惯用语,生怕被打断。对于这类患者需要应用控制与引导技术来避免低效率的沟通。

(二)主要运用的技巧

沟通早期以观察和倾听为主,提问是寒暄式的、开放式的,目的是鼓励患者主动讲述。此阶段要多看、多听、少说,要做到看清楚、听明白,沟通中期的提问才能有的放矢,顺畅高效。

二、沟通中期

沟通中期是整个沟通过程的主要部分,时间一般要占2/3以上,阶段任务是此次沟通的主要目的,比如病史采集的中期要完成现病史、既往史、个人史的全部内容,共同决策的中期要完成备选方案的讲解、答疑、达成共识等。

(一)阶段任务

1. 澄清事实　澄清的内容依不同的沟通主题而定,如病史采集中围绕主诉澄清病情的具体表现、发生发展过程、各种可能的影响因素等;解释病情时对当前的各项检查结果、病情性质和严重程度、诊断的依据等进行详细的解释和说明;协商治疗方案时对备选方案进行细致的讲解、说明推荐方案的理由;在应对患者的质疑和投诉时,澄清事实更是优先完成的阶段任务。

2. 交流观点　医患双方对同一个问题存在不同看法是不可避免的现象,因此交流看法是沟通中期不可或缺的任务。不了解对方看法的沟通,犹如知己却不知彼的战斗,而了解对方观点后的沟通则能有的放矢。

3. 答疑解惑　患者的疑惑往往集中于疾病的原因、病情程度、治疗方案的效果和利弊、治疗结局等几个方面,即便医生的讲解已经比较详细,但患者依然会有不少疑问和担心,因此在沟通中期要预留时间进行答疑解惑。对于患者提出的问题要及时予以回应。在此阶段结束前应询问患者"还有什么问题或者不清楚的事项?"

4. 保持关系　在沟通早期建立的关系,需要在沟通的全过程中予以保持和发展,做到有始有终,如前述"情感账户"的持续存入。

(二)主要运用的技巧

提问是此阶段的主要技巧。其他技巧如肯定、澄清、控制和引导、非语言沟通等技术,在这个阶段也会根据具体情况予以运用。

三、沟通后期

沟通后期和早期一样,时间不长但任务不少。有时医生觉得已经达到沟通目的,比如已经采集到诊治所必需的病史资料,已经清楚患者的问题和需求,已经和患者达成一致,于是简单说一句"到时间了,今天就这样吧。"就结束谈话,患者却感到还有话要说,有疑问待解,还不清楚后续做什么,医生不应该以时间到了为理由而结束。他觉得医生得到了想要的信息,但没有考虑到他是否也得到了想要的信息。医患双方的理解差异应该在沟通结束前得到最大限度的解决,这是沟通后期必须完成的任务。

(一)阶段任务

1. **核实理解**　绝大多数患者是非医学专业人员,对于医生所述内容的理解不可能达到医学专业人员的程度,但他们往往感到已经听明白了,医生也感到已经讲清楚了。其实双方的理解经常存在较大的差异,因此需要运用核实技巧进行理解上的"对焦"。

2. **达成共识**　沟通的最终目的之一是医患双方达成共识。在实际工作中要达成全面共识不容易,但在某方面达成共识是沟通的最低目标,在后期阶段应尽力完成这个任务。

3. **做好善后**　沟通结束时还有两个任务必须完成。

(1)安慰与支持:这不仅是在传达坏消息的后期的必要内容,在其他沟通中也应根据具体情况对患者予以心理安慰和支持,有时简单几句话就能让患者得到安慰,增强信心。比如病史采集结束后,患者经常问:"我的病严重吗?"医生的妥善回答能缓解患者的担心,否则会令患者猜测和焦虑不安。

(2)保留沟通渠道:告知患者能够找到医生的方式,约定下次沟通的时间,针对本次沟通未能解决的问题布置"作业",下次谈话时进行深入交流,提高沟通的效率。

(二)主要应用的技巧

沟通后期主要运用核实和总结技术,还要注意"门把手现象"。在社交中这种情况并不少见。不常见面的朋友途经此地顺道来访叙旧,相谈甚欢,告别出门时他一手握着门把手,一手拍脑门说:"喔,差点忘了,王老师托我说……,你可得关照哟!"其实,这句话才是本次来访的真实目的,前面的过程都是铺垫,此即"门把手现象"。医患沟通中也会有类似情况,患者在谈话结束时主动表达的某句话,听起来和前面交谈的内容关系不大,实际上是真正的问题所在。这种情况可能是由于患者不愿表露真实想法,也可能是由于医生主导太多而压抑了患者的主动表述。无论哪种原因都应该在沟通中及时发现和解决。

第五节 | 医患沟通的内容

一、病史采集

(一)病史采集的两种模式

1. **以疾病为中心的病史采集**　即传统的病史采集方式,侧重于收集疾病相关资料,如主诉、现病史、既往史、个人史、家族史、系统回顾等,这些内容逐渐发展成为系统的、结构化的病史采集模式。这一模式至今主导着临床医学实践,其优势是用科学的方法对待患者,为疾病诊断提供了一个具有医学共同语言的方法和通用的记录格式,最大限度地避免了诊断信息的重大遗漏。其劣势也很明显,从本质上讲它属于生物医学模式,关注的是功能失常的个体部位,忽略了人是身心合一的整体,很少涉及患者的心理状态和环境影响因素,而这些因素对患者的治疗和康复具有重要意义。

在传统的病史采集中,提问是医生最常用的方法,以至于病史采集有"问诊"之称,含义是通过提问以明确诊断。医生的提问主导病史采集,这个理念从医学教育开始,延伸到住院医师培训以及临床医生的日常工作,其演变的极端结果是封闭式的问题清单模式,医生照着清单上的内容逐一向患者提问,使得病史采集在内容上以疾病为中心,在方法上以医生为中心。

2. 以患者为中心的病史采集 随着生物 - 心理 - 社会医学模式的发展与应用,传统的病史采集模式受到挑战。每个患者都是不同于其他人的独立个体,他的个人经历、患病后的心态、对疾病的态度和看法、对医生和医疗机构的信任、对治疗的依从性和家庭社会支持等,都是影响治疗效果和预后的因素,理应和疾病信息一样受到关注。以患者为中心的模式要求医生在病史采集中同时兼顾疾病和患病两个框架。其中的疾病框架即传统病史采集的内容和流程,而患病框架则关注患者的患病体验,即患者的感受、观点、期望等。医生的提问不仅围绕疾病的诊断信息,还涉及患者的心理状态和社会支持体系。医生不仅提问,还运用共情、观察、倾听、非语言沟通技巧等和患者进行全面交流,直至达到共同理解和共同决策。

综上所述:一方面,病史采集是收集疾病信息的过程,需要围绕着诊断与鉴别诊断的目的展开,以扎实的医学知识和不断积累的临床经验作为基础;另一方面,病史采集是医患沟通的过程,医生应当同时关注患者的体验,理解患者的观点和处境,和患者交流看法,达到理解一致与共同决策的目的。因此疾病 - 患病模式的病史采集内容有三个方面:生物医学角度、患者观点、背景信息。

(二)病史采集的步骤

以疾病为中心的传统病史采集,基本上是从主诉开始依次完成各项内容的程序,虽然最初有一般性寒暄,但并不作为一个独立的步骤。以患者为中心的病史采集(疾病 - 患病模式)则采用医患沟通的通用步骤,即早期 - 中期 - 后期的三段式,遵循通用的步骤和操作要求,全面获得疾病和患者两方面的资料。

病史采集之前要做好所有的准备工作,年轻医生尤其要注意做好相关的知识准备,因为病史采集的内容是所有沟通中最多的,而且各科都不相同,熟练掌握病史采集的内容并针对患者的具体情况确定重点,以免临场因回忆内容而分散注意力,造成交谈停滞的现象。专业知识信手拈来的医生,在医患沟通中会更有信心和时间去关注疾病之外的信息,患者也自然会感受到共情并信任他的专业能力。

1. 早期 采集病史的早期阶段任务有建立关系、探索主诉和重要问题、处理患者情绪、决定有效谈话方式。结合病史采集的具体内容还要注意以下三点。

(1)建立关系和收集一般资料有机结合:在拉家常式的轻松气氛中获得患者的一般资料是一举两得的方法,要根据患者的具体情况灵活决定谈话内容和先后次序,避免"姓名、性别、年龄……"等生硬的逐项询问,让患者感到被审问。就诊登记系统显示的患者基本信息都可以用作寒暄的内容,如"您是从……来的吧,到这里几天了?""您60岁了,真看不出来!"等语句有利于营造出融洽的沟通气氛,鼓励患者谈话,也有助于进一步获得其他一般资料。

(2)用开放的态度对待患者的主诉:病历书写的主诉实际上是医生在病史采集结束后的总结和提炼。在病史采集时,患者首先所述的就诊原因完全有可能不是病历上的最终主诉(或者只是一部分),但是患者主动所述的第一个问题,无论医生怎样判断都不能否认它是患者首先想到的问题,也是他最关心的问题,医生应当遵循"以患者为中心"的原则首先把它当作主诉看待,在沟通的中期阶段予以重点澄清。开放的态度意味着尊重事实,不主观臆断。同时,医生要善于发现患者就诊的全部原因,不断修正和完善主诉内容,并就此和患者深入沟通,直至达成共识。在这一阶段可以多次使用"还有别的问题吗?"或者"还有别的不舒服吗?"的开放式提问,直至患者回答"没有了""就这些了"。

（3）不要急于深入提问：早期阶段最常见的问题是过快地进入中期的深入提问。医生提出开放式的问题，如"您因为什么来看病？""您哪里不舒服？"等，患者回答一两句后医生就开始追问，这很容易陷入先入为主的僵局，不仅影响沟通，而且可能得到不准确的信息。医生应保持耐心地观察和倾听，对患者所述有敏锐的感受和判断之后，深入地提问才能一语中的。以下面两段对话为例。

【场景一】一般寒暄之后

医：您有什么问题？

患：咳嗽，有时能咳出血。

医：什么时候开始的？（趋于封闭的提问）

患：3天前吧，以前也有过咳嗽，但从来没有这次厉害，我挺担心的。

医：发烧吗？头疼吗？是感冒了吧？（封闭式提问，一次问几个问题）

患：不发烧也不头疼，不像是感冒。

医：有过支气管炎吗？或者肺结核病？

患：没有。

医：除了咳嗽，还有别的症状吗？

患：我有高血压，一直在服药。

医：血压最高到多少？吃什么药？效果如何？

患：最高到"170"，吃大夫给开的降压药，效果还不错。

【场景二】一般寒暄之后

医：您有什么问题？

患：咳嗽，有时能咳出血。

医：具体是什么情况？我想知道得更详细些。（继续开放式提问，鼓励患者讲述）

患：3天前开始的，以前也有过咳嗽，但从来没有这次厉害，我挺担心的。

医：您担心什么？（以患者为中心，患病框架）

患：3天前我从国外回来，连续坐了20多个小时飞机，在飞机上就有点咳嗽。到家后更严重了，一晚上没睡着，咳得肺都疼，第二天早晨还咳出带血的痰。我母亲曾得过肺栓塞，差点死了，幸亏抢救及时，我担心自己也会得肺栓塞。

医：您是担心自己咳出血是由于长时间坐着导致血栓形成，我的理解对吗？（核实）

患：是的。我母亲就因为坐着打了一天的麻将而肺栓塞的。

医：我理解您的担心了。那您还有哪些和母亲的症状类似的情况吗？

场景一是以疾病为中心的病史采集模式，在沟通早期就很快围绕诊断和鉴别诊断开始越来越封闭的提问，一次问几个问题的提问方式也属不妥。场景二是以患者为中心的病史采集模式，同时兼顾疾病和患病两个方面的信息收集，转折点是患者说"我挺担心的"，医生接着询问"您担心什么？"而不是提问"发烧吗？头疼吗？"

2. 中期　病史采集中期阶段的任务是收集全部病史，核心任务是收集现病史。运用最多的沟通技巧是提问，还要灵活运用肯定、澄清、核实、总结等技巧，必要时运用控制和引导技术。应注意以下几点。

（1）坚持疾病-患病模式：病史采集过程要始终围绕两条线索进行，一条是患者的主诉或者他关心的中心问题，澄清患者的症状与体征，为诊断与鉴别诊断提供依据。另一条是了解患者因为疾病所带来的生活与情感体验的改变，这有利于持续建立和保持相互信任的关系，还为后续其他沟通如解释病情与协商治疗等打下良好基础。

（2）灵活运用各项技巧：在针对早期阶段发现的主诉进行现病史的全面收集时，同样宜先采用开放式提问，鼓励患者自主讲述，不要轻易打断。在询问既往史时则更多采用封闭式和开放式相结合的方式，如问"您有高血压吗？"患者回答"有"，则转入开放式提问如"具体什么情况？"

患者对疾病和医学的理解很少能够达到医生的理解程度，甚至经常曲解，因此在病史采集时要随时运用澄清和核实技巧。由于病史采集的内容较多，中期阶段可以根据具体情况随时进行核实和总结，这和其他沟通过程中将核实和总结放在后期的做法略有不同。

3. **后期**　病史采集的后期要对整体情况做概括性的总结，核实患者对医生所述的理解程度，回答患者的疑问，商定进一步检查和会谈的内容与安排。需要注意以下几点。

（1）总结要简明扼要：总结内容过多，无异于没有总结。病史采集的中期有阶段性的总结，后期的总结应简明扼要，让患者能够理解并记住。一般不超过三点。如果医生说"最后强调两点"或者"请记住一点"，患者很少有记不住的。

（2）回应患者的问题：病史采集结束时患者经常会问"我得的是什么病？""我的病严重吗？""我要住多久？""我啥时能出院？"等问题，一些医生含糊其词地回答"再说吧，再说吧"，或者干脆不答，殊不知患者最后提出的问题往往是他心态的集中表现，医生的含糊和回避会强化他的猜测和担心，弱化已经建立的信任关系。患者的问题都属于前述疾病-患病模式中的患病线索，有一些还以"门把手现象"的方式呈现出来，医生应当及时予以回应，不能置之不理。如果不能明确回答也应告知理由，并安排可以讨论的时间。回答时坚持三条原则：第一，实事求是；第二，缓解患者的担心；第三，为后续沟通作铺垫。可参考以下说法。

目前初步考虑你的病是……，但确诊还需要进一步的检查，我们现在商量后续的检查项目，好吗？

您的病情在我们病房里／我见到的患者中不是最重的，我们应该保持信心。

您具体要住多久要看后续治疗的情况，我们病房的平均住院日是……天，您大概不会超过这个时间。

您这个问题我目前还不知如何回答，我需要请示上级医生／查阅资料后再给您答复，两天／一周内应该可以回答您的。

（3）强化医患关系：后期是医患关系的确立阶段，应更多地用"我们""我们一起"开头的表述方式，强化医患共识的意愿和努力方向。

二、解释病情

在病史采集之后，患者都希望立即得知病情和诊断，因此解释病情经常紧接着病史采集进行。

（一）解释病情的常见问题

1. **认知层面**　解释病情时的最大问题是患者和医生对疾病的认知观念不同。患者的医学知识和思维方式，与接受过长期医学教育和临床培训的医生存在差异，这是不可否认的客观事实。医生应当首先以共情的态度接受这个事实，在理解患者知识片面和偏颇的前提下，用患者能够理解和接受的方式向他传达正确的医学知识和疾病观念，在双方都能接受的程度上达成基本共识。

2. **理解层面**　医生经常高估患者对医生所解释内容的理解能力，而实际上即便患者是某个领域的专家，他对医生所讲内容的理解也不可能达到像医生那样的程度，他的理解差异乃至误解可能成为日后纠纷的缘由。因此，核实患者的理解是解释病情的中后期不可缺少的步骤和内容。

3. **解释层面**　医生没有解释清楚，也是患者理解有误的原因之一。医生的解释在同行听起来很清晰，因为他们有共同语言，而患者听起来则不然。比如患者把医生说的"窦性心律"理解成一种心脏疾病，如果他当场不问，医生也不会解释，因为他觉得没有必要解释，但结果是患者又添了份心病。因此，医生在解释病情时语言要通俗易懂、不用专业术语、善用形象比喻等，也就是说，要用患者能够理解的表达方式传达正确的医学知识。

4. 情绪层面 患者的情绪状态影响其注意力,导致其接受和理解信息的偏差。比如解释比较严重的病情时,患者可能出现应激反应,大脑一片空白,医生讲什么他根本听不进去,这种情况应转入传达坏消息的程序。

(二) 解释病情的步骤

解释病情前要有充分的准备,重点是所解释疾病的知识准备(包括预后估计),还有环境准备和心态准备。

1. 早期

(1)信息铺垫:告知谈话目的是讨论病情和诊断,说明当前已经完成的医疗程序和内容、各项检查结果等,但不要在评估患者的认知之前就直接告知病情和诊断。

(2)评估认知:评估患者对自己所患疾病的认识程度,是解释病情的早期阶段的重中之重。患者对疾病的看法经常与医生不同,在不了解患者的疾病观念之前就说出自己观点,很容易受到患者观念的阻抗,患者的疑问将随着医生的解释不断增多而不是减少,沟通有可能陷入争辩的泥潭。如果医生首先了解患者的疾病观念,知道差异在哪里,就能决定解释的难点和重点,从而根据患者的类型进行有的放矢的沟通。通常可以问患者以下问题。

您对自己的病情了解到什么程度?

您知道了这些检查结果,想过自己得的是什么病吗?

您知道 / 听说过……这个病吗?

您认为是什么原因导致了这个疾病?

您得病时间不短了,以前有不少医生对您进行过诊断和治疗,您能谈谈自己的看法吗? (对于病程较长、看过很多医生的患者的提问)

医生在倾听患者回答时结合观察,可以探究到患者的疾病观念、对医生的信任度、治疗依从性、对预后的期望值、当前情绪状态等,根据这些情况来决定中期阶段采取哪种解释方式最为有效。患者常见的认知及态度可分为三类:

1)客观正确,一点就通:对于目前的检查结果能客观评价和接受,能正确认识病情的严重程度,甚至能说出和医生一致的诊断。对于这类患者,医生可以直接表达赞同,并了解患者还有哪些问题,在中期解释中回答这些问题。

2)接受事实,需要解释:能接受当前的检查结果,但对于病情和诊断需要医生的解释。对于这类患者,中期的解释按照标准程序进行。

3)拒绝现实,固执己见:对检查结果抱有怀疑甚至不相信,对病情和诊断的认知和医生将要解释的不一致,且固执己见地认为医生搞错了。对于这类患者,中期的解释则要小心谨慎地维系关系,尽量避免争辩,把解释的目标定在有限的求同存异的共识上。

2. 中期 基于早期阶段建立的关系以及对患者的疾病观念的了解,中期阶段要完成解释病情的任务主体部分。操作要点如下。

(1)任务组块:把需要解释的问题分拆组合成逻辑清晰的小块,避免混乱无序的解释。

(2)清楚解释:要用患者能理解的、通俗易懂的语言和表达方式进行解释,善用形象比喻增强患者的理解和记忆。对于关键性的问题应确保患者真正理解,因此要随时进行核实。如果必须用专业术语,要首先了解患者对这个术语的认知程度,然后进行解释,并保证患者能正确理解。

(3)强调重点:解释的内容越多,患者的注意力和记忆力就越容易分散,因此要注意让患者记住最重要的信息。具体做法是阶段性地总结,并辅以标志性的语言,如"请记住三点""最后强调两点""请记住一点"。

(4)答疑解惑:对患者的疑问要表示关注,不要置之不理。可以随时解答,也可以集中解答。如果采取集中解答的方式,要及时向患者说明并对问题予以记录,以免患者认为医生在敷衍他。

（5）作出总结：在每次任务组块的解释完成之后有阶段性总结，在解释结束时对全部内容做总结，并强调需要患者记住的重点内容。

3. 后期 后期最重要的任务是核实患者的理解，安慰支持和保持后续沟通渠道也是必须完成的任务。

三、共同决策

患者对医生越信任，就越容易听从医生的治疗意见，这并不意味着医生可以简单直接地决定患者的治疗，只有医患共同决策才是符合医学伦理和法律要求的做法。与患者共同决策（share decision making）体现医学伦理尊重患者的自主权和相关法律关于知情同意权的要求，其临床意义是提高患者共同承担医疗风险的意识。

（一）共同决策的影响因素

1. 患者 患者对医生个人以及对医疗系统的信任感，对共同决策的过程都有影响。性格猜疑、处事挑剔的患者习惯透过于人，不愿承担责任；谨慎细致、强迫特质的患者则过分担心治疗的不良反应，注意力放在药物副作用上，在利弊权衡中总是"捡芝麻丢西瓜"，难以决断；有些患者对治疗抱有不切实际的过高预期，要求"一定要治好""我就指望您了"，让医生感到为难。有的患者相信偏方，用道听途说的信息应对医生的知识体系，这些都是妨碍达成共识的因素。医生要做的不是改变患者的性格和思维模式，而是充分认识患者的这些特点，因势利导地达成共识。另外，患者患病后的各种不良情绪也是影响沟通的重要因素，需要在共同决策的早期就予以关注和处理。

2. 医生 影响共同决策的医方因素主要体现在医学思维方式、权威态度、沟通技巧等方面。医生对于患者应该采用什么样的治疗方案，既有来自诊疗常规和治疗指南的医学思维的主导，也有个人经验的权威感。当医学思维和权威态度没有得到患者的认同甚至被患者质疑时，有的医生在情绪和言语上表现出不满，比如反问患者"你是医生还是我是医生？"或者说"你要这样就后果自负"等，这可能导致沟通不畅甚至失败。医生应该认识到患者并非成心要挑战医生的权威，而是他的认知局限和思维习惯使然。人们难以改变和控制别人的认知和思维，但可以控制自己的思维和情绪。"要想改变别人，必先改变自己。"在运用各种沟通技巧和患者进行协商时，还要注意"因势利导"。

3. 家属 中华传统文化重视家庭关系和成员之间的情感联系，使得家属对患者的治疗常有过分关注和干预的倾向。在一般的医疗过程中，常有患者家属忽视患者意愿而进行不当干预的情形；在重大疾病的治疗决策中，法律也规定"必要时"告知家属，让家属签字。因此在共同决策时，医生和患者家属的沟通也是一项重要任务，医生的定位是患者与家属之间的桥梁，在伦理和法律的指导下，动之以情、晓之以理，尽力促成三方共识。

4. 其他因素

（1）经济与费用：患者的经济状况、医疗费用与支付途径等也是影响协商的因素，医生对这些问题的关注不仅有保持治疗可及性和可持续性的临床意义，更有让患者感到被关心理解、增加信任感的沟通意义。

（2）患者感受与偏好：患者对药物选择和治疗效果的个人感受与偏好，越来越受到临床重视，并且得到了精准医疗相关证据的支持，医生在面临患者坚持自己的感受而选择非最佳推荐方案时，应该调整情绪和思路。例如，一位伴有顽固性睡眠障碍和 2 型糖尿病的中度复发性抑郁患者，医生针对她的病情特点，参照治疗指南为她制定了最佳方案，但患者坚持要用另外一种非一线药物，因为既往治疗效果让她感到这个药物最合适，但该药物虽然有助于改善睡眠却不利于控制血糖，且对快速改善当前抑郁状态的效果一般。医生尊重她的意见，做了药物基因检测，结果表明指南推荐的一线用药多数对该患者疗效不足或者需要关注副作用，患者坚持要用的那个药物恰恰是可以使用的。通过有效协商达成了一致的治疗方案:选用某种一线药物合并使用中等偏低剂量的患者偏好药物,密切观测血糖指标,加强饮食控制,最终实现了疗效良好和患者满意的双赢结果。

(二) 共同决策的步骤

共同决策前,医生要全面深入地掌握协商内容的相关知识(如治疗指南)、准备一种以上的备选治疗方案、对协商目标设定有分级的预期,对可能遇到的问题有应对策略,还要做好心态和环境准备。

1. **早期**　评估认知是共同决策早期的核心任务,要了解患者对所患疾病的治疗方法的了解程度、获取信息的来源、有无选择倾向和个人偏好等,还要询问患者对治疗效果的预期,过高的预期有可能成为对疗效不满意的根源之一。

2. **中期**　基于患者的认知采取不同的策略进行沟通协商。

(1)用患者能够理解的表达方式,清楚地讲述备选方案的利弊。

(2)明确表达医生倾向选择的方案及其理由。

(3)回答患者的问题。

(4)处理早期发现的患者认知方面的问题。

(5)征求患者的选择并尊重其决定。让患者及家属做最终决定,并尊重其决定。如果医患的诊疗方案选择差距太大,应当运用共情的理念来理解患者选择的缘由。现实中,患者罔顾医生的建议而作出对其不利的临床决策的情况非常少见,更多的是不愿承担选择的责任而犹豫不决,此时医生的任务是传达共同分担、共同努力的理念。

(6)达成可以执行的共识。

3. **后期**

(1)核实患者对共识方案的理解程度。

(2)询问患者是否有执行上的困难并讨论解决办法。

(3)总结并强调几个要点。

(4)商定紧急情况的应对方式,安排随诊。

四、告知坏消息

告知坏消息总是一件令人感到沉重的事情,对患者告知坏消息也是如此。很多医生感到难以预测也难以面对患者得知坏消息后的情绪反应,同时也不知如何处理自己在沟通时的心情,为了避免尴尬而选择拖延告知,直到情势所迫而为之。一些患者家属对患者隐瞒重大病情并要求医生也那样做,使得医生面临法律和伦理的困境。坏消息的界定比较复杂,患者的认知和感受往往存在较大的个体差异,家属认为的坏消息在患者看来也许不是。医生认为很一般的甚至无需临床处理的小问题,有的患者则当作重大疾病对待。同样一种疾病,医生站在专业的角度认为其性质和预后都属于坏消息,但是不同的患者却有不同的理解和心理感受,这些都是在告知过程中需要妥善解决的问题。

(一) 坏消息的界定

患病这个事实对于绝大多数人来说都不是一个好消息,但是否属于坏消息则存在较大变数和差异。那些可能导致生命和健康的重大或持久不良后果的疾病信息(如恶性肿瘤、瘫痪),或者非预期的负面诊疗情况(如手术失败、病情进展为难治性病例),毫无疑问属于坏消息(bad news)。临床上典型的坏消息有死亡、持久的意识丧失(植物人)、可能突发生命垂危的紧急状态(下病危通知的任何情况)、短生存期的恶性肿瘤、永久性全瘫、不可逆的脑功能损害(如脑损伤导致智力发育停滞或者痴呆)、不可逆的器官功能丧失(如必须截肢)、各类严重的躯体和精神疾病、治疗或检查操作失败等,这些坏消息的界定相对明确且容易,困难的界定主要来自需要结合疾病性质、治疗效果、预后以及患者的认知、态度、情绪状态、性格、功能需求进行综合判断的情况。

患者对自身躯体和精神功能的感受和需求明显影响坏消息的界定。例如,关节韧带损伤对于运动员的影响远远大于普通人,同样性质和程度的运动损伤对于不同水平或者不同运动生涯阶段的运动员的影响也不一样;对普通人来说影响较小的手指腱鞘炎,对于钢琴家来说是难以接受的坏消息;左手环指末节轻度缺损对于一般人的生活影响甚微,对于小提琴家则意味着艺术生命的终结,并可能被他视为生命的终结。

有些患者的坏消息"阈值"很低,他们具有疑病性格,对于任何躯体不适都过分关注,常见的生理性变化也会被误认为是重大疾病的先兆。他们不断查阅各种资料,对号入座地认为患有这样那样的疾病,化验报告单上的任何箭头都是他们如此判断的佐证,哪怕医生反复解释那些结果没有多大诊断价值。对他们来说,任何异常都是坏消息,在沟通中经常让医生感到无可奈何。与之对应的是乐观豁达的患者,他们对坏消息的承受力较强,比一般人更能坦然面对"绝症",良好的心理状态让沟通变得顺畅融洽,并且延缓乃至改变了不良结局,那些抗癌明星就是例证。

界定坏消息的意义在于因人而异地制订个体化的告知方案。疾病的性质无法改变,不良结局具有普遍性,但患者对于坏消息的认知是不同的,心理状态也是动态可变的,这些都需要在告知前进行评估,以作为制订告知方案和具体执行时的参考。

(二) 告知坏消息的文化差异

借鉴国外告知坏消息的模型时,需要注意文化差异的问题。首先是伦理和法律方面,西方国家强调尊重个人自主决定,患者本人是病情告知和知情同意的唯一权利人,医生没有义务向患者家属告知。中华文化传统重视家庭和亲友的情感联系,亲人对患者自主决定的干预也不少见。多年来无论是法律规定还是实际工作,患者都不是病情告知的唯一权利人。坏消息通常先告知家属,并由家属决定是否告知患者。

最初,在 1998 年颁布的《中华人民共和国执业医师法》第二十六条规定:"医师应当如实向患者或者其家属介绍病情,但应注意避免对患者产生不利后果。"表明患者和家属具有同等地位的获得告知的权利,但是医生要注意告知的内容和方式等,避免因告知不当给患者带来不利后果。直到 2021 年 1 月 1 日《中华人民共和国民法典》施行,才首次明确患者权利优先的原则,同时取消了"患者或者其家属"的表述而改为"不能或者不宜向患者说明的"才征求家属意见,此即取消了患者家属与患者同等获得知情同意的权利,而把家属的权利列为次级备选。2022 年 3 月 1 日,《中华人民共和国医师法》颁布并取代《中华人民共和国执业医师法》,其中第二十五条作出相应调整,这个变化表明了我国在尊重患者自主权利上的巨大进步。但是,在执行中难免会受到文化传统和习俗的影响,因此判断哪些情况属于"不能或者不宜向患者说明"而"应当向患者的近亲属说明,并取得其明确同意"就成为告知前的重要任务。医生、患者及近亲属都应改变观念以适应最新的法律规定,但也要认识到这不是一蹴而就的事情。

告知过程中有一项内容是帮助患者寻求支持,西方文化的个人价值体系和宗教信仰等是支持的主要来源。我国患者的支持则来源广泛,家庭、亲友、同事、政府机构都是可以寻求的支持,中华传统文化和社会主义核心价值观也发挥了重要的支持作用,各少数民族的文化传统习俗同样是极为重要的支持来源,这些都是在借鉴和运用中需要注意的事项。

(三) 告知坏消息的模型

国际上有多种告知坏消息的操作模型,最常用的是由美国的 Baile 等开发的针对癌症患者告知坏消息的 SPIKES 模型,其六个步骤分别为设定场景、评估认知、获得许可、信息告知、共情、策略与总结。日本学者 Fujimori 等基于对癌症患者和肿瘤学家的深度访谈定性研究而开发的 SHARE 模型,因其东方文化背景,对我国的告知坏消息的医患沟通具有文化相近的适应性,其四个步骤分别为支持性的环境、传达坏消息、提供附加信息、保证与情绪支持。

告知坏消息的各种模型有以下共同要点:①充分的准备。②营造前兆气氛,给予一定的预示,并评估患者的信息需求和认知水平。③告知要明确、清楚、易懂。④关注患者的情绪,共情,予以安慰和情感支持。⑤讨论可以执行的解决方案。⑥告知方案个体化。

(四) 告知坏消息的步骤

第一,告知前首先要确定告知对象和告知方式,既要遵守最新的法律规定(《中华人民共和国民法典》第一千二百一十九条和《中华人民共和国医师法》第二十五条),又要尊重传统文化习俗,根据坏消息的性质、严重程度、告知后可能的影响以及告知对象的性格特点、心态、承受能力、地域文化习俗等,选择告知方式:①先告知患者本人,让患者决定是否告知家属以及由谁告知;②先告知家属,让家属决定是否告知患者以及由谁告知;③同时告知患者和家属。在决定方式前要征求患者和家属的意见,同时宣传最新的法律法规,帮助患者做决定,以规避法律和伦理风险。

第二,要准备详细的资料。除了与坏消息本身有关的医疗信息(检查资料、诊断、相关医学信息)之外,还要准备解决方案及其带来的预期效果。

第三,要选择合适的告知场所。选择私密、宽松、安静、不受打扰的环境,而且要有保证安全的措施,一般情况下医生不应单独执行告知任务。个别患者或家属在得知坏消息后可能会发生情绪和行为失控,因此会谈场所不能有伸手可及的热水壶、玻璃杯、盛有开水的杯子、尖锐物品等。

1. 早期

(1) 评估认知:可参考的提问方式有:

我想知道您对自己的情况是怎样预料的?

我不知道您对自己的情况了解多少 / 有何看法?

您觉得自己的情况严重到什么程度?

医生在倾听患者回答这些问题时,要敏锐地体察患者的心态、评估其认知模式和表达方式,以决定后续最佳的交谈方式。

(2) 给予前兆:前期的环境选择、认知评估等过程,都给患者营造出可能会接到坏消息的气氛前兆,到此时可委婉地说:"有件事情让我很难开口,但又不得不告诉您……""很抱歉,目前的检查结果不像我们期待的那样乐观 / 有些出乎我们的意料……"。

2. 中期

(1) 明确告知:根据患者的认知,选择委婉或者直接的语言表达方式,明确告知坏消息的具体内容。为保证患者能够理解,应避免使用专业术语,降低语速,多用短句,尽量清楚地向患者传达明确的信息。要理解患者对于坏消息的震惊情绪和可能出现的"脑子一片空白",在患者的情绪高峰期不要急于继续传达,要恰当地予以沉默与等待。

(2) 处理患者的情绪:如何面对患者得知坏消息后的情绪反应,是告知程序中最困难的问题。由于患者的反应各不相同,很难有统一的应对方法。医生既要有共情,又不要被共情左右,这对于医生是重大考验。医生要理解并包容患者的情绪发泄,同情他们的遭遇,却不能陪着他们一起发泄,而要保持冷静和镇定。面对患者"没搞错吧?""这怎么可能?"等疑问,要理解并包容他们的情绪状态,同时又不能受现场气氛的影响而产生自我怀疑,给予患者不切实际的希望,仍要明确、清楚地重复告知内容。

(3) 寻求支持:引导患者寻求支持系统以缓解痛苦,渡过难关。支持系统有文化和个人差异,个人信仰、价值观、习惯与爱好、社交团体、亲朋好友、融洽的婚姻家庭关系以及所在地域习俗、政府机构等,都是可资利用的支持因素。

(4) 保留希望:让患者在绝望中看到希望,这些希望应该是有可能实现的、有医学证据的,如某类癌症的平均生存率及有效治疗下的最长生存率的数据、抗癌明星的真实故事等,以此燃起患者的希望。但要注意避免传达不切实际的希望。

(5) 讨论决策:针对"接下来怎么做"和患者讨论具体的方案并形成共识,需要注意最终决策权的法律和伦理问题。

3. 后期

（1）保证安全:关注患者在得知坏消息后的情绪状态变化情况,必要时安排专业的心理干预。

（2）安排随访:保持可以持续联系的通道,安排随访时间。

（3）处理好自己的情绪:自我调整情绪和心态,必要时接受专业的心理咨询和治疗。

（唐宏宇）

本章思维导图

第四章 | 医患沟通能力的培养与评估

本章在阐述学习医患沟通主要背景的基础上,讨论了学习医患沟通的意义、医患沟通的学习目标和任务,重点阐述了医患沟通理论和技能的学习方法,介绍了医患沟通技能评价的概述及常用的评价方法,对如何正确理解医患沟通技能评价结果也进行了阐述。

【案例 4-1】 标准化病人的感受

医患沟通课上,老师播放了一段录像,内容是在急诊室里,一位高龄患者因脑出血抢救无效死亡,年轻医生正在告知患者女儿(标准化病人,SP)她父亲去世的消息。录像分为正面和反面两个片段。反面片段里,经过一段时间抢救,患者不幸离世,面对家属的询问,一位没有医患沟通培训经历的年轻医生直接告知家属"对不起,我们已经尽力了……"。家属情绪激动,大哭,不能接受亲人去世的事实。正面片段里,在抢救过程中,面对焦急的家属,经过医患沟通培训的年轻医生分三次和患者家属沟通:第一次,告诉家属患者出血量很大,情况危险,正在全力抢救,同时下了病危通知书;第二次,安慰家属,同时告知家属患者情况非常不好,医院仍在全力抢救,但建议通知相关亲人尽快到场;第三次,年轻医生很悲伤地告诉家属:"阿姨,虽然所有的抢救措施都用上了,您父亲还是……"。家属很难过,流着泪对着年轻医生说了声"谢谢!"

问题:扮演患者女儿的标准化病人的感受在正反两个片段中有何不同,为什么?

随着健康中国战略的实施,党和政府对提高人口健康水平,完善医疗服务保障,提升百姓就医满意度等都提出更高的要求。医学院校在培养医学生精湛医术的同时,要教育引导学生始终把人民群众生命安全和身体健康放在首位,尊重患者,善于沟通,提升综合素养和人文修养,做党和人民信赖的好医生。临床工作中,生物-心理-社会医学模式要求医务工作者要有同情怜悯之心,体会患者的痛苦,耐心、细致、深入地了解其病情,与患者建立良好的医患关系,鼓励和帮助其建立战胜疾病的信心和生活下去的勇气,从而达到最佳的治疗效果。医学教育中开设医患沟通等人文类课程,旨在帮助医学生掌握医学人文的知识和技能,更好地服务临床工作,提升医疗服务水平。

第一节 | 学习医患沟通的意义

一、满足医学实践需求

(一)健康中国战略的需要

1. 健康中国战略的提出 随着中国特色社会主义进入新时代,人民群众对美好生活有了新期盼,对卫生健康事业也产生了新要求。

2016 年 8 月,习近平总书记在全国卫生与健康大会上说:"没有全民健康,就没有全面小康。要把人民健康放在优先发展的战略地位,以普及健康生活、优化健康服务、完善健康保障、建设健康环境、发展健康产业为重点,加快推进健康中国建设,努力全方位、全周期保障人民健康。"2017 年 10 月,中国共产党第十九次全国代表大会上的报告中提出"实施健康中国战略""人民健康是民族昌盛和国家富强的重要标志"。2022 年 10 月,习近平总书记在中国共产党第二十次全国代表大会上的报告中强调,"推进健康中国建设""把保障人民健康放在优先发展的战略位置,完善人民健康促进政策"。为配合健康中国战略的实施,国务院于 2019 年印发《国务院关于实施健康中国的行动意见》,在国家层面出台《健康中国行动(2019—2030 年)》,为推进健康中国规划了"施工图"。

2. 健康中国与医患沟通　健康中国战略的实施,需要从多个层面推进医疗卫生服务的发展,为全民健康和国家发展贡献力量。医疗服务质量安全直接关系到人民群众的获得感,是人民健康的重要保障和卫生健康事业发展的基石。持续改进医疗服务质量、保障医疗安全,是落实党中央、国务院战略部署,推进健康中国建设的基础性、核心性工作。健康中国战略的贯彻实施离不开医患之间的信任,构建新时代和谐医患关系,是促进医患双赢的需要,是维护社会稳定的需要,更是实现健康中国战略的需要。医患沟通是实现医学社会责任的前提和保证。医患双方应携手合作,共同创造健康的身心、健康的生活、健康的环境,合力推动社会的进步。医患沟通要求医务工作者,发挥出主导作用,不仅要诊治病伤,还要以专有的医学知识和技能,以特有的医学人文精神,关注社会、呵护生命、承载救死扶伤的健康使命,在新时代推进健康中国建设中,自觉地创造出具有人文温度的医疗服务新模式。党的十八大以来,新时代卫生与健康工作方针得以确立,医药卫生体制得以优化,医疗保障得以落实,医患矛盾得以缓解,我国逐渐走出了一条中国特色卫生健康事业的改革发展之路。

(二)现代医学发展的内在需要

1. 生物 - 心理 - 社会医学模式的要求　生物 - 心理 - 社会医学模式是在"人文思潮"与"身心一元论"的指导思想下,强调在进行生物医学研究的同时,考虑心理因素与社会因素。医学发展历程证明,医学的发展与社会发展息息相关。人类保持健康和防治疾病,已经不单是个人的活动,而成为整个社会性活动。只有动员全社会力量,保持健康、防治疾病才能奏效。随着经济的发展,国民收入增加。新时代人们对卫生医疗保健的需求提出了更高的要求。医疗服务的目标不但要患者身体好,还要让患者有良好的心理状态和社会活动能力,提高生活质量,延年益寿,这都需要医务人员和患者有良好的医患沟通。

2. 现代临床医疗工作的要求　医疗活动需要患者和社会人群的主动参与和配合,也需要医患相互沟通,构建医患合作共同体,才能应对和战胜复杂多变的各类疾病,尤其是心脑血管系统疾病、内分泌系统疾病及恶性肿瘤等各种"现代病"。怎样把毫无经验的社会人群同专业的医务人员组成强大的同盟军,医患沟通成为当务之急,这是现代医疗卫生行业提高工作效率和服务质量十分重要的途径。随着医患沟通在医疗中的地位凸显,越来越多的医务工作者和医学教育工作者都认同医患沟通是实现人文医学目标的重要路径。

医学的本质是"人"学,患者不仅需要帮助照护,更需要安慰治疗,更需要尊重理解。案例 4-1 中正反两个沟通视频,正面视频沟通效果好是因为其更能让死亡者的家属接受。在正面视频中,年轻医生知道如何告知家属"坏消息"。面对亲人去世的患者家属,医务人员需要逐步告知家属亲人去世的消息,家属需要医务人员的心理安慰与支持。因此,理解患者及其家属在病痛中的感受,是医生的基本责任之一。这要求医学教育工作者在培养未来的医生时,具有有效讲解、传授、评估的交流技能,使每一位医生不仅具备精湛的医术,更需要具有良好的沟通能力。沟通技能在疾病治疗中具有举足轻重的地位。关注、真诚、尊重、共情、富有爱心是有效沟通的基础,医学生学习掌握亲切、自然、得体的沟通技能可使医患双方获益,即:患者满意率提高、功能状况改进和恢复健康;医生成就感增加,工作效率提高并减少差错。医患沟通将探究怎样把心理和社会因素转化为积极的手段与方法,推进现代医学诊治疾病和维护健康。因此,医患沟通是现代医学尤其是临床医疗工作的重要组成部分。

(三)新医科人才培养的需要

培养适应新医科要求的医学人才是医学院校人才培养目标。2018 年,教育部、国家卫生健康委员会和国家中医药管理局联合发文,提出了《关于加强医教协同实施卓越医生教育培养计划 2.0 的意见》,要求"建设中国特色、世界水平的一流医学专业,培养一流医学人才,服务健康中国建设"。在新

NOTES

医科人才培养方面,要求"进一步加强以医学职业道德、职业态度和职业价值观为基本内容的职业素质教育,着力培养学生'珍爱生命、大医精诚'的救死扶伤精神","加强学生交流沟通能力的培养,提升学生团队合作能力"。

以往医患沟通的方式主要是口头交流和纸质问诊表等,随着多媒体平台视频或图片等方式的运用,医患沟通方式更加丰富和多样化,微信公众号、微博账号等社交媒体逐渐成为医患沟通的一个重要渠道。许多医疗机构通过社交媒体向社会大众宣传医院的治疗技术、设备条件和医生资质等方面的信息,并就患者普遍关注的疾病问题进行讲解和解答。因此,医学人才培养也需要加强新科学技术背景下的医患沟通理论与技能学习培训,学会采用多种方式进行医患沟通。

二、契合医学教育目标

1. **提高国民健康素养**　健康素养是指个人获取和理解健康信息,并运用这些信息维护和促进自身健康的能力。国民健康素养评价指标纳入到国家卫生事业发展规划之中,作为综合反映国家卫生事业发展的评价指标。国民健康素养包括了三方面内容:基本知识和理念、健康生活方式与行为、基本技能。

现代社会,当人们的物质生活水平提高后,人民群众对健康的渴求与日俱增,全民健康需要已成为一种最广泛、最重要的社会需要。但是,如果人们畏惧和不满医疗机构和医务人员的医疗服务,如果人们对医学常识和基本健康知识缺乏认识,那么健康需要就会被压抑,维护健康的个人成本和社会成本必然增加,医患关系也会长期紧张。

维护个人身心健康必须加强医患的良好合作。对患者及家庭而言,医患沟通可以使患者选择最适宜的诊疗方案,降低医疗费用;对健康人而言,医患沟通可以有效地提高大众医学与健康素质,提高预防保健的积极性和有效性,养成健康的生活方式,使政府医疗卫生各项政策得以更好地贯彻落实,使有限的医疗资源发挥出更大的作用。

从一定意义上说,医患沟通就是要普及健康知识和理念、促进健康生活方式和行为的养成,消除人们对医务人员和医院的畏惧心理,增加对医学与医疗活动的正确了解,要让人们意识到、感受到医患双方是一家人,医务人员和医院是救护生命和维护健康最可靠、最可信赖的人和组织。医务人员更应认识到:医患沟通不仅是为患者救治而沟通,也是为每个人自己的健康而沟通,从而提高整个国民健康素养。

2. **促进医疗科学决策与管理**　临床诊疗过程中,医患沟通是医疗诊断的需要。疾病诊断的前提是医者对疾病起因、发展过程的了解,病史采集和体格检查就是与患者沟通和交流的过程,这一过程的质量,决定了病史采集的可靠程度和体格检查的可信度,在一定意义上也就决定了疾病诊断正确与否。医生收集患者尽可能多的疾病相关信息,并进行分析、研究,最后才能作出比较准确的诊断报告。这里的沟通是以询问病史和体格检查为主,一般而言,交流越多,获得的信息就越全面,诊断正确率就越高,误诊率就越低。良好的医患沟通更能帮助医生作出正确的诊断,形成科学的治疗决策。

公共卫生事件中,广大医务人员积极为政策制定、卫生管理和疫情防控等方面献言献策,对国家制定的一系列重大医疗卫生改革政策作出了应有的贡献。医疗卫生改革如何更科学、更有效,来自医务人员和医疗卫生机构的经验和建议,是制定医疗卫生改革决策与管理最基础的事实依据,具有不可替代的专业知识优势。

3. **培养医学生沟通能力**　世界医学教育联合会的《福冈宣言》指出:所有的医生必须学会交流和处理人际关系的技能。医患关系属于医生人际关系中最为重要的部分,医生每天都要同患者打交道,因此如何处理好医患关系,如何与患者进行良好的沟通,是一名医生应当熟练掌握的技能。医患沟通能力的培养从医学教育开始,贯穿医学职业的全过程,其中医学生进入临床实习之前和初入临床实习之后的这两个阶段至关重要。医患沟通技能的培养,对医学生日后的临床工作,对于改善医患关系,化解医患矛盾,维护医疗秩序的稳定都具有非常深远的意义。

第二节 | 医患沟通的学习方法

一、明确学习目标和任务

(一) 医患沟通学习目标

"医患沟通"属于医学人文学科的二级学科,目前国内已有许多医学院校将医患沟通设为必修课。学习本课程后应该达到的知识、能力水平具体目标如下。

1. 价值目标 引领医学生树立正确人生观、世界观、价值观,培育厚植家国情怀,注重加强医德医风教育,着力培养具有 "敬佑生命、救死扶伤、甘于奉献、大爱无疆" 的为人民服务的卓越医生。

2. 知识目标 了解医患沟通的国内外相关进展,掌握医患沟通的理论、概念等知识点,熟悉临床各科室医患沟通技巧及临床思维要求,关注人文与医学的结合等。

3. 能力目标 掌握医患沟通的典型模式并进行实践和使用,熟悉临床医学等相关专业要求,结合见习进行医患沟通观察、学习和反思,提升临床沟通实效。

(二) 医患沟通学习任务

教育部印发的《高等学校课程思政建设指导纲要》要求,医学类专业课程要在课程教学中注重加强医德医风教育,教育引导学生尊重患者,善于沟通。结合医患沟通的教学要求,其学习任务具体包括以下几方面。

1. 价值目标的学习任务 通过教师言传身教和学生课内课外学习,重点学习社会主义核心价值观、中华优秀传统文化、健康中国的相关理念和内容,全面认知新时代我国医患关系总体向好的发展变化。理解 "医学是人学" 中的医学人文,明确医患沟通在医疗活动中的重要性。学习并具备大医精诚和人道主义的职业责任感、使命感及大爱无疆的医德情感等。

2. 知识目标的学习任务 通过课堂讲授、研讨、课外实践和学生自主学习,学生要学习国内外医患沟通的进展、医者和患者概念、医患沟通在健康传播中的重要作用。学习从纯粹知识和经验式走向理论与临床应用相结合,知晓 "共情" 概念与技巧内涵,将有效共情和人文关怀作为改善医患关系和沟通成效的重要方式。学习并尝试优化临床思维维度,关注患方就医思维,增强医患临床共同决策理念等内容。

3. 能力目标的学习任务 通过课内教学和学生自主学习,重点学习并掌握医患沟通基本技能,包括仪表举止、礼貌称谓、身体语言、倾听、表达感谢、适当致歉、肢体接触、体格检查、病史采集等。熟悉各类医患沟通如共同决策、风险告知、疑难杂症的沟通、医患纠纷沟通的技能,以及健康传播、与媒体沟通、多学科团队沟通的技能。熟悉各临床专业相关的沟通技能如针对儿科患者的沟通、老年疾病患者的沟通、慢性病患者的沟通等。

二、医患沟通理论学习方法

(一) 医患沟通理论学习的重要性

医患沟通属于医学人文类课程,通过该课程的学习,主要帮助医学生在学习医学知识和技能的同时,要有较高的人文素养和综合素质。通过医患沟通理论学习,可以更好地了解医患沟通的本质、规律和发展趋势,从而更好地适应现代医学的变化和发展。同时,理论学习也是提高个人素质和职业能力的重要途径。一般来说,医患沟通的理论学习主要包括课堂学习和自主学习两个部分。

(二) 医患沟通理论课堂学习方法

目前,与其他医学课程一样,医患沟通的课堂教学方式主要以授课式、展示式、讨论式和体验式等为主。医学生要学好本门课程,可采用以下学习方法。

1. 重视课堂学习,认真做好笔记　医患沟通教学内容包括导论、理论基础和原理等,这些内容概念多,需要记忆,因此及时认真做好课堂笔记很重要。

2. 及时做好预习、复习和课后作业　由于课时量有限,课程内容较多,课堂上很难将医患沟通的所有内容都讲解。因此,需要学生及时做好预习和复习,提高上课效率和对内容的理解。同时,每一章内容都有教学目标,可按照掌握、熟悉和了解等不同层面的要求,合理分配学习时间,完成学校规定的学习任务。

3. 注重参与式和体验式学习　在讲解医患沟通技巧时,往往会邀请标准化病人走进课堂参与教学。医学生要抓住机会,大胆练习,虚心倾听标准化病人的反馈。另外,医患沟通课堂上,部分老师也会采用角色扮演、情景剧以及以问题为基础的学习(problem-based-learning,PBL)、以案例为基础的学习(case-based-learning,CBL)等教学方法,学生也要积极参与、勤于思考,不断提升医患沟通的学习效果。

(三) 医患沟通理论自主学习方法

自主学习是与传统的接受学习相对应的一种现代化学习方式。以学生作为学习的主体,学生自己做主,发挥自身主观能动性,使个体可以得到持续变化的行为方式。自主学习是医学生很重要的学习方法,除了常见的查阅文献资料、主动参与研究、社会实践等自主学习方法外,下面介绍的几种医患沟通教学改革方法,相较讲授式等传统的教学方法而言,更需要学生的自主学习。

1. 借助慕课自主学习　大规模开放在线课程(massive open online course,MOOC),简称慕课,是"互联网 + 教育"的产物,是新近涌现出来的一种在线课程开发模式。慕课通常采用"自主学习 + 社群学习"的方式,即学员可以根据自己的时间和兴趣进行学习,并通过网上讨论区与其他同学交流和互动。目前,国内部分医学院校已经上线医患沟通慕课。学生在利用这些资源前,任课教师先建立基于社交软件的学习论坛,论坛有群聊天、群公告、群文件、群活动等功能,具有较好的互动性、共享性和合作性。借助于社交软件可实现基于网络的学习交流、主体讨论、资源共享以及自主学习与小组协作学习等功能,该模式充分利用现有网络信息技术,教学资源的选择以现有相关慕课视频课程为主,依托网络平台,建立课程论坛,用于发布教学计划与教学资源,组织、参与在线讨论。通过慕课自主学习的方式,可以充分利用网络上名校、名师、名课资源,既体现了教育的公平,又满足了学生多样化学习的需求,真正实现了以学生为中心。

2. 利用翻转课堂主动学习　翻转课堂(flipped classroom)是指重新调整课堂内外的时间,将学习的决定权从教师转移给学生,建立以学生为中心的教学理念。传统教学由课堂延伸到课外,翻转课堂教学法则是由课外延伸到课堂,通过大量课外自主学习来准备课堂发言交流,达到学习目的。翻转课堂能让学生更专注于主动的基于项目的学习,共同研究、解决问题,从而获得更深层次的理解。课堂上,老师不讲解信息,学习信息更多是学生在课前自主学习,老师更多是与学生交流。课后,学生自主规划学习内容、学习节奏和呈现知识的方式。这种学习方式能满足学生的需要和促成他们的个性化学习,其目标是为了让学生通过实践获得更真实的学习。这种方式完全可以运用到医患沟通教学学习中,国内已有医学院校尝试运用教学软件创设医患沟通模拟情境或采用教学软件为学习工具进行翻转课堂教学改革实践。实践表明,翻转课堂能更好地发挥学生主观能动性,提高学习效率。

3. 通过虚拟仿真自主学习　虚拟仿真(virtual reality)一般指虚拟现实,是 20 世纪发展起来的一项全新的实用技术。随着新医科建设背景下,教育部鼓励信息技术与医学教育深度融合,培养一流医学人才服务健康中国建设。虚拟仿真技术运用到医学教学中契合新医科要求,该技术主要借助计算机等设备产生一个逼真的三维听觉、视觉、触觉、嗅觉等多种感官刺激的虚拟世界,让人产生一种身临其境的感觉,具有沉浸性、交互性、虚幻性和逼真性特点。目前,国内已有医学院校尝试运用将人工智能技术开发出医患沟通共情语言技能教学与评价系统,该系统通过选择常见的临床场景沟通案例、示范语言、共情语义库及技能评分标准进行系统开发,它能够甄别语言表达者在医患沟通中的语义、语音、语速等。该系统软件可在手机、平板电脑、个人电脑上使用,可用于课堂和课下的时空环境,具有便捷、高效、实用等特点。结合医患沟通临床现场案例,让使用者针对软件案例实时开展沟通训练,软件通过语义、语调、语速对医生或医学生沟通中的共情语言能力进行即时评价,并通过分数和评语,评价优点与不足,即时针对性地改善语言,有效帮助使用者提高在医患沟通中的共情能力。

三、医患沟通技能学习方法

(一)通过标准化病人的医患沟通技能学习

标准化病人(standardized patient,SP),即选择正常人或患者,经过一定的专业规范化训练,能够模仿病人的临床症状、体征和病史。近些年来,SP主要用于诊断学查体、采集病史教学和技能考核,还用于进行医学生临床技能考核,取得了公认的成效。目前,国内许多医学院校把SP运用到医患沟通技能培养中,常见的方式有以下两种。

1. "大班讨论式"学习 即在大班课堂上,在教师指导下,邀请1位SP配合3~5组学生。每组人数根据上课班级学生人数而定,一般15~20人/组。每组学生自编自演临床医患情景剧,然后进行大班讨论,标准化病人也参与发言评价。"大班讨论式"学习需要学生提前准备好情景案例,促使学生在课前预习课程,但仅限于少数需要课上表演的学生提前准备。由于人数较多,课堂气氛热烈,学生需要积极参与,认真思考,主动讨论,针对同一个案例进行"头脑风暴"。在整个过程中,SP适时进行反馈和点评,形成"预习—案例—扮演—反馈"闭环,课堂结束前,SP反馈自己所配合的小组学习情况,任课教师再结合沟通技巧理论部分集中讲解,重点对共性的问题进行分析、引导,以达到教学效果。

2. "个人体验式"学习 即在大班课堂上,教师设置3~4个临床常见医患沟通情景案例(如接待患者诉求、解释医药费问题等),邀请2~4位SP扮演患者,课堂上每个学生随机获得其中1个情景案例,与1位SP进行现场交流(3~5分钟),如该SP作为患者家属投诉某实习生换药不规范,看该"医生"如何接待和应对,之后"患者家属"给予简要点评。一般根据上课班级学生数量进行分组和确定所需要的SP数量,如60人的班级3学时的课程,可以邀请3位SP,分成3个小组进行教学,以此类推。"个人体验式"学习不需要学生提前准备,学生全体参与,课堂氛围表现为一种紧张感,学生又担心又好奇,也达到了一种良性刺激的学习效果。相对"大班讨论式"一般只需要1个SP的学习方式,"个人体验式"一般需要2~4位SP,每位学生都能与SP一对一地进行模拟训练,学习效果会更好。但由于训练出一位优秀的SP耗时长、投入多且数量有限,因此,目前绝大多数医学院校在学习医患沟通时,SP的使用常采用两种方式相结合。作为医学生,一定要珍惜与SP学习的机会,多体验、多实践、多练习,不断提高自身医患沟通的能力。

(二)"早临床、多临床、反复临床"的医患沟通技能学习

1997年9月在维也纳召开的"世界第25届医学教育大会暨欧洲年会"将"早期接触临床、进入医生角色"列入会议专题讨论,提出了"早临床、多临床、反复临床"的教学理念,其实质是将理论学习与临床实践尽早地有机结合起来。2017年我国在《教育部关于进一步做好"5+3"一体化医学人才培养工作的若干意见》中再次强调,要强化医学生临床实践能力培养,推动临床实践教学体系改革,实施"早临床、多临床、反复临床",加强医学生临床思维能力和临床操作的规范化培养。在医患沟通的学习中,SP进入课堂,布置学生到临床当导医、志愿者等方式,涉及临床课程时到临床见习、实习等与病人直接沟通交流,都是"早临床、多临床、反复临床"的医患沟通技能学习重要体现。

医学生临床见习和实习过程中培养医患沟通能力的方式,较为常用的是临床带教和角色模拟练习。临床带教主要是根据患者的具体情况进行现场教学示范,每位患者的病情、临床表现、心理需求等都很有个性化,容易引起医学生的兴趣与探究欲,加之带教老师与患者的对话沟通现场感强、实践性强,在带教老师的指导及分析下更能从专业、语言、非语言、倾听等方面去体会、改进、增强医患沟通能力。每次临床带教对医学生而言就是一次非常好的医患沟通能力提升机遇,一定要珍惜,积极参

加、用心体悟。角色模拟又能使医学生换位思考，加深其沟通意识及感悟，因此，在临床实习及住培医学生培养中，除了增强医学生沟通能力的理论讲课，应多开展临床实操带教，多鼓励医学生返回到病房与患者沟通，帮助患者解决问题。在沟通过程中发现问题，积极向临床带教老师讨教，组成小组讨论，总结，持续改进。一方面可以增强医学生沟通能力的实践信心，另一方面也可以让带教老师发现学生实践中的问题，因材施教，以获得教和学最好的效果。

总之，医患沟通能力培养是医学生学习重要的方面，能力的培养包括理论学习和技能训练，作为医学生，在校期间一定要把医患沟通理论课上好，充分利用学校现有的医患沟通线上和线下资源，珍惜与 SP 老师学习的机会，多练习、多实践。进入临床见习和实习期间，一定要虚心请教带教老师，找机会和患者多沟通、多交流，尽可能给患者及其家属多安慰、多支持、多解决他们的实际问题，不断提升医患沟通能力。

第三节 ｜ 医患沟通技能评价

一、医患沟通技能评价概述

医患沟通技能评价指采用一定的方法，由评价主体对医学生或医务人员医患沟通技能掌握情况及水平高低进行有效的判断。了解医学生或医务人员医患沟通技能的基本情况，有助于了解评价对象现阶段在临床医疗工作中语言沟通技能与非语言沟通技能方面的优势与不足，以便更有针对性地开展医患沟通教育，达到进一步提升医患沟通技能，最终提升其职业素养，更好地开展医疗服务，提升岗位胜任力的目的。同时，对于医学生开展医患沟通技能评价，能够帮助其更清晰地认识自己医患沟通能力的优势和不足，以便更有针对性地学习医患沟通技能。而通过考核的方式也有助于帮助医学生认识到医患沟通的重要意义，知晓医患沟通的价值，树立不断提升自身医患沟通技能的目标，从态度上重视医患沟通技能的学习。

相对于重量、长度的测量，以及体格检查等身体状况的评价，医患沟通技能评价更为困难。首先，医患沟通技能是一种间接评价，如通过问卷调查或观察医学生与患者沟通过程推测其水平，但这种反馈受评价对象的状态、问题难度、周围环境甚至评价者个人能力等多方面因素影响，能否真实而准确反映其医患沟通技能还有待进一步分析，即仅能够通过本次评价推测其医患沟通技能水平而非准确评价其真实能力。其次，医患沟通技能并非单一维度，而是由共情能力、倾听、非语言和语言沟通能力等多个维度组成，甚至还包括医学专业技能、性格特点等非沟通技能，其评价过程自然也较为复杂，绝非通过几项简单的考核便能够准确评价。最后，医患沟通技能并非单纯的知识掌握程度，通过传统的考试方式难以全面评价医患沟通技能，往往需要结合评价对象实际表现情况综合分析。因此，不能过高估计一次医患沟通技能评价结果，还需要设计更为精准的评价方式，如结合多种方法，以达到准确评价医患沟通技能的目的。

二、医患沟通技能评价方法

医患沟通技能评价有多种分类方法，如按照评价者的不同，分为自我评价、患者或家属评价、同行评价、上级医师评价、标准化病人评价等，按照评价内容的不同，分为语言沟通技能评价、非语言沟通技能评价等。本节主要依照不同的评价方法介绍具体如何评价医患沟通技能。

(一)考试评价法

考试评价法是通过理论考核等方式了解医务人员、医学生对医患沟通技能的掌握情况。考试评价法是考核医患沟通理论知识掌握情况的最主要方法，如考核医学生对医患沟通相关的概念、理论基础、重要意义、沟通要点、影响因素、不同科室的医患沟通注意事项与沟通特点等理论知识的掌握情况；也可评价部分医患沟通实践与应用能力，如通过考核医患沟通相关的案例分析题目，了解评价对象的沟通思路与处理方式,进而间接评价其处理医患沟通实际问题的能力。此外,作为考试的一部分,国内外部分医学院校也将课堂发言、小组讨论,甚至 SP 沟通、模拟诊疗等实践考核表现情况纳入评价,并非仅局限于单纯的理论考试。

总体而言,考试评价法虽然能够有效评价医学生或医务人员对医患沟通知识掌握程度,但并不适合评价医患沟通实践能力掌握情况,如语言表达、坏消息告知、换位思考、在沟通过程中倾听、耐心、尊重等。因此,该方法多用于知识性考核与评价,一般用于评价对象在完成医患沟通理论学习后对相关知识掌握情况的总结,如医患沟通课程的期末理论考核。

鉴于考试评价法的不足,国内部分医学院校有针对性地进行考试改革,使其更侧重于能力评价而非单纯的知识考核,如在理论考核基础上,结合学生与 SP 沟通情况综合评价,或将医患沟通技能实践能力考核设置于实践学习阶段的出科考试,使结果更有指导意义。

(二)观察测评法

1. **概述** 观察测评法是通过对被评价的医学生或医务人员行为表现的直接或间接(如通过摄像设备等)的观测而进行评价的一种方法,如通过观察医务人员与患者沟通时语言与非语言表达情况并给出评价。该方法已广泛运用于教育学、心理学、社会学及其他科学研究中。观察测评法操作简单易行,实施方便,直观性好,评价医学生或医务人员的医患沟通技能水平相对客观,比考试评价法更能够准确反映其医患沟通技能的实际运用情况,能够较为全面评价其医患沟通技能。

目前针对医患沟通技能的观察测评法主要有以下方式。

(1)情境模拟法:通过模拟真实的医患沟通情境,如案例分析、SP 沟通、人机对话,依据评价对象针对模拟情境的表现,评价其处理真实的医患沟通过程中可能出现各种问题的能力。此方法能够有效观察评价对象在具体医患沟通情境的表现,但该方法所处情境毕竟为模拟情境,与真实情境存在较大差异,尤其是评价对象了解情境的非真实性,故对于评价对象面对现实问题时的心理素质、情绪控制、应变能力等方面评价还有所不足,如在面对真实医患沟通与模拟情境中的患者,医学生的心态会有很大差异,紧张程度也有很大不同。

(2)实地观察法:通过实地观察评价对象在医患沟通中具体表现,以评价其医患沟通技能掌握情况。此方法能够了解评价对象的医患沟通技能真实情况,但因为对医患沟通过程不加干预,可能需要观察的指标或情境出现较慢甚至可能不出现,耗时过长,效率偏低。

2. **观察测评法存在的不足** 虽然观察测评法评价内容更为全面,更侧重于实践能力的评价,评价结果也相对客观,但该方法也存在一定问题。首先,评价效率偏低。相对于针对群体的大规模理论知识考试,观察测评法每次仅能评价 1 名评价对象的医患沟通技能,难以大范围开展。其次,对于评价者专业技能要求较高,不仅需要对语言沟通技能进行有效评价,还需要对评价对象的表情、眼神、语音语速、肢体动作等非语言沟通技能进行有效评估,这就要求评价者对医患沟通技能具有较高的理解和深入的研究,未经培训、缺乏经验的评价人员难以承担相应工作。再次,如果采用直接观察测评,使评价对象知晓有观测人员对自己医患沟通技能进行评价,则容易受“霍桑效应”的影响。“霍桑效应”是指那些意识到自己正在被别人观察的个人具有改变自己行为的倾向。评价对象很可能为了得到分数、正面评价而刻意表现出更有耐心、较多的倾听、使用敬语、更多使用抚慰性语言等平时较少使用的医患沟通技能,使评价结果出现偏差,真实性存疑。而如果采用间接观察测评,或采用“单盲”“双盲”实验模式,在一定程度上能够避免上述问题,但效率会进一步降低。最后,观察测评法主观性较强,如医学生在与患者沟通时语言表述的速度较慢,这既可以解释为谨慎、思考缜密,也可以解释为紧张、语言组织能力欠佳、反应速度偏慢,这就需要多位评价者共同参与,综合评价,以减少评价人员主观性影响,但这会造成评价效率进一步降低。因此,单独采用观察测评法评价医患沟通技能的情况较少,而与量表测评法相结合的方式则更有利于全面评价医学生或医务人员的医患沟通技能。如国内部分医学院校采用观察测评法评价医学生医患沟通技能过程中往往结合量表评价法,使结果更为全面系统、等级清晰,且便于量化分析,有助于学生清晰认识自己的医患沟通技能。

(三) 量表测评法

1. 概述　量表是由经过精心选择、由能够较为准确、可靠地反映个体某些心理与行为特征的问题或操作任务所组成的,在测试时,通过让评价对象对测评内容作出回答或反应,然后依据相应标准计算得分,从而评价其相应的心理与行为特点。量表测评法已广泛运用于心理学、医学、教育学、管理学、社会学等学科领域。人们耳熟能详的智力测验、抑郁与焦虑程度评估、性格测验、职业兴趣测验、心理健康水平评估等均属于量表测评。量表测评有多种分类方式,如语言测验和非语言测验(操作测验)、个别测验和团体测验、结构测验和非结构测验等,其中与医患沟通技能评价方法关系密切的分类方式为他评量表测评和自评量表测评。

2. 他评量表　评价者对评价对象的行为观察或访谈进行量化评价,这种方式对于评价者专业知识与技能及量表使用经验要求较高,常运用于各类疾病的诊断及严重程度评估,如汉密尔顿抑郁量表、简易精神状态量表。在医患沟通技能评价方面,常用的他评量表主要有以下几种。

(1) 医患沟通技能评价量表(Set Elicit Give Understand End framework,SEGUE 量表):由美国西北大学医学院 Gregory Makoul 等人于 2001 年编制,2006 年由中国医科大学首次引进该量表并进行本土化修订及运用,目前已广泛运用于评价医学实习生、医学研究生及住院医师等低年资医务人员医患沟通技能掌握情况,是目前最为常用的医患沟通技能评价量表。

该量表共 25 个题目,包括:①准备(5 分),评价调查对象能否礼貌地称呼患者,能否简单全面介绍问诊及问诊理由、适当的自我介绍、保护隐私等相关的医患沟通能力,例如在问诊和查体前是否注意介绍问诊和查体的过程以帮助患者了解诊疗过程、降低紧张感,患者进入诊室后是否注意关门以保护患者隐私;②信息收集(10 分),评价调查对象向患者询问疾病症状、发病原因、讨论既往治疗情况以及沟通的态度等相关医患沟通能力,例如是否具有能够让患者系统讲述对自己疾病进展看法的意识与沟通行为,能否耐心倾听、不打断患者讲话、面朝患者等;③信息给予(4 分),评价调查对象解释各类检查依据、告知检查结果及避免使用患者难以理解的医学专业术语、随时调整语速和话语量等相关的医患沟通能力,如有效而准确、用患者能够理解的语言告知实验室检查结果、诊断依据等;④理解患者(4 分),评价调查对象表达关心、对患者共情的能力,如保持尊重的语气,感谢患者配合,表达关心、移情、理解患者的情感体验和对疾病的担心,使患者感到温暖,帮助其树立治疗信心等;⑤结束(2 分),评价调查对象在诊疗结束时,注意询问是否有其他问题需要探讨及阐述未来治疗方案的医患沟通能力。全部题目采用是(1 分)/否(0 分)的计分方式,对于正面沟通题目(如礼貌地称呼患者),在整个医患沟通过程中出现 1 次即可得分,对于负面沟通题目(如避免命令或诱导患者的相关内容),在整个医患沟通过程中只要出现 1 次便记为 0 分。SEGUE 量表对于医学生或医务人员在医患沟通方面的评价结果具有详细的指导作用,能够有效帮助医患沟通经验不足的医学生或医务人员对准备、信息收集、信息给予、理解患者及结束时的注意事项和沟通流程有较为完整的认识,能够提供详细的医患沟通参考,也能够有效评价他们对医患沟通技能的整体掌握情况,针对不足之处能够开展有效的学习和培训,临床实用价值较高。

(2) 马斯特里赫特综合评价表(MAAS-Global Rating List,MG 量表):由马斯特里赫特大学的 van Thiel 等人于 1991 年编制,评价调查对象自我介绍、随访咨询情况、对患者请求帮助的反应、实验室及体格检查具体情况、具体诊断、就诊管理与评价等患者就医的七个步骤的问诊沟通技巧情况及分析患者需求、情感支持、给予信息、总结、指导、共情等医患沟通的基本技巧。

(3) 利物浦沟通技巧评价量表(The Liverpool Communication Skills Assessment Scale,LCSAS):由英国利物浦大学医学院 Humphris 等人于 2001 年编制,主要评价调查对象基本沟通能力、尊重和同理心、提问能力和信息表达能力四个维度。本量表操作简单,题目通俗易懂,尤其是题目数量较少,有利于快速评价医学生或医务人员的医患沟通技能掌握情况,同时增加了对评价对象同理心等非语言沟通能力的评价,评价内容较为全面。

(4)卡尔加里-剑桥指南(Calgary-Cambridge Guide):由加拿大卡尔加里大学的 Kurtz 与剑桥大学的 Silverman 于 1996 年共同编制。相对于其他量表,本指南更为全面且更为细致,包括采集病史、谈话条理性、建立相互信任的医患关系、病情解释与治疗计划、结束谈话、回答相关问题共 7 个维度,18 个二级条目,71 个三级条目,类似于医患沟通过程指导。2003 年 Kurtz 提出将"以患者为中心的理念"融入医患沟通过程的卡尔加里沟通指南加强版,对会面开始阶段、收集必要信息、体格检查、病情解释与治疗计划、结束谈话五个方面的医患沟通技能进行全面评价。卡尔加里-剑桥指南已广泛运用于世界各国各层次、各类型医学生或医务人员医患沟通技能教学、评价及科学研究,是医学教育界广泛使用的医患沟通技能评价与教学参考的工具之一。

(5)医患关系调查表(Patient Doctor Relationship Questionnaire,9-Item Version,PDRQ-9 量表):由荷兰学者 van der Feltz-Cornelis 等人于 2002 年编制。与上述量表由第三方评价人员观察评价对象在具体医患沟通过程中表现的测评方式不同,本量表由患者或 SP 根据医学生或医务人员在与自己的医患沟通时具体表现予以评价,即由具体参与者进行评价。量表包括患者对本次医患沟通的满意程度、医生的平易近人倾向性和沟通后患者对疾病的认识与态度 3 个维度,共 9 道题目。本量表操作简单,常用于考核医学生在医患沟通过程中的人际沟通或医患沟通技能掌握情况,以及评价患者对于本次医疗工作的满意度。

(6)美国内科医学会调查量表(American Board of Internal Medicine-Patient Assessment for Continuous Professional Development,ABIM-PACPD):本量表也由患者或 SP 对医学生或医务人员与自己医患沟通过程的具体表现进行评价,主要针对医务人员日常沟通行为进行综合评价,涉及倾听、沟通态度、尊重等医患沟通相关内容,该量表题目数量较少,比较适用于评价具体的临床实践中评价对象对医患沟通技能掌握情况。

虽然上述量表均具有良好的信度、效度及结构,评价内容也适用于我国具体的医患沟通情境,但因文化差异及医疗环境的不同,能否采用上述量表直接评价我国医学生或医务人员医患沟通技能掌握情况,还需要进一步验证。在此基础上,将上述量表本土化修订的同时,国内也研究出适用于我国文化和医疗模式的医患沟通技能评价量表,如我国的医学生医患沟通能力住院患者评价量表、医学生医患沟通能力标准化病人评价量表、住院医师"四情境"医患沟通技能教师评价量表等。开发适用于我国文化背景下的能够有效评价医患沟通技能的评价量表,也是未来医患沟通教育重要的研究方向之一。

3. 自评量表 指被评价者根据量表的题目和内容自行选择答案、作出判断的量表,即自我评价的量表。相对于他评量表,自评量表对评价人员要求不高,仅需要依据评价对象的作答情况依照标准进行评价即可,其评价过程类似于"考试评价法",评价效率远高于他评量表,适用于大范围的医患沟通技能掌握情况调查。但自评量表存在霍桑效应倾向,如在医患沟通技能自评量表中均涉及对医患沟通重视程度的相关题目,即使评价对象认为医患沟通不重要,也存在作出"非常重视"回答的倾向性,使结果失真,难以反映真实情况。因此,医患沟通技能评价自评量表更需要选择标准化、题目没有倾向性、具有较高信度和效度并适用于我国文化与医疗模式的评价量表。但目前相关量表较少,常用量表为医学生沟通技能态度量表(Communication Skills Attitude Scale),主要用于评估医学生对医患沟通的态度与认识程度(如"我认为成为一名医生不需要良好的沟通技能"题目)。此外,研究人员常用能够有效评价医患沟通技能的部分成分的自评量表,或人际关系、一般性沟通能力的自评量表,间接评价或推测医学生或医务人员医患沟通技能掌握情况及水平高低,如杰弗逊同理心量表(医学生版)(The Jefferson Scale of Empathy)、人际信任量表(Interpersonal Trust Scale)、交流恐惧自陈量表(Personal Report of Communication Apprehension)、UCLA 孤独量表(UCLA Loneliness Scale)、容纳他人量表（Acceptance of Others）等。

4. 量表测评法存在的不足　与观察测评法相比，虽然量表测评法在评价医患沟通技能时，存在相对客观、操作相对简单、评价指标明确等优点，但也存在一定的不足。首先，量表的编制过程较为复杂，编制适用于我国医学生或医务人员的医患沟通技能评价量表需要反复多次验证、优化并调整题目，才能够得到有效的评价量表。其次，因不同国家的文化、医疗模式、对疾病的态度存在差异，同一量表在不同文化背景下可能评价效果完全不同，甚至在同一文化背景下的不同医院、同一医院的不同科室，也可能在信度、效度及适用性方面存在较大的差异。第三，量表测评法存在与观察测评法相似的问题，如他评量表评价效率偏低，对他评量表的评价人员综合能力要求较高、量表测评过程中存在霍桑效应等。第四，因医患沟通与一般性沟通存在专业性方面的差异，采用其他人际沟通、人际关系评价量表的评价结果能否推测到医患沟通技能水平方面，还需要进一步验证。最后，随着科技和医学技术的发展，社会对医学生或医务人员的医患沟通技能要求也在不断发生变化，其医患沟通所覆盖的领域也在不断扩展，如网络诊疗对医患沟通技能的具体要求可能与传统"面对面"的医患沟通存在差异，但已有量表是否能够有效评价这些"新领域"的医患沟通技能还有待进一步验证。这就要求医患沟通技能评价量表需要不断地发展、更新，进一步编制适用于我国新形势、本土文化和医疗特点的医患沟通技能评价量表，而不适合直接采用国外的医患沟通评价量表评价不同文化背景及新出现的医患沟通问题。针对量表测评法存在的不足，国内部分医学院校在评价医学生沟通技能水平时，除选用更有针对性的量表外，还会在不同的科室、面对不同疾病的患者时，对学生进行多次他评量表评价，以确保评价结果的准确性，同时结合观察测评法等方式进行全面评价。

（四）访谈法

1. 概述　访谈法也称会谈法、晤谈法，其基本形式是由考评者与评价对象进行面对面的语言交流，以了解其医患沟通技能。访谈法是各类心理、教育、医疗等方面评估中较为常用的基本方式。访谈法包括自由式访谈和结构式访谈两种形式。前者的访谈方式是开放式，没有具体限制，气氛较为轻松，被评价者也较少受到约束，使其能够有机会表达自己的想法，如教师就医患沟通、医患关系等方面问题的看法与学生进行交流，学生不必受到题目的约束，自由表述自己的看法即可。但缺点在于耗时长，内容较为松散，影响评价效率，同时受评价者主观印象影响较大，这些问题在完成访谈后进行评价时需要注意。而后者是根据评价目的预先设计出一套访谈程序或结构，访谈内容有所限定，如预先设计评价大纲或评价内容表，在访谈时逐项提问，如"你认为医患沟通的重要性体现在什么地方？"要求评价对象按提问回答，再根据其回答情况予以评价，例如 SP 按照预先设定的方案与评价对象访谈。结构式访谈因内容限定，评价效率较高，能够节省时间，但因提问内容限定，很容易造成评价对象感到拘谨、紧张，影响访谈效果，同时因预先对访谈内容进行设定，有可能部分内容没有事先考虑到而导致未进行评价，影响访谈结果的全面性。

2. 访谈法存在的不足　相对于观察法、考试评价法、量表测评法，访谈法最大的特点在于互动，这就要求评价者在访谈过程中起着决定和主导作用，以引导评价对象更好地完成访谈。因此，在评价过程中，"听"比"说"更重要，评价者需要耐心听取评价对象的表达，了解表述内容的细节，还需要注意评价对象的情绪状态、语言逻辑性等非语言内容，为评价提供依据。同时，评价者需要熟悉各类访谈技巧，如概括、释义、澄清等，此外，还需要熟悉各类非语言沟通技巧，如通过身体前倾、点头等方式表示尊重及关注，鼓励评价对象发言，对评价对象的发言表示理解，对其进一步引导和启发，将访谈内容深入。这就要求访谈人员需要具有较高的沟通、引导发言的能力，能够有效引导评价对象访谈内容，把握方向。此外，访谈法也容易受霍桑效应的影响，同时容易受评价者主观印象的影响。如国内有医院在评价住院医师规范化培训学员医患沟通技能时，会采用由 SP 甚至真实患者对其进行评价，除通过访谈法评价其医患沟通技能基本情况外,还结合相应量表进行量化分析,使结果更加真实、有效,更具有指导意义。

以上介绍了各种医患沟通评价方法,需要指出的是,在实际运用过程中并非仅仅单独使用某种方法进行医患沟通技能评价,在具体评价过程中往往是多种方法共同使用,以降低各种方法缺点的影响,形成较为客观而全面的评价结果。例如在评价医学生医患沟通技能时,通过考试评价法了解其对医患沟通基本理论知识的掌握情况,通过观察测评法了解医学生与 SP 或实际患者的具体沟通表现情况,并结合医患沟通技能评价量表等测评工具的量表测评法,了解其医患沟通实践技能掌握情况并进行量化测评,发现其优势和不足。

三、正确理解医患沟通技能评价结果

使用医患沟通技能评价的方法及评价工具得到的有关医患沟通技能水平的结果,需要正确地理解。

1. **客观看待评价结果**　无论医患沟通技能评价结果的高低,该结果仅能反映本次评价的医患沟通技能,既不能全部预测评价对象未来医患沟通技能的高低,也不能完全体现过去医患沟通技能的掌握情况,本次评价结果仅对本次评价负责,而这一结果的形成受多方面因素的影响,例如评价对象过于紧张、不了解评价方式、过于疲劳等。因此,仅凭一次评价便确定评价对象的医患沟通技能真实水平是非常不合适的。

2. **医患沟通技能是可以改变的**　医患沟通技能作为医务人员和医学生的临床技能之一,可由理论教育、临床实践学习、小组讨论、案例分析等方式予以改善或提升,也可因为长期脱离临床实践而下降。因此,无论本次评价结果高低,未来均可能发生变化。对于评价对象来说,如果某次医患沟通技能评价结果较为理想,也仍需要继续努力学习、实践医患沟通技能,做到保持并进一步提高;如果某次医患沟通评价结果不理想,也不要自我否定,沮丧泄气,而是要通过不断地临床实践与理论学习,提升医患沟通技能。对于评价者来说,不能仅凭一次医患沟通技能评价便断定评价对象是否适合从事医患沟通,是否具有相应的沟通能力。因此,医患沟通技能评价的最终目的是帮助评价对象发现自己在医患沟通上的优势及存在的不足,以便有针对性地改善和提高,而不是单纯地为了考核分数。医患沟通技能评价不仅仅是对过去成绩的总结,更是指导未来的改进方向。

3. **评价结果并不适用于全部医疗环境**　本节所介绍的医患沟通技能评价方法,是基于医患沟通的共性问题,如换位思考、避免诱导式提问、尊重患者、有效表述专业知识并组织语言、礼貌称呼患者、注意保护患者隐私等,但在不同级别的医院,甚至同一医院的不同科室,对于医患沟通的具体要求也可能完全不同。例如乡镇卫生院面对的慢性疾病患者或家属与大城市三级甲等医院面对的急诊患者或家属,在语言表达、疾病告知等方面的要求便有很大的差异:前者更侧重于耐心、细致,帮助患者全面理解自身的问题,做好健康教育以便配合后续治疗;后者更侧重于短时间内有效信息的传递并获得患者或家属的认同,以便配合治疗。同样,面对精神科患者与呼吸内科患者的医患沟通策略也存在差异:因社会文化以及精神心理卫生知识宣传存在部分缺失,社会部分人群对精神障碍存在偏见,甚至患者家属也不认同亲人患有"精神病",而打消患者和家属对所患疾病的不认同、降低"污名感",以提升患者和家属的遵医行为,更好地配合治疗、坚持治疗,是影响精神障碍治疗效果的重要因素,也是精神科医患沟通的重点内容;但这一问题在呼吸内科往往不存在,前来求治的患者已经认同自身患有疾病,求治目的就是为了解决这些问题,遵医行为较精神科患者更高,并不需要上述关于认同疾病相关的医患沟通策略。因此,一位完成心内科实践学习的医学生,即使其医患沟通技能得到患者及科室医生的高度评价,但进入其他科室实践学习时依然需要了解该科室医患沟通的特点,以便适应新环境的医患沟通;同样,熟悉三级甲等医院医患沟通模式特点及注意事项的住院医师规范化培训学员,当进

入县级二级甲等医院工作后,也需要熟悉所在区域、医院、科室的患者特点及相应医患沟通注意事项,以达到适应临床工作环境、提升岗位胜任力的目的。不能认为一套沟通方法便可以应对全部医疗环境而忘记终身学习在医疗卫生工作中的意义。

4. 综合看待评价对象医患沟通技能 虽然本节介绍了部分医患沟通技能评价方法,但这些方法本身均存在一定不足,不能准确而全面地展示评价对象真实的医患沟通技能。例如考试评价法评分较高者,在实际医患沟通过程中可能存在表达能力不足的情况;SP考核过程中,注意使用敬语、耐心、不随意打断"患者"的医学生,在医患沟通技能评价量表评分往往较高,但在真实的诊疗过程中可能因为时间紧张、患者催促而忘记、"省略"对患者疾病形成原因的探讨、表达关心、移情等。因此,评价一名医学生或医务人员的医患沟通技能,不仅仅需要通过本节所介绍的方法进行评价,更应该结合其日常工作表现,综合看待其医患沟通技能。

(郑爱明 郑亚楠)

第五章 | 医方主体的沟通

本章数字资源

本章思维导图

在医患沟通的讨论中,常常直接聚焦于医方与患方之间的沟通。但是,达成高质量的医患沟通不仅依赖于医务人员与患者的直接沟通,还涉及各类间接沟通。所以,本章从各类繁杂的间接沟通中以组织层面作为主线(即医方主体),分别阐述医方主体内部与医方主体外部的沟通。特别对于医方主体内部的沟通,重点阐述组织层面之下的团队沟通与自我沟通。通过对本章节的学习,可以掌握医方主体内部与外部沟通的各类应对策略,以提升医患沟通的效果。

【案例 5-1】 多学科团队协作挑战疑难病例诊治

李某,男,27 岁,发现自己左大腿上长了一个肿物,辗转求医治疗无果。随着肿瘤越来越大,加上重度肥胖(体重达 400 斤),麻醉和手术风险极高,患者多方打听之下,求治于某三甲医院骨肿瘤医疗团队。为确保患者安全,骨肿瘤团队术前邀请麻醉科及手术室护理组、呼吸与危重症医学科、心血管内科等相关专科进行多次会诊,并进行术前讨论,主要围绕心血管系统评估、麻醉方式选择及术中麻醉管理、手术体位、手术切口规划、术中出血及休克应急处置、术后气道管理、快速康复和专科护理等难题逐一沟通,并制定个性化诊疗计划和应急预案。同时,与李某本人及家属充分沟通手术方式的选择及可能的麻醉风险,取得患方同意并签署知情同意书。手术室医护团队还为患者量身定制了专用手术床。术中多学科团队根据术前充分沟通制定的诊疗计划默契配合,顺利切除了患者的肿瘤。术后手术医生、麻醉医生、病房护理人员等共同访视患者,观察术后镇痛、生命体征变化等情况,确保患者顺利度过术后危险期,并顺利康复出院。骨肿瘤医疗团队结合病理结果进行疑难病例讨论,随访时给予患者康复指导。医院通过微信公众号对案例进行介绍,分析了李某所患疾病的类型、症状、预防和治疗方法,对社会公众进行相关疾病知识的科普宣传。

问题:针对疑难危重症病例,多学科医疗团队如何以患者为中心进行有效沟通?

在医疗行业中,医方主体间的有效沟通与协作是确保患者安全和提供优质医疗服务的重要因素,案例中医院针对高危患者组建了骨肿瘤一体化诊疗团队,由骨肿瘤科、胸外科、呼吸与危重症医学、肿瘤内科、放疗科、医学影像科、病理科、血液科等专科组成,并按照医疗质量安全核心制度要求规范沟通方式与协作模式,充分发挥综合医院多学科协作优势,以患者为中心,通过制度化、规范化的诊疗活动,不断提高医疗服务质量、提升温情服务水平。

随着时间的推移,医院各专科已从专科和亚专业学科的精细化发展演变为各专业之间的协同发展和疾病的综合诊疗。这种转变也体现在医患关系上,从"患者围着医生转"的被动服务模式转变为"医生围着患者转"的主动服务模式,从而逐步形成了以患者为中心的科学、高效、舒适且便捷的医疗服务模式。在这种医疗服务模式下,深入理解各类医方主体的角色、掌握医方主体间各层级的沟通技巧,以及知晓如何有效地与社会进行沟通,是极为重要的。这不仅促进了医患关系的和谐,也提升了医疗服务的整体质量并能产生良好的社会效应。

NOTES

71

第一节 | 医方主体概述

一、医方主体的概念

1. **医方**　有广义和狭义之分,广义的医方是指全体医务工作者、卫生管理人员及医疗卫生机构,还包括医学教育工作者;狭义上特指医疗机构中的医务人员。

2. **医方主体**　也有广义和狭义之分,广义的医方主体是指以促进、恢复和维护人群健康为基本目标的机构或团体。这包括但不限于卫生行政组织(如国家或地方各级卫生健康委员会)、卫生服务组织(如医院、诊所、卫生科研机构等),但不包括社会方面的相关组织,如医学协会等。狭义的医方主体是指获得《医疗机构执业许可证》的各级各类医疗服务组织,例如医院、卫生院、社区卫生服务中心(站)、诊所等。

每个医方主体都包含不同层级的团队和个人,这些层级在主体内部形成了特定的结构和功能。这样的结构使得医疗服务能够在不同层面上有效地进行,同时确保了医疗服务的质量和安全性。了解医方主体这种组织层面的概念对于系统地进行医患沟通至关重要。

二、医方主体的分类

从总体来看,医方主体可以分为卫生行政组织和卫生服务组织两个部分。

1. **卫生行政组织**　卫生行政组织是指那些通过制定和执行卫生政策、法规等来调控卫生事业的发展,将组织和管理卫生相关事务作为主要职能的政府组织。卫生行政组织是国家公共行政组织的一种,是卫生公共政策的具体执行机构,通过法律手段贯彻执行国家的卫生与健康工作方针、政策和法规,是具有合法性、强制性、权威性的政府机构。卫生行政组织在内部结构上具有集中统一、系统化和层级分明的结构特征。我国的卫生行政组织主要为国家及地方各级卫生健康委员会、医疗保障组织以及卫生监督组织。

2. **卫生服务组织**　卫生服务组织是以保障居民健康为主要目标,直接或者间接向居民提供预防服务、医疗服务、康复服务、健康教育和健康促进等服务的组织。

三、医方主体的生态

1. **医方主体的内部生态**　医方主体内部的生态即卫生组织体系,是指由在一定区域内,根据人群的健康需求,通过卫生规划、卫生立法等形式,以恢复和增进人群健康为目标的各种不同组织群构成的系统。其运作机制是:卫生行政组织由政府设立,负责规划、组织、控制、领导和激励卫生服务。卫生服务组织按照卫生行政组织的指导提供预防、医疗、保健等服务。在医患沟通的背景下,与医患沟通相关的社会因素中的医疗资源分配因素、医疗保险与费用因素和医疗政策与法规,均为这一机制运行下产生的结果,这些结果会对医生的诊疗和沟通行为产生影响。此外,医疗机构作为卫生服务组织的一部分,为了提供更优的医疗服务,有效减少与患者的纠纷,需要同各类卫生行政组织沟通,来保障各类与医疗相关的政策得以顺利实施,并通过和其他同级或下级的卫生服务组织进行沟通,进行经验交流或指导。

在分析了医方主体的内部生态之后,会知晓上述均为组织层面的运作。对于卫生服务组织中的医学生或医务人员,在大多数时刻并不直接参与组织层面上的沟通,这类沟通任务多数由相关行政职能科室承担。所以,不能仅关注各类不同组织的沟通,还需要知晓微观层面的沟通,即各卫生组织内部的团队和个体层次上的沟通,以更全面地理解医患沟通。

2. **医方主体的外部生态**　医方主体的生态不仅受到内部组织结构的影响,例如卫生服务组织、卫生行政组织和医疗保障组织,还受到社会的影响。例如,社会环境和文化态度在很大程度上塑造了医疗服务的需求和提供方式。公众对健康问题的认识和态度,以及对医疗服务的期望,都直接影响医疗需求的性质和规模。此外,社会对医疗专业的支持和尊重也是影响医疗服务质量的关键因素。这些社会层面的因素与医方主体内部的运作密切相关,共同决定了医疗服务的效率和效果,从而说明医方主体的生态是一个受内部运作和外部社会影响共同塑造的动态系统。

综合前述关于医方主体生态的讨论,本章第二至四节内容将重点关注两个关键方面来全面探讨医方主体的相关沟通机制:一方面是医方主体内部的个体、团队的沟通,另一方面是医方主体与社会之间的互动沟通。通过分析这两个方面,揭示间接提升医患沟通效果的策略,帮助解读医疗服务中的复杂沟通过程。

第二节 │ 医方主体内部的个体自我沟通

医方主体内部的个体沟通可以从两个维度分析:一是个体的自我沟通,二是个体间的互动沟通。在探讨医方主体内部的团队沟通之前,强调医方主体个体自我沟通至关重要,因为个体在参与更广泛沟通之前,首先需修炼自己的"内功",知道自己的目标和期望,从而更好表达自己的意见和想法。同时,也需要了解自己与他人之间的相互期望,这样才能确保沟通不偏离预设目标,且顺畅、高效,更好应对各种挑战和问题,真正实现团队协作。对于医务人员而言,掌握良好的自我沟通策略是基础,也是成功进行医疗团队内部以及与患者沟通的前提。本节将围绕如何为培养医务人员自我沟通能力提供策略指导,以更好地保障临床工作的顺利开展和适应社会发展需要。

一、医务人员自我沟通的概念

1. **自我沟通**　也称内向沟通,即信息发送者和信息接收者为同一个行为主体,自行发出信息,自行传递,自我接收和理解的过程。个人接受外部信息并在人体内部进行信息处理,在主我和客我之间进行的信息交流,是一种内在沟通过程,即个体与自己进行持续的内部交流过程,它与人际沟通之间存在动态关系,并作为所有沟通的基础,是来自父母、兄弟姐妹、老师、同龄人、媒体和文化等外部信息(包括语言和非语言信息)的内化。

2. **医务人员自我沟通**　是指医务人员在接收外部信息后,在自身内部进行的信息处理和交流。这种沟通形式涉及信息发送者和接收者为同一人,即医务人员自行发出信息、自行传递、自我接收和理解。在这个过程中,个体不仅处理来自外部的信息,如患者的主诉、医学数据、同事的意见等,也涉及与自身知识、经验、情感和价值观的内部对话。在医疗领域,自我沟通不仅是一种个人的思考过程,也是一种自我指导和自我评估的方式。医务人员在面对复杂的医疗情境时,需要通过自我沟通来整合信息、评估不同的治疗方案、调整个人的情绪状态,并制订最佳的治疗方案。这种内部交流有助于提高决策的准确性,同时也是自我学习和自我提升的过程。

二、医务人员自我沟通的目的

与人际沟通相比,自我沟通是一种单向的、内省的思考过程,常因表现在不经意间而容易被人忽视。自我沟通是内在和外在得到统一的联络点。老子《道德经》云"知人者智,自知者明。胜人者有力,自胜者强",说明能了解自己的人才是有大智慧的人,能够战胜自己、超越自己的人才是真正强大的人。正确地认识自我是自我沟通中的关键,也是扮演好自身角色、实现自我目标的重要前提。

1. **自我认知**　医务人员通过内省和反思,可以更深入地认识自己的情感、动机、价值观和信仰。这对于理解自身的内在需求和动力极为重要。在医疗实践中,这种自我认知有助于医务人员更好地理解自己的行为和决策,提高同理心和对患者情绪共情的敏感性。

2. **解决问题**　医务人员的自我沟通能力,如自我反省和自我激励,对于问题解决至关重要。这种内在的对话和思考有助于明晰问题的本质,并在取得自我内在认同的基础上,高效地寻找解决问题的途径。在医疗场景中,这意味着能够有效处理诊断和治疗中的复杂情况。在医疗决策过程中,医务人员需要通过内省和自我反思来评估不同治疗方案的利弊,这有助于他们作出符合患者最佳利益的决策。

3. **情绪管理**　医务人员在面对挑战和压力时,自我沟通对于情绪管理尤为重要。自我沟通可以帮助个体管理和表达情绪,医务人员可以更好地理解自己的想法和感受,理解情绪的来源和影响,在紧张和高压的环境中保持冷静和专注,掌握自己的情绪和心理状态及时进行自我调适,从而更有效地应对情绪波动,缓解焦虑和压力,更好地适应变化和挑战,增强自我适应能力和韧性。

4. **自我成长**　自我沟通的反馈和反应是医务人员自我成长的关键。自我沟通的反馈表现为思想上的自我本来定位与现实要求之间冲突的发生和解决过程,把面对冲突时表现出来的外在形态称为反应。当医务人员面对某一医疗场景,会根据自己对客体(人、事物)的先验判断去制订相应的对策和措施,一旦当自身这种先验性判断与外部的要求(如上级的要求)发生矛盾时,冲突就出现了。这种冲突出现后会表现出烦躁、不安、反感、恐慌,甚至出现抵触态度和行为,为了使自己的心态得到恢复,就必须不断说服自己,调整自己的判断标准、价值观或者处理问题的方式。从沟通过程看,成功的自我沟通就是要求自我在面临问题时,有良性的反馈,并表现为积极的反应。通过不断地内在思考和反省,能够发现自身的潜能和不足之处,更清楚地了解自己的目标和价值观,从而在职业生涯中不断学习和成长,并为未来的职业路径和发展作出规划。

自我沟通是一种非常重要的技能,它可以帮助我们更好地处理情绪、解决问题、制定计划和实现目标。自我沟通的过程从自我认知、分析并自我定位到最后的自我规划,实现认知自我、提升自我、超越自我。

三、医务人员自我沟通的影响因素

基于自身长期的学习,人们不断建立具有个体特征的鉴别、分析和处置问题的特有方式和价值观。因此,当人们面对某一事件时,会根据他们对客体的先验判断制订相应的对策和措施。一旦这种自身先验性判断与外部的要求发生矛盾时冲突就出现了,产生这种冲突的影响因素主要源于以下三个方面。

1. **自我认知不同带来的影响**　医务人员自我沟通的主体与客体都是医务人员自己。内因是推动事物发展的主要因素,因此个人因素是影响其自我沟通能力的主要因素。影响医务人员自我沟通能力的个人因素主要包括:人生观和价值观、对待自己及他人的态度、心理素质、自我意识、教育背景和人生经历等。例如,过去的经历可能导致一些医务人员在处理紧急情况时,表现出更多的谨慎或过度的自信。同样,医务人员的自我意识和情绪调节能力对他们处理职业压力和患者关系的方式产生重大影响。自我认知程度较低的医务人员在理解和处理工作中的情绪压力方面可能遇到困难,这不仅影响他们的职业表现,还可能影响患者的满意度。

2. **社会角色定位多重性的影响**　医学的发展以及现行医疗卫生服务体系下医疗机构的运营机制,赋予了医务人员多重社会角色,社会对医务人员角色也有多种期许,医务人员所面临的对自我角色和地位的挑战日益加剧,对医生的自我认知与沟通能力提出了更高的要求。当代医务人员角色呈现多重化趋势,如疾病诊治者、健康促进者、医学研究者和临床教师等,这些角色常伴随着很高的期望和标准。对医务人员带来的不利影响主要表现为:医务人员角色具有的职业性与角色多重化导致的角色冲突;医务人员角色具有的专业性与角色多重化带来的利益冲突;医务人员角色具有的伦理性与角色多重化带来的医学伦理难题。医务人员既要明确自己的多重角色,又要善于多重角色的扮演,主动适应社会对于医务人员角色的新要求,明晰价值观和人生观,重新塑造对自己职业和社会地位的认知。

如果医务人员在社会角色定位上存在误解,可能会导致一系列的问题。例如,可能导致医务人员在处理职业压力和患者关系时感到困惑和挫败,进而引发职业倦怠、职业道德冲突,甚至影响医务人员的心理健康,最终影响他们的工作效率和医疗质量。

社会舆论对医务人员的影响同样重要且不容忽视。随着社会对医务人员的期望不断提升,可能会导致医务人员承受重大的心理负担。这种来自社会的压力和期望,对职业生涯规划和发展方面影响尤为显著,可能会使医务人员在自我沟通时遇到难题,影响他们的心理健康和职业满意度。

3. **组织文化对个体的影响** 组织文化是影响沟通的重要因素。现代人普遍崇尚自我,若想把一群“自我”的员工凝聚在一起,就需要一个良好的组织文化,组织文化对个体的行为准则、价值观和道德观会产生重要影响。医院内部沟通的内容和形式直接影响医院文化的塑造,沟通内容将医疗机构使命、愿景和价值观和医务人员的自我期望和要求相结合,那么医务人员会形成一种对这些价值观的认同和共鸣,进而影响他们的行为和决策。灵活适应型组织文化提倡信心和信赖感、不畏风险、注重行为方式等,组织成员之间相互支持,勇于发现问题、解决问题。一个积极健康的组织文化有利于促进个体的全面发展和积极进取;一个积极向上的组织氛围能够对个体的工作体验情绪状态产生影响,激励个体的工作热情和积极性,提高个体工作效率和创造力。

一个善于沟通的管理者,可以促使组织内部沟通气氛变得活跃、积极;一个沟通不畅的管理组织或管理者,将会导致组织员工不敢提出自己的想法与见解。建立合理的组织结构,创造一种信任和公开的组织气氛,开发和使用多种信息沟通渠道可以促进医务人员主动沟通、有效管理冲突。

四、医务人员自我沟通的策略

无论是人际交往、团队合作,还是医疗服务,都是人和人的互动与交流。人们在与他人交流之前,先和自己的内心来一场互动,进行一个持续的内部交流。自我沟通是所有沟通的基础,作为医方主体的关键角色,医务人员在面对每一位前来就医的患者以及配合自己为患者实施诊疗的团队成员,要能够把自己心中对患者和团队成员的理解和尊重传递出去,并且让他人有所感知。

一切好的服务,从形象开始,从倾听开始,从每一个举止开始。所以,为他人提供医疗服务,一定要从“人”出发,了解患者到医院向医务人员求助的感受是什么,他的需要是什么,团队成员是否了解患者的需求,医务人员除完成基本的医疗、护理和专业的救治外,在自我沟通的时候还要自问有没有传达出那份希望,有没有让患者感受到被理解、被关怀和被尊重?

1. **明白医学的本质** “有时,去治愈;常常,去帮助;总是,去安慰”,特鲁多医生的墓志铭,既是他的行医格言,也是他一生的职业总结。这则墓志铭既道出了医学科学不完美的现实,又揭示了医疗服务的真谛和医务人员应给予的人文关怀,表达了医学对于生命的敬畏和对人性的尊重。作为医务人员要常常问自己,是否认识到生命个体的不同与复杂性,以及医学的局限性;虽然医生不能包治百病,但是医生有没有去善待生命,以人为本,换位思考,竭尽全力帮助患者减轻痛苦,让患者在就医的时候体验到被理解、被关爱、被尊重。“老吾老,以及人之老;幼吾幼,以及人之幼”的那份关爱,是不分身份、不分种族,发自内心的善良和情怀。医务人员需要时常重温这则墓志铭传达的人文关怀,立志做一个“有温度”的医务工作者。

2. **明确自己的角色定位** 美国社会学家乔治·赫伯特·米德认为,人的社会自我的发展是通过角色选择的。个人的自我发展程度取决于人能在多大程度上采纳别人的意见,像他人对待自己那样对待自己。设想处于他人角色,从他人角色的观点观察自己,是顺利实现人际相互作用的必要条件。医务人员在社会关系中被赋予多重角色,关系不一样,角色就不一样。角色的本质,是人和人在关系中产生的一种行为期待,角色影响人们的行为,明确自己的角色定位对于医务人员来说至关重要,尤其是在与患者和其他医务人员的交互中。东汉末年的经学大师郑玄在《通典·凶礼二》注疏中提到“礼者,在于所处”,强调了角色、关系和秩序的重要性。作为医务人员,沟通是一种恰到好处表达尊重的形式。在患者面前,清楚“你是谁”“你要履行或者遵守怎样的秩序”,最重要的是要通过尊重他人,来树立医生的尊严与威信。在团队中,医务人员应积极参与合作,尊重并支持同事,通过有效的沟通和协作来提升团队整体的工作效率和治疗质量。商业服务是一种价值互换,而医务人员的服务是

"健康所系,性命相托"的期待。医务人员在不同的情境中需要扮演不同的角色,要慎重选择自己的言辞和待人接物的方式,尊重与自己交往互动的人。

3. 明白影响他人体验的因素 角色和互动是密不可分的,互动双方需要遵守一定的角色规范进行交往,互动有赖于个体扮演他人角色的能力,使得个体能够辨别和理解他人,预知他人的反应。如果没有另一方来互动,角色就失去了依存条件。无论是作为患者的治疗者、指导者,还是作为团队的一员或领导者。在与患者的互动中,医务人员应当展现尊重和同理心,将患者的需求和感受置于首位,同时也要尊重自己的职业和同行。这种尊重不仅体现在医疗服务的质量上,也体现在沟通的方式和态度上。医务人员应时刻提醒自己,在患者眼中自己是可信赖的专业人士,同事眼中也是人格平等的伙伴。医务人员面对每位患者或同事时都请告诉自己"我真的很重要",只要我们在时刻努力着,为职业理想奋斗着,我们就是无比重要地生活着。自信、自尊使我们与他人双向的配合与互动更加顺畅,并能提供一种主观的连贯性和意义感,才能带来最有效的服务。

患者在就诊过程中与医务人员产生互动,患者体验好不好,感受好不好,直接决定了患者满意度。如果患者的期望小于他的就医体验,满意度就会比较高;患者的期待越高意味着风险就越大,但是这样的风险也是医务人员提升自身能力与素养的契机。如果能匹配患者的高期望,甚至超过了患者的期望,患者满意度自然就会提升。患者对医务人员的期望是品牌的价值,医务人员行为举止和服务要能体现品牌的价值。年资越高的医务人员,患者的期望值越高,每一句不温和的话语或要求式的话语,都会影响患者的感受。所以,医务人员这个角色要传达给患者什么样的感受、什么样的体验,值得用心去思考。与此同时,医务人员之间的相互体验同样重要,相互尊重的沟通态度以及工作责任感,都是影响医务人员之间交流的重要因素。医务人员应该意识到,每一次与同事的互动都是建立信任和团队凝聚力的机会。

总之,自我沟通是一种自我认知和成长的方式,也是一种有效的应对焦虑和压力的方法。在进行自我沟通的过程中,医务人员需要明确自己的角色定位,明晰沟通的目的和可能面临的问题,选择合适的沟通方式,给自己充分的时间和空间,保持积极的心态并注意方式方法,这样才能更好地实现自我成长和发展。

第三节 | 医方主体内部的团队沟通

当今社会的发展更需要团队协作精神和有效的沟通。美国的未来学家约翰·赖斯比特曾说:"未来竞争是管理的竞争,竞争的焦点在于每个社会组织成员之间及其与外部组织的有效管理沟通之上。"有效的沟通管理已被视为组织变革、持续发展的关键因素之一。在知识经济时代背景下,医方主体中的卫生服务组织作为知识和劳动密集型组织,面临着从传统垂直功能化管理模式向更加扁平化、灵活的组织结构的转变。这一转变要求组织中的团队应采取措施使沟通更加高效,能够灵活应对各种挑战和危机。同时也要求作为团队中的个人应当主动作为,为团队的发展出谋划策。本节将聚焦与医务人员密切相关的医疗机构中医疗团队的沟通进行深入探讨。

一、医疗团队沟通的概念

(一) 医疗团队的概念

医疗团队(medical team)是指为了实现医疗目的,由两个或两个以上专业医务人员相互协同组成的集合体。他们以患者为中心,不仅共享信息,更注重协作配合,公开表达感受,交流看法,相互补充技能。成员之间的相互信任对医疗团队建设和发挥临床沟通效能起着至关重要的作用。成员间积极合作使得团队的绩效远远大于个体绩效之和。医疗团队存在多种类型,可能会因解决的问题不同,成立不同形式的团队。医疗机构中常见的医疗团队类型主要有以下几类。

1. 问题解决型团队 问题解决型团队通常由同一医疗机构的5~12人组成,是为了解决某些专门问题而设立。团队的成员定期见面,讨论改进业务流程和工作方法的问题,并提出建议。但他们通常没有权力根据团队自己提出的建议单方面地采取行动,例如讨论如何提高医疗服务质量、优化服务流程和改善工作环境等问题。问题解决型团队虽然在解决问题上有明显的作用,但在调动员工参与决策的积极性方面有一定的局限性。

2. 自我管理型团队 自我管理型团队是与传统的工作群体相对的一种团队形式,是新型横向组织的基本单位。传统的工作群体通常是由领导者来决策,群体成员遵循领导的指令。而自我管理型团队则承担了很多过去由领导来承担的职责,例如进行医疗团队内部工作分配、决定工作节奏、决定团队的质量如何评估,甚至决定谁可以加入到团队中来等。自我管理型团队不仅注重问题的解决,而且执行解决问题的方案,并对工作结果承担全部责任。医疗机构针对慢性疾病管理,由医生、护士、管理部门等自行组建团队,对小组成员进行统一培训、考核,并建立患者个人信息档案进行随访干预、康复教育,采取个性化的管理措施以保障治疗效果,帮助患者提升自我管理能力。自我管理型团队能够很好地调动团队成员的积极性,提高成员的满意度。

3. 多功能团队 多功能团队也称跨职能型团队。团队成员由来自于组织内部同一层次、不同部门或工作领域的员工组成,他们合作完成包含多样化任务的一个大型项目,这样的团队就是多功能团队。多功能团队打破了部门之间的界限,使得来自不同领域的员工能够交流,有利于激发出新观点,协调解决复杂的问题。医疗机构实际工作中被广泛采用的各种类型的委员会和多学科协作团队就是多功能团队,如案例5-1提到的骨肿瘤医疗团队,由同一医疗机构多个专科组成,临床科室、医技科室、管理部门共同协作,顺利完成疑难病例的诊疗。

4. 虚拟团队 前面三种团队形式的活动是面对面进行的,随着现代科技的发展,如互联网、可视电话会议等广泛使用,使得协同性的工作并不需要面对面进行。这种成员分布在不同的地方、不同的时区以及来自不同的组织,利用计算机和网络技术把实际上分散的成员联系起来,通过同步或异步进行互动的沟通方式,以实现一个共同目标的工作团队,即为虚拟团队。虚拟团队同样可以完成传统团队能够完成的所有工作任务,如分享信息、作出决策和完成任务等。远程会诊、远程手术是虚拟团队的常见工作任务。与传统团队形式相比,虚拟团队表现出以下几方面的特征:第一,缺少副语言等非语言沟通线索;第二,有限的社会背景;第三,克服了时间和空间上的制约。这些特点既创造了虚拟团队的工作优势,也带来了一些新的问题,由于虚拟团队接受的更多的是任务型工作,相互交流信息很少含有社会背景、情感交流等内容。

(二) 医疗团队沟通的概念

医疗团队沟通指的是医疗环境中由两个或多个团队成员进行的所有形式的信息交换和信息理解。这种沟通不仅涉及团队内部成员之间正确、合理地传递、接收和执行信息的过程,也包括团队作为一个整体与外部环境(其他医疗团队、职能部门)的沟通。医疗团队的绩效和工作质量在很大程度上依赖于团队内部以及团队外部共享信息的质量。有效的医疗团队沟通不仅能确保信息的准确性和及时性,还有助于提升团队的决策质量、增强团队协作,以及优化患者护理和满意度。其中,医疗团队沟通的四大常见要素如下。

1. 医疗团队成员的角色分担 按照医疗团队成员扮演的角色是否对团队的工作起到积极作用,分为:积极角色,如领导者、创始者、协调者、追随者;消极角色,如绊脚石、支配者、逃避者。

2. 医疗团队中成文或默认的规范、惯例 规范是以明文形式存在的团队成员共同遵守的行为准则,比如医疗质量安全核心制度、医院内部的多学科协作管理制度,容易被团队成员遵守;惯例往往容易被团队成员忽略、违反,尤其是对新成员而言,比如利用工作外时间组织业务学习。

3. 医疗团队领导者的个人风格 领导者在团队沟通中的作用举足轻重,医疗团队领导者个人的性格特征、管理风格与团队内部和团队外部的沟通是否有效密切相关。

4. 医疗团队的外部环境 医疗团队的沟通不仅受内部因素的影响,外部环境同样起到关键作用。这包括医疗机构的组织文化,医疗机构所处的社会、经济、政策环境,该医疗机构与其他医疗机构、卫生行政部门的关系,等等。

二、医疗团队沟通的目的

1. **确保患者安全,提供高质量服务** 医疗团队的沟通是否有效直接关系到患者的生命安全与健康恢复情况。沟通对象不仅包括医疗团队内部成员,还涉及其他医疗团队和医院职能部门。有效的团队内部及跨团队沟通有助于从不同学科视角为患者制订最适宜的诊疗计划,并提供相应的医疗技术支持。与医院职能部门的沟通,可加深对卫生政策、法规的理解,获得指导与支持。这些沟通有助于整个诊疗过程的顺利进行和提供高质量的医疗服务,从而保障患者得到最佳的治疗和护理。

2. **协同多角色工作,增强团队凝聚力** 医疗团队的有效沟通关系着工作协同和资源优化效果。医疗团队由来自不同专业背景的成员组成,包括医生、护士、技师和药师等。团队内部沟通旨在确保每个成员的角色和责任得到明确,使治疗流程顺畅,避免资源浪费;同时,可增强团队成员间的凝聚力和提高工作满意度,当团队成员感到自己的职责明确、得到足够的反馈并感受到被尊重时,他们的工作积极性和团队凝聚力自然增强。

3. **迎接多元化挑战,适应未来发展模式** 医疗团队的多元化在职业角色、文化背景、教育和工作经验等方面都体现得淋漓尽致。这种多样性为团队带来丰富的视角和方法,但同时也带来了沟通和协作能力的挑战。有效的沟通有助于团队成员挖掘多元化的潜在优势。此外,随着数字医疗平台的持续开发,医疗服务将会打破医院的物理壁垒,延伸到医院之外。未来医疗团队可能会采用更加民主和参与式的管理模式,不仅在内部进行有效沟通,还与外部相关方进行广泛的沟通交流,以确保每位团队成员的声音得到重视,适应灵活多变的团队任务。

三、医疗团队沟通存在的问题

医疗团队沟通过程中容易受某些干扰因素的影响,导致无法正常进行沟通,或者虽然能够进行沟通,但沟通结果却与沟通目标相去甚远。这些干扰因素如同"隐形虫"一样伴随沟通的全过程。长期忽视只会导致医疗团队成员关系变得紧张,医疗团队的凝聚力下降,最后影响医疗团队的绩效,甚至违背了团队建立的初衷,势必会对医疗团队的管理产生影响,进而影响到正常工作。

1. **沟通重点切入困难** 医疗团队日常工作中面临着众多沟通挑战。这些挑战源于医疗实践的复杂性和多变性,包括处理复杂病情、选择合适的治疗方案、适应快速发展的医疗技术以及遵守法律和伦理标准。此外,团队内部成员的多学科背景和外部管理要求也给有效沟通增加了难度。这些因素共同造成了医疗团队难以在具体的沟通场景中快速确认沟通重点。

在医疗实践中,医疗团队经常会遇到病因复杂不明确、难以确诊、医治难度较大的疑难病例,这类病例往往涉及多个系统问题,沟通重点难以被确认。团队成员需要确定哪些信息是关键信息,否则会导致诊疗方向错误。同时,随着循证指南不断更新,同一类疾病,有多种治疗方案可选择,医疗团队需要就不同方案的优劣进行深入讨论。并且,随着人工智能、大数据等不断赋能医疗健康领域,医疗技术快速更新换代,这可能会使团队成员因新技术掌握水平的不同而影响沟通的重点。此外,医疗实践中的法律和伦理问题,如在各类紧急情况下如何保障医患双方的权益,也为团队沟通重点的选择增加了难度。

2. **沟通关系建立困难** 医疗团队确定了沟通的重点之后,需要确定沟通的主体和客体,并建立有效的沟通关系。沟通主体可以是医疗团队中的每位成员,包括医生、护士、技师、药师等。沟通的客体包含团队内的成员、其他医疗团队、医院职能部门等。在实际的临床诊疗中,可能会存在沟通客体选择错误的情况。例如,手术前,手术护士为求方便,只找麻醉医生确认手术方式,而主刀医生并不在场。不同的术式对手术患者的体位、准备的医疗器械有不同的要求,可能会导致患者术前准备不充分。

沟通关系通常会因为团队成员和工作关系的多样性而变得复杂。团队成员间可能存在文化和背景差异、沟通风格和技能的不同,如果存在上下级或同级之间的关系不融洽,可能成为沟通关系建立的障碍。

3. 沟通过程效率低　即使建立了有效的沟通关系,沟通效率仍然会受到以下几个方面的影响。首先,沟通渠道的选择。信息传递过程中,如果渠道或媒介的选择和信息符号的选择不匹配,可能导致信息无法有效传递和信息传递失误。其次,传递层次过多。如果一个信息从发送者那里发出,到达接收者那里经过的环节越多,到达最终接收者的信息会大打折扣,或者被误解。此外,信息传递手段的障碍。在现代信息沟通中,越来越多的、先进的传递手段大大提高了沟通效率,但在使用这些手段发生障碍时则会影响沟通。

例如,医疗团队在遇到疑难病例时,拟邀请多学科共同开会讨论,若会前医疗组内部事先没有讨论会议的必要性、没有明确分工,则导致会前准备不充分。比如,没有明确本次会议召开要解决的主要问题;没有明确需要邀请的专科及人员,需要相关专科在哪些方面给予建议;没有准备充分的病例资料;没有联系到被邀请医生本人,由他人代为转告,或使用短信通知,出现信息遗漏或错误。这些可能会导致讨论过程流于形式,或者需要再次召开会议讨论,导致沟通过程效率低。

4. 沟通效果反馈差　尽管医疗团队可能已进行了充分的沟通,沟通过程也很顺利,但沟通结果并不总是符合预期。信息只有通过反馈,才能建立一个双向沟通的过程,而这种双向沟通对信息传递的准确性和完整性有着重要的意义。在反馈过程中,由于反馈渠道本身的设置和使用,以及反馈过程中可能出现的信息失真等,都有可能给有效沟通带来障碍。例如,患者主管医师团队邀请其他专科会诊,当会诊医生到达病房,医疗团队医生去手术了,只有值班医生在病房,于是会诊医生自行去查看患者,书写会诊意见,若会诊医生未写明诊疗计划和会诊的主要目的,可能导致会诊没有解决主要问题或者不是最佳方案;同时,主管医生对会诊意见有疑问时,只能再次联系会诊医生进一步沟通。这种情况就是没有做到闭环沟通,没有进行沟通后的及时反馈,导致了沟通效果不佳。

四、医疗团队沟通的策略

随着医疗技术水平的不断提高,团队协作成为医疗工作中不可或缺的部分,其重要性越来越被人们所认识。在医疗工作中,由于患者健康状况的复杂性和不可预测性,治疗计划的制定和实施无法仅由一个人或一组人完成,而是需要整个医疗团队的共同协作。因此,建立高效的团队协作和沟通系统,对于保证医疗工作的顺利进行、提高医疗工作的效率及质量、改善患者的就医体验具有不可替代的作用。

(一) 坚持制度引领导向

1. 医疗机构应优化沟通机制　从医疗机构的角度看,医疗机构应在卫生行政组织的领导和指导下,结合其他医疗机构的经验来优化组织架构和层级体系。这包括明确划分和界定各职能部门的职责范围,确保每个部门都明确自己在医疗沟通流程中的作用和任务。此外,需制定和持续改进与医疗流程相关的沟通制度,明确规定在沟通的各个关键节点上各职能部门的责任。这样,当医疗团队遇到因团队外部因素引起的沟通障碍时,能够迅速定位到相应的职能部门,并得到及时有效的解决方案。

2. 团队管理者应制定沟通流程与标准　从团队管理者的角度来看,应在医院相关沟通制度的支持下,制定和维护明确的沟通流程和标准,以确保信息在团队内准确传递并达成一致的决策。这涉及识别团队的沟通需求,如确定信息流动的关键点、常见的沟通障碍,以及在特殊情况下的特定沟通需求。基于这些需求,团队管理者制定沟通标准,涵盖信息记录和传递的格式、沟通的频率以及选用的沟通渠道。接着,建立详细的沟通流程,明确信息如何收集、记录、共享,以及在团队内如何流转。这能够有利于团队及时化解矛盾,解决工作中意见不合等问题,促进成员之间人际关系的友好发展,确保各成员都朝着一个团队目标共同努力。

3. 团队个人应积极参与沟通　在团队个人层面,团队成员的积极参与同样至关重要。他们应主动参与沟通,基于在日常团队沟通中遇到的困难与团队领导者沟通,在团队领导者的帮助下优化沟通流程,并将组织制度的不足及时向相关职能部门反馈。使得医院沟通制度和团队沟通流程的施行形成闭环。同时,团队成员需遵循医疗机构的沟通制度和团队内部的沟通规范,当在沟通出现问题时,能快速地分辨是团队内部因素或是外部因素,以便快速找到沟通的客体,确保沟通流程的高效执行。

(二) 提升个人素养水平

1. 团队管理者应注重领导风格,提高个人沟通能力　对于团队管理者来说,领导风格的选择对团队绩效有着显著的影响。路径 - 目标理论中提及的四种领导风格——指示型领导、支持型领导、参与型领导以及成就导向型领导——各具特色,对团队成员的激励方式和工作态度产生不同的影响。在医疗团队的环境中,领导者应根据不同情境灵活运用这些风格。例如,在紧急抢救患者时,指示型领导风格能明确地对团队成员进行指导,不需要团队成员一起参与决策,能显著减少决策时间,应对紧急情况。然而,在日常工作中,选用支持型领导风格、参与型领导风格或成就导向型领导风格,有利于团队保持开放的氛围,这对于激发团队的创新能力和协作精神至关重要。

此外,团队领导者需具备出色的社交技巧和情感技能。在与团队成员的沟通中,领导者不仅要有效地使用语言,快速抓住谈话要点,还要建立有效的双向沟通渠道。通过友好的交互活动,领导者能够拉近与员工的距离,从而提高员工工作投入、激发创新思维,进而推动团队或组织创造性成果的产生。同时,领导者还需要提高对沟通对象的识别和适应能力。这不仅适用于团队内部的沟通,也同样适用于与上级领导及其他团队的互动。合适的措辞和态度可以有效影响沟通对象,助力实现团队目标。最后,提升共情能力对于团队领导者来说同样重要。通过共情来处理问题和决策,能够在团队内部构建和谐的人际关系,增强团队的信任感,同时在组织中获取更多支持和协助。

2. 团队个人应提升个人情商水平　团队成员的情商水平直接影响着整个团队的工作状态和效率。在压力强度高的医疗环境下,具有高情商的员工能够更有效地控制和表达自己的情绪,从而在紧张的工作条件下保持冷静和专注。这不仅有助于改善患者护理,也可促进团队内部的沟通和合作。相反,低情商的员工可能在处理情感冲突或人际关系问题时遇到困难,这不仅影响他们自身的工作效率,还可能削弱整个团队的沟通效能,进而抑制团队内的创新思维和行为。情商水平不是固定不变的,它可以通过培训和实践得到提升。在医疗团队中,员工应当首先通过情商测试(如 EQ-i 测验)等手段对自己的情商水平有一个清晰的认知。这不仅包括对自身情绪的认识,也包括对同事和患者情绪的敏感度和反应能力的认识。此外,员工应当遵循医疗团队中形成的共同情绪规范,提升自身的情绪控制能力。高情商的医疗团队成员能够更有效地应对紧急情况,提供更高质量的患者护理,同时在团队内部促进更为积极的创新和协作氛围。

(三) 建设组织与团队文化

在医疗环境中,个人理念、团队文化和组织文化之间的关系构成了一个复杂但协调的系统。每位医疗团队成员都带来了自己独特的价值观和行为方式,这些个体特征共同塑造了团队的工作方式和相互作用。团队文化作为团队成员共同形成的规范和准则,反过来又影响个人成员的行为和决策。同时,这个团队文化也是在更广泛的组织文化背景下发展和维护的,后者定义了整个医疗机构的使命、愿景和工作习惯。

1. 医疗机构应持续完善组织文化　为了培育和维护强大的组织文化,医疗机构可以采取以下策略。首先,在招聘过程中,通过细致的甄选机制来确保新加入员工的价值观与医疗机构的价值观大致相符。这一步骤对于构建一个和谐且目标一致的团队至关重要。其次,医疗机构的高层管理者应当起到模范作用,通过自己的行为和态度来传播和弘扬组织的核心文化。此外,通过各种组织社会化活动,如共享富有意义的组织故事(如组织历史沿革)、举行特色的组织仪式(如医师节典礼、教师节典礼等)、塑造独特的组织视觉形象(如医院院标、院训),可以有效帮助员工更好地融入和适应组织的文化。

2. 团队管理者应构筑团队文化　作为团队的领导者,应主动作为,为医疗团队文化的建设进行谋划。首先,明确共享的团队价值观和团队目标是基础。在明确价值观和目标时要确保团队文化要与组织文化相匹配,确保团队的行为与整个医疗机构的目标和理念相一致。例如,团队共同认同"以患者为中心"的价值观,就会在日常工作中始终把患者的福祉放在首位,这也与医疗机构的组织文化相匹配。其次,注重培养团队成员对团队文化的认同感,以此来加强团队文化对团队成员的凝聚作用。这可以具体通过构造以人为本、人文关怀的氛围,并赋予绩效考核和激励机制,能显著增强团队凝聚力。此外,团队管理者不能忽略团队成员的权利诉求。团队成员的辛勤工作是为了获取生活物质所需,满足自身精神追求。一旦这种权利诉求得不到实现,医疗团队成员对待工作的责任心将随之消失,最终会导致医疗团队利益受损。这提醒团队管理者除了基础的培训,还应该鼓励医护人员参与高级研修、学术交流,提高他们的医疗救助与沟通能力。同时,确保他们工作中的权益不受侵害,如提供加班费、值班后提供适当的休息时间等。通过这些措施,医疗团队可以构建一个强大的文化基础,促进成员间的协作、个人的发展,以及团队的整体卓越表现。

3. **团队个人应主动参与团队活动** 作为团队中的个人,可以借鉴《大学》中的"修身、齐家、治国"的理念。首先,"修身"阶段,医务人员可以通过参加各类培训来提升自己的专业技能和道德品质。通过这种个人层面的成长,能够为构建健康的团队文化奠定基础。其次,在"齐家"阶段,医务人员可以在团队中发挥团队文化建设作用,例如通过对团队新人的"传帮带",使团队新人快速融入团队,使其认可团队的价值观与团队的目标,或是主动组织团队活动,及时消融团队中不和谐的因素。最后,在"治国"阶段,医务人员可以通过参与组织中的各类文化活动,如参与医师节典礼,从而在更广泛的层面上加深对组织文化的理解。通过这样的逐步参与和贡献,医疗团队成员能够有效提升自身所在团队和机构的文化效能。

第四节 | 医方主体与社会的沟通

在信息经济时代,内外部环境变化日益复杂,医方主体必须在日新月异的环境变化和更加激烈的竞争态势下生存发展。医方主体不仅需要通过内部沟通,还必须与外界,即社会公众与组织进行交流,以更好实现组织目标。公共关系,是一个社会组织在运行中,为使自己与公众相互了解、相互合作而进行的传播活动和采取的行为规范,而组织开展公关活动的最终目的就是获得公众对组织的认可、理解和支持。医方主体中医疗机构作为一个社会组织,要获得自身的生存与发展,也必须开展一定的公关活动来获得公众对自己的信任和支持。医方主体中最常见的公共关系即为医疗机构公共关系,本节将从与医务人员密切相关的医疗服务组织中的医疗机构角度出发,为医方主体与社会沟通策略提供参考。

一、医疗机构与社会沟通概述

(一)定义

医疗机构公共关系是指医疗机构通过一定的沟通手段和传播媒体来建立、协调与社会公众的关系,并赢得包括患者在内的广大社会公众对医疗工作的理解和支持,从而更好地为公众提供服务。是医疗机构为其自身事业发展,实现医疗机构的组织目标,取得内部员工和外部公众的信任与支持,创造医疗机构最佳社会关系环境,在处理自身面对的各种问题时,所采取的一系列科学的原则、政策与行动,也是医疗机构为评估、确定、获取公众理解和认可的行动实施方案。

尽管医疗机构主要负责有效管理来院就诊的患者,但是公众对医疗机构的评价也会影响医疗机构的发展。关注关键公众群体,预测他们的动向以及以建设性的方式与他们有效沟通,是医疗机构公共关系建设的主要内容。

(二)医疗机构公共关系分类

医疗机构公共关系主要指用传播手段与相关公众之间进行双向交流,使双方相互了解和相互适应。医疗机构主要的公共关系可以从以下两个维度分类。

1. 个人

（1）与医疗机构直接相关人员：指与医疗机构诊疗流程存在直接关联的人员，常见的有患者及其家属。

（2）与医疗机构间接相关人员：指与医疗机构诊疗流程存在间接关联的人员，泛指社会上的所有人员。

2. 组织

（1）营利性组织：营利性组织是以组织的利益为目标的社会组织。这类组织讲究资本的投入产出，讲究利润的回报。常见的有制药公司、医疗设备供应商、媒体机构等。

（2）非营利性组织：非营利组织是指不以营利为目的的组织，它的目标通常是支持或处理个人关心或者公众关注的议题或事件。常见的有慈善机构、医学研究机构、医学学会与协会、医学基金会等。

（三）医疗机构常见公共关系类型

公共关系是一种传播活动，也是一种管理职能。根据医疗机构运行情况可以将其划分为日常运营中的公共关系与危机状态下的公共关系两大类。

1. 日常运营中的公共关系

（1）服务型公共关系：所谓服务型公共关系是指组织向社会公众提供的各种附加服务和优质服务的公共关系活动。服务型公共关系是以提供优质服务为主要手段，目的是以实际行动来获取社会的了解和好评，建立自己良好的形象。其目的在于以实际行动使目标公众得到实惠。通过提高公众满意度，塑造良好的组织形象，争取公众的支持，增强组织的竞争力，促进组织的稳步发展。服务型公共关系的特点是依靠本身实际行动做好工作，其独特的媒介是服务，而不是宣传。在医疗机构中，最直接的体现就是提供各类常规的医疗救治服务。

（2）维系型公共关系：所谓维系型公共关系是指社会组织在稳定发展之际用来巩固良好形象的公共关系模式。其做法是通过各种渠道和各种方式持续不断地向社会公众传递组织的各种信息，使公众在不断接受组织的服务中，增强对组织的好感，把组织的美好形象深藏在心中，做组织的顺意公众。维系型公共关系是针对公众心理特征而精心设计的，通过组织各种社会性、公益性、赞助性的活动尽量扩大本组织的社会影响，其活动范围可大可小、可简可繁，多采用综合性传播手段（如人际、实物、印刷、大众传播）。在医疗机构中，最常见的形式就是组织医务人员到社区开展各类义诊。具有公益性、文化性特征，影响面大，不拘泥于眼前效益，重点在于树立组织形象、追求长远利益。

2. 危机型公共关系

所谓危机型公共关系指的就是发生危机事件时的公共关系管理活动，即用公共关系手段减少危机给组织与公众带来的影响，进而寻求公众对组织的谅解，以重新树立维持组织形象。由于同行竞争或者外界特殊事件的影响，而给医疗机构或品牌带来危机，医疗机构针对危机所采取的一系列自救行动，包括消除影响、恢复形象，就是危机公关。在媒体环境和行业环境的影响下，危机不可避免，危机型公共关系旨在帮助医疗机构破解危机公关的难题。每一次危机的本身既包含导致失败的根源，也孕育着成功的种子。因此，发现危机发生的根源是医院危机管理的精髓。

二、医疗机构与社会沟通的目的

中国经济迈向市场化和国际化的进程中，无论是政府、非政府组织，都希望与公众建立更加广泛和有效的沟通，试图营造良好的传播推广环境。过去医疗机构间的竞争力主要靠的是高质量、高技术，现如今需要强调高质量服务与高效率沟通。即医疗机构在竞争中的公共关系，以及蕴含在公共关系中的医疗机构的形象树立和维护、品牌的打造和管理、政府关系的协调、媒体公共传播以及医疗机构的危机管理等。

1. 提升医疗机构品牌影响力

随着国家政治体制和经济体制改革的不断深入，医疗行业呈现多元化格局，社会进步的力量推动着医疗卫生行业的改革，促进各医疗卫生机构推行社会主义市场化、企业化管理的改革。医疗机构时刻关注国家卫生医疗体制改革和相关市场动态，如医疗保险业、医药产业,关注行业竞争动向,探索医疗机构发展契合产业化、市场化趋势的路径。各级各类医疗机构的完善和发展带来了日益加剧的行业竞争,竞争也由单一的竞争向多角度多方位的综合性竞争转变。不进则退,医疗机构面临空前的生存压力,危机感和使命感让医疗机构思考如何在各种变革中使医疗机构这个关系到人类健康的社会单元更好地承担起护佑生命的重任。

国际国内医疗市场的竞争、自身可持续发展、稳定和扩大市场资源,以及公众对医疗机构平台的认可度,都要求医疗机构注重自身形象的塑造和维护。医疗机构需选择形象战略,进行品牌管理,这不仅是自身发展的需要,也是卫生资源保值增值的有力保障。通过寻找、挖掘、整合医疗行业的市场资源、客户资源,充分挖掘医疗机构拥有的医疗资源潜能,使其发挥更多的服务效能,覆盖更为广泛的服务领域。

不论是医疗机构形象塑造,还是医疗机构形象维护,公共关系都是一个重要而又有效的方法和载体。公共关系作为品牌营销的核心,是与公众进行沟通和健康教育的最佳载体。媒体作为第三方"眼睛"和"耳朵"的主要代表,没有他们提供的信息,人们无法参与到一个社会的政治、经济和文化生活中去。借助媒体的推广作用,通过公共宣传,医疗机构可实现品牌战略目标,扩大知名度,提升影响力,并增加客户黏性,培育出忠诚的客户;广泛而有效地树立并强化医疗机构的品牌形象,提升品牌的知名度与美誉度。有研究者认为,医疗机构已进入同质化时代,管理者必须有清晰的品牌意识,一方面要通过做实品牌打造核心竞争力,为医疗机构创造效益;另一方面医疗机构若做到流程科学、环节符合标准,就可降低发生危机的概率。

2. 培养医疗机构与公众的信任关系 公共关系不仅是医疗机构了解社会公众利益的重要手段,也是与社会公众交流沟通的重要平台,是传播医疗机构核心理念的重要途径。公众对医疗机构的信任对其至关重要,它深刻影响着医疗服务的质量、患者的安全、公众整体健康水平及医患之间的沟通效果。这种信任不仅促进患者更好地遵守治疗计划,从而提升治疗效果,还是公共卫生措施得以成功实施的关键。一个坚实的信任基础能显著提高患者的满意度,并在医疗决策过程中加强患者的自主性。

医疗机构的客户关系管理,是医疗机构运用信息技术,对内部服务流程进行优化,从而建立以市场为导向、以患者为中心、以服务为核心的新型管理服务模式。患者为寻求诊治而选择医疗机构时,尽管价格非常重要,但更重要的是比质量、比服务,更关注被尊重及被重视,获得差异化全方位服务,甚至感到接受了定制化服务,疑问也可以随时得到解决。简单的服务方式已经不能满足广大患者多样化的看病需求,只有打造属于自己的、同行难以模仿的竞争优势,从而提升医疗机构整体的竞争能力、优化运营模式。使医疗机构以更低的成本、更高的效率满足患者的需求,从而使医疗机构最大限度地提高患者满意度与忠诚度,提高医疗机构的核心竞争力,最终达到医疗机构社会效益与经济效益的双赢。

3. 应对医疗机构危机管理 医疗行业是一个高风险的行业,随时都可能面临危机,而经济体制的转型、医疗体制的改革、全球化进程的加快、群众对医疗机构期望值的提高等加大了医疗机构发生危机的概率。如何正确对待危机;如何有效预防危机;如何在危机发生后有效地应对、化解和利用危机,使危机的破坏性减少到最低限度,并从危机中获得新生:这些是摆在医院管理者面前很重要的任务。

医疗机构作为公共事业单位,承担了大量与社会公众之间交流、理解与合作的任务。在日常运行和管理中会遇到各种各样的危机,如自然灾害、医疗事故、医疗纠纷、后勤保障系统瘫痪、公共形象危机等。无论医疗机构遭遇哪一种危机,如果处理不当,都会使医疗机构蒙受巨大的损失。医疗机构公共关系是医疗机构为评估、确定、获取公众理解和认可的行动实施方案。医疗机构的任务是形成、保持或改变公众对医疗机构的态度。在公共卫生事件应对中,公众对医疗机构的信任度能够极大地增强危机处理的有效性。

三、医疗机构与社会沟通的策略

医疗机构与社会沟通的所有策略都要坚持事实导向和价值导向相结合的原则。事实导向的原则强调在医疗机构与公众之间的对话中,促进事实层面的真实性和互惠。这种策略的核心在于通过准确和及时的信息传播,平衡医疗机构和公众的利益。然而,在实际操作中,医疗机构有时面临公众对某些医疗政策或决策的误解。这种情况表明,仅仅依赖事实导向的策略可能不足以解决所有问题。医疗机构需要超越事实导向的层面,进入一个与公众共享的价值观层面。通过寻求公众的认同和理解,医疗机构可以更有效地传达其政策和决策,并与公众共同形成对医疗服务和公共健康的理解。下述策略将围绕以上原则进行阐述。

(一) 在日常医疗活动中加强与社会的沟通

1. 医疗机构应加强日常事务管理 在医疗机构的日常医疗活动中,医疗机构可从以下几方面的具体事务入手,加强与社会的沟通。首先,通过对医疗服务产品推陈出新、满意度调查、健康教育加强患者关系管理。其次,通过自媒体或与其他媒体合作,发布医疗资讯、医疗机构科研成果或在社交媒体上与公众互动,提升医疗机构在公众心目中的透明度和信任度,并在日常运营中就常与媒体合作,将舆论把控关口前移。再次,通过开展社区健康讲座和社区义诊活动,加强与社区居民的联系并提升居民健康水平。最后,通过加强对医疗机构第三方供应商的把控与管理,对医务人员临床和科研能力进行培训考核,以此提升医疗服务质量的水平。此外,还要加强与各类非政府组织的合作,以此扩大医疗机构的影响力,构筑医疗机构良好形象。

但是,医疗机构在执行相关具体事务时,还必须顾及客体影响——公众的感受,对公众应当通过倾听、达成价值共识、关爱进行价值响应;在价值响应的基础上通过价值观管理进行价值观倡导,构建公众与医疗机构的价值共同体。

2. 医务人员应积极主动参与各类公关活动 对于医疗机构中的医务人员,首先要遵守医疗机构的各类制度和诊疗规范,服从医疗机构中的各类管理规定,并主动参与到各类服务型公共关系和维持型公共关系活动中。

此外,医务人员可以在健康科普工作中发挥重要作用。对于健康科普工作,医务人员首先需要坚持党的思想引领,传播的言论应积极向上,充满正能量,始终立足人民大众。其次,需要不断加强对医学专业知识和健康科普理论的学习,以确保提供给公众的信息准确可靠、通俗易懂。再次,应善用多种传播渠道,包括网络、纸媒和公开讲座等,以扩大健康科普的影响力和覆盖面。并在条件允许下,积极创新健康科普传播形式,多使用图文融合、短视频、漫画等方式进行健康科普工作。最后,还需加强与读者的沟通,及时了解并反馈公众的需求,对科普内容和形式进行持续的改进和优化,确保科普工作更加贴近公众的实际需求。通过这些综合策略,医务人员可以有效地提升公众健康意识,推广科学的健康观念,以增强公众对医疗行业的信任。

(二) 在危机情形下加强与社会的沟通

1. 医疗机构应树立危机管理机制 在实践中,医疗机构应结合危机管理和危机传播两种观点来有效应对危机。危机管理偏向于"对事",即做好事件应对。这包括预防和准备阶段的风险评估与识别,制定应急计划,以及对医务人员的危机应对培训。在响应阶段,关键在于迅速启动应急响应机制,组织应急团队,控制事态并进行实时评估。恢复阶段需要采取修复措施并进行危机反思和总结。同时,危机传播偏向于"对人",即做好公共关系的处理。医疗机构需要主动、透明地发布危机信息,与媒体和公众积极互动,引入第三方权威支持,并考虑通过有效传播转移公众注意力。面对价值危机,医疗机构应通过倾听了解患者需求,保证信息流通一致性,并在危机后提供补偿和救赎,重建公众信任。通过这些措施,医疗机构不仅能从危机中恢复,还能利用应对危机的经历作为改进的机会,更好地应对未来的挑战。

2. 医务人员应服从组织安排,谨言慎行　在医疗机构面临危机事件时,医务人员首要的职责是服从组织的安排,积极参与到危机应对中。同时,医务人员也扮演着重要的角色,可以参与同危机相关的社会讨论,主动引导和塑造社会舆论。当医务人员对重要社会议题发表意见时,应该采取平衡的取向,言论不应该明显地偏向任何一个利益相关方。既要充分表达医疗机构的立场,还要展现对患者和公众的理解和支持。这种换位思考的方式有助于建立更加坚实的信任关系,降低紧张情绪,促进有效沟通。

(康德智)

本章数字资源

本章思维导图

第六章 | 医院诊疗的医患沟通

医院诊疗过程主要包括门诊、急诊和住院等环节,门诊是直接对患者进行诊疗、咨询、体检、预防保健的场所;急诊是抢救危、重、急症患者的场所;而住院病区则是住院患者诊疗、生活的场所。医务人员应根据不同诊疗环节中患者的身心特点,掌握医院诊疗全过程的医患沟通。本章将通过分析门、急诊及住院患者特征、工作特点及对沟通的影响,探讨门、急诊及住院等诊疗环节医患沟通的方法和技巧。

第一节 | 门诊医患沟通

门诊就诊目的是初步确定患者所患疾病、制订最佳的治疗策略和方案。门诊医患沟通往往是医院医患沟通的开始,决定了患者对医院的初步印象,关系到医患和谐关系的建立。了解门诊患者特点及其影响因素,掌握门诊医患沟通技巧,对于建立良好的门诊医患关系具有非常重要的意义。

【案例 6-1】 门诊医患沟通

张某,女,43 岁,近期时常感到头晕、乏力,遂到医院就诊,完善抽血、头部 CT、MRI、颈部血管 B 超等多项检查,均未发现异常。但是张某总是怀疑自己得了大病,反复到多家医院就诊,均未发现问题。张某听说某三甲医院的全科医生王教授医术高明,特意预约了王教授的门诊。就诊时王教授首先面带微笑,亲切地与张某打招呼,然后耐心地询问:"请问您哪里不好?能将您的情况详细给我说说吗?"在认真地听完张某的述说后,王教授又仔细地给她做了全身检查。诊疗过程中王教授了解到张某的思想状况和工作压力,也理解她对自己身体的担心。王教授仔细查看张某带来的 CT、MRI 等相关检查并进行了全面评估后,得出了明确诊断,并对其耐心解释道:"您的头部 CT、MRI 检查都没有提示包块,您的头晕并不是肿瘤引起的,可能与紧张和焦虑有关,不要太担心。"最后,王教授根据张某的情况,开具了改善焦虑的药物,并给出了饮食及生活方式的指导意见。就诊结束后,张某夸赞道:"王教授,我看了多家医院,您是最认真和最有耐心的医生。我相信您,一定按照您的建议来治疗。"

问题:本案例的接诊医生在门诊接诊中运用了哪些沟通技巧?

一、门诊患者特征及门诊工作特点

(一)门诊患者特征及对沟通的影响

1. **身份的各异性** 门诊患者来自社会各方,其职业、文化程度、经济水平、生活经历与社会背景都不尽相同。有本地的,也有外地的;有国家公务员、国有企业工人、离退休人员或军人、学生;也有个体劳动者、城镇居民和农民。患者就医的经济保障方式也不一样,如自费、公费、参加医疗保险和大病统筹等。

患者身份的各异性对医患沟通会产生显著影响,如不同文化背景的患者可能对疾病的认知存在差异,需要医生在沟通中更加关注患者的文化习惯和民族风俗;不同经济水平的患者对于治疗方案的要求可能存在差异,就需要医生详细说明各种诊治方案的疗效和经济效益比,以提供给患者不同的选择;不同社会经历的患者对于医生的信任度也存在差异,有的患者则需要通过深入的沟通和讨论来建立信任,而有的患者则需要给他们更多的信心来增加诊疗的依从性。

2. 病情的复杂性　门诊有初诊和复诊患者,患者所患的疾病和病程也不尽相同。首先是病种构成复杂,有的仅有单系统疾病,如内科疾病、外科疾病、妇科疾病、儿科疾病等;有的是多系统疾病并存,如呼吸内科疾病合并消化内科疾病,骨科疾病合并神经外科疾病,内科系统疾病合并外科系统疾病等。其次病程长短不一,如病种单一、病情较轻的患者病程短暂;而病种较多、病情较重的患者病程长久。

患者所患疾病的性质、种类、病情严重程度和治疗的难易程度等因素,对医患沟通都可能会产生一定的消极影响。病情单一的患者,沟通相对容易,但是如果过于简单的沟通,会给患者带来"医生看病马虎"的印象,也可能导致纠纷;疑难病症或病情重、病程长的患者,对治愈疾病缺乏信心且悲观失望,往往产生很大的心理压力,表现为讲述病情时语序混乱、语义重复和语态零散,则给沟通带来障碍。

3. 心态的多样性　由于患者的职业、文化程度、经济水平、生活经历与社会背景的不同,加之所患的疾病不尽相同,病种构成比较复杂,患者对疾病的治疗需求及求医治病的心态也表现不一。有的对自己所患的疾病知之不多,不以为然;有的对自己患病背上沉重的思想包袱,悲观失望;有的由于患病时间长,"久病成医",对疾病一知半解;有的明知自己患病,但因一些原因,要求医务人员保守秘密;有的虽然患病,但能正确对待,性格开朗,情绪稳定;有的家庭经济条件较差,仅需简单治疗;有的家庭经济条件优越,需要条件更优越的治疗;有的患者可能非常焦虑和担忧,需要医生给予更多的安慰和支持;而有的患者可能比较冷静和理性,更注重医生对疾病的解释以及治疗方案的科学性。

患者心态多样性会对医患共同决策产生影响。医患共同决策要求医生和患者共同制订治疗目标和治疗方案,体现尊重患者的自主权和知情同意权的要求,能提高患者共同承担医疗风险的意识。然而,不同心态的患者在医患共同决策中会表现出不同的态度和行为,医生需要充分认识和理解患者的个体差异,因势利导地与患者达成共识。

(二)门诊工作特点及对沟通的影响

1. 诊疗工作的繁重性和时限性　门诊医务人员接诊患者较多,诊疗工作十分繁重。在大型综合性医院,门诊医生在半天的工作时间内往往要接诊几十个患者,接诊单个患者的时间非常短。在有限的时间内,要完成患者(特别是疑难患者)从问诊到查体、资料阅读到病情分析、作出处置到解答患者提问等一系列工作,是非常不容易的。接诊患者数量众多和接诊时间不足,与医疗服务质量形成了一对比较突出的矛盾,容易引起医患之间的矛盾与冲突。此外,由于工作需要,门诊接诊医生不能做到完全固定,当患者面对不同医生时,需要多次重复叙述病情,可能导致患者失去耐心,客观上增加了接诊医生了解患者诊治过程的难度,也会造成个别患者沟通上的障碍,因而容易产生医患矛盾。

2. 就诊环节的多样性和复杂性　从就诊过程来看,门诊诊疗全过程涉及导医、预检、分诊、挂号、候诊、看诊、交费、检查、治疗、取药等许多环节。患者到医院就诊通常必须经过上述环节,并且需要与每个环节的工作人员沟通,任何一个环节沟通交流出现问题,都会影响患者的就诊体验。同时就诊环节也具有一定的复杂性,有些环节患者需要较长时间等候,有些环节需要患者理解才能更好配合完成,有些环节需要预先引导患者,等等。如何让患者在上述辅助的就诊环节中有很好的就医体验,不仅仅是医护人员,各环节所有工作人员都需要提高自身的沟通技能,才能更好地为患者服务,构建和谐的医患关系。

3. 业务工作的专业性和多元性　从门诊业务工作的全局来看,业务分工越来越细,很多大型综合性医院或专科医院,门诊分类已扩展到二级学科的各个研究方向。从门诊工作单位的组成来看,涉及临床与非临床、医学与药学等多学科领域。从参与门诊工作人员的组成来看,有医、药、护、技、工程、财会等不同专业的人员。这些充分反映了门诊工作构成的专业性与多元性的特点。细分的专业化容易加剧医患之间信息不对称的问题,过于专业的术语容易导致沟通障碍,从而影响医患之间的信任关系。此外,专业化和多元化也使得医疗过程变得复杂而烦琐,给医患关系带来了诸多挑战。

二、门诊医患沟通的方法与技巧

(一) 转变思想观念

当今,医学模式正从生物模式逐步向生物-心理-社会的新模式转变,这就要求医院服务模式必须从以疾病为中心转变为以患者为中心。这一转变具有重要的意义,它强调了医疗服务的主体不是疾病,而是患病的人,应将患者的需求、患者的情感放在第一位置。医疗服务的内容不再是单纯治疗躯体疾病,而是要帮助患者恢复健康,建立良好的生理与心理状态,具备较强的社会适应能力。门诊的医务人员必须适应医学模式的变化,更新服务观念,改善服务态度,转变服务方式,提高服务效率,加强医患沟通,注重人文关怀,切实地把以患者为中心作为工作的出发点和落脚点,积极主动为患者提供一个全方位、全过程、优质满意的门诊诊疗服务。

(二) 提高诊疗质量

门诊诊疗因时效性很强,又具有一定的风险性,这就要求门诊医务人员要不断强化质量第一的观念。以对患者高度负责的态度,认真细致、一丝不苟地做好每一位患者的接诊、检查、治疗工作,客观地研究分析各项检查资料的数据和提供的诊断意向,重视每一个诊治环节过程的质量。对遇有疑点、疑难的问题不轻易放过,没有充分的诊断依据不草率作出结论,必要时邀请多科联合会诊作出明确结论,并妥善安排复诊和做好随访记录工作,确保门诊工作的高质量。保证诊疗的质量是患者最关心的问题,只有首先在这个问题上把好关,才能在根本上改善医患关系。

(三) 充分运用各种沟通技巧

1. 问诊要充分应用各种语言和非语言的沟通技巧　问诊是门诊医患沟通的最初环节,良好而有效的医患沟通要从问诊开始。优质的问诊包括下列几个方面:①学会耐心地倾听。医护人员更要重视让患者感觉到自己在用心倾听,通过目光交流、面部表情及附和患者的语言,让患者感受到医方在诚恳而细致地听取患者的叙述、了解患者的感受与需求,这样才能获得患者的认同与信任。②学会细致地观察。要善于观察患者的面容表情、言谈举止,领会患者关注的问题、对疾病的看法、对诊断和治疗的期望等。③善于运用提问技巧。尽量多用开放式语言提问,提问内容要简洁明确、通俗易懂,要学会探询,如对少言寡语者,要耐心有序、循序渐进地询问;对滔滔不绝者,要巧妙转问、化整为零地询问。提问过程中要善于运用肯定、澄清、核实和引导等技巧,有针对性地实现某个沟通目的。④注重心理抚慰与疏导。要掌握心理学知识,让患者打消顾忌、消除恐惧,敞开心扉地把自己的症状、体征和心理感受都向医务人员倾诉。针对不同患者的病情、心态表现和提出的问题与要求,细心、耐心、热心地做好解释、安抚、疏导工作,使患者有亲切感和安全感,增强战胜疾病的信心,从而达到不仅医治好疾病给患者机体带来的痛苦,而且医治好疾病给患者心灵上造成的创伤。

2. 体格检查要重视人文关怀　体格检查是医生更直观地判断分析患者病情的重要依据,除了体格检查必须做到按照医学规范进行操作、相关检查不应遗漏外,从医患沟通方面来说,要特别重视人文关怀,要体现对患者的"四心",即爱心、耐心、责任心和细心。首先,要注意检查手法的准确和轻柔,掌握技巧,把握轻重,关注患者的感受,比如检查腹部时要注意手的温度,避免检查者冰凉的手直接触诊受检者腹部;给患者做心脏听诊的时候,用自己的双手把听诊器的体件捂热,避免冰凉的听诊器直接接触患者体表。其次,要注重保护患者的隐私,体格检查往往需要患者暴露身体的某些部位,检查时,应请无关人员离开,拉上隔帘;特别是在妇产科、泌尿外科、皮肤性病科等特殊科室,更应该注意体检的规范性和隐秘性,以免引起不必要的医患矛盾。此外,在检查中还要给患者作出解释及适当的安慰,以消除患者的紧张和不安。门诊体格检查中重视人文关怀,做一个有"温度"的医生,对于营造医患和谐氛围是非常重要的一环。

3. 病情分析要通俗易懂　门诊诊疗过程很重要的一步就是向患者进行解释,分析其病情。因为患者前来就诊的重要目的之一就是为了查明是否患病,身患何种疾病,病情轻重与否,等等。医生通过问诊、查体及查看患者相关检验项目结果后,对患者的病情有了一定的了解,会作出初步诊断并向患者进行解释。在分析病情时,特别要注重用语的针对性和通俗性,尽量少用一些特别专业的医学名词。可以采用比喻的方式,让患者清楚地了解医生所要表达的意思,明白自己病情的严重程度。此外,为患者解释病情时,应该以严谨的医学态度准确阐述,不夸大其词但也不能隐瞒病情。但对于一些重症患者,比如癌症等,考虑到患者的承受能力,对患者本人和对家属的解释可以区别对待,有时善意的"谎言"可能会收到更好的诊疗效果。另外,虽然门诊就诊时间有限,但医生也应该在告知患者诊断治疗方案的同时进行适当的解释,以便让患者更加清楚自己的病情,从而提高对医生的信任度以及依从性。

4. 提出治疗方案要注重医患共同决策　对于不同病情的患者究竟采取何种治疗方案,患者也有知情权和选择权。作为医生,必须尊重患者的权利,要让患者了解治疗处理等确切的内容和结果,可供选择的具体治疗方案,各种方案的利弊及可能引起的后果,等等。在沟通中,医生必须做到既简明扼要又通俗易懂,同时也要考虑到患者的经济条件等,从而使患者能够真正选出最适合自己的治疗方案。此外,要尊重其他医院和医生的诊治意见,不要过度评价不同的诊疗意见,因为病情是在变化的,不要引起不必要的歧义;如果本次诊疗意见与其他医院或其他医生不同,要艺术性地让患者接受合理的诊治建议,同时又不能让其对既往诊疗产生不满,这样才有助于帮助患者获得满意疗效。

第二节 ｜ 急诊医患沟通

急诊医患沟通是指急诊医务人员对急诊患者或其家属进行交流沟通并告知病情、选择最终实施诊治的过程,需要医患双方共同参与。在急诊环境下,因患者起病急、病情变化快,患者及其家属情绪常处于高度紧张状态,躯体疾病带来的痛苦和心理的恐惧焦虑等因素,容易导致患者及家属出现情绪失控。因此,急诊医患沟通常遇到各种挑战与问题。急诊医生需要有扎实的医学知识,良好的心理素质、反应能力、协调能力、语言艺术和沟通技巧,才能从容地应对急诊的各项工作,达到医患和谐和共赢。

【案例6-2】 急诊医患沟通

王某,男,65岁,因胸痛7小时到医院急诊就诊,患者既往有糖尿病史。急诊值班医生李某通过初步问诊及体格检查、心电图及抽血等检查,诊断其为急性心肌梗死,建议尽快做心血管介入治疗。患者说:"为什么不直接给药物治疗呢? 听说介入费用很高,而且还有很大的危险。"李医生耐心对患者解释说:"目前您已经确认是急性心肌梗死了,就是说您的心脏血管不通了,必须尽快疏通,否则就会有生命危险。目前我们的介入手术已经非常成熟,安全性很高。另外,介入费用大部分可以从医保支付。您要求药物保守治疗,我们也非常能够理解,但是药物溶栓需要在6小时之内,现在时间已超过6小时,不再适合保守治疗了。目前需要尽快通过介入来疏通血管,虽然介入有一定的风险,但是我们会尽力来做好这个手术,请您放心。我们将尽快启动医院急性心肌梗死的绿色通道来帮助您办理各种手续。"通过李医生的耐心解释,患者及家属同意介入手术并签字。通过医院绿色通道迅速转入心血管介入室,心内科医生给患者做了急诊的经皮冠状动脉介入治疗。住院1周后,患者病情稳定并出院。王某在出院时特地到急诊室感谢了李医生:"李医生,谢谢你,你是个好医生,要不是你,我可能就没命了!"

问题:本案例的接诊医生在急诊接诊中运用了哪些医患沟通技巧?

一、急诊患者特征及急诊工作特点

(一)急诊患者特征及对沟通的影响

1. 病情的急危重性　急诊患者大多是急危重症患者,其病情往往来势凶险,病情危急程度难以估计;部分急诊患者病势急、病情重且变化快,随时可能出现生命危险,这就要求医生迅速准确判断,并立即采取抢救治疗措施。急诊作为急危重症患者救治的第一线,其服务质量的好坏直接影响到医院的形象和患者的生命安危,同时服务态度和沟通技巧也会影响到医患关系。

2. **情况的突发性**　急诊有时会遇到一些突发事件,如自然灾害、交通事故、各种中毒等,此时常可能有大批伤病员同时就诊,急诊科就需要临时召集所有相关科室医务人员,调集各方的力量加入到急救工作中去,医护工作者往往忙于救治各种危重患者,缺乏时间来做耐心细致的沟通,因此容易导致医患矛盾。

3. **求医的紧迫性**　急诊患者和家属一般求医心情急切,希望医生能马上给出明确诊断并对症治疗,及时采取治疗措施。有些病情较轻的患者,因为对医学不了解,往往也会非常紧张和焦虑;而有些情况危急的患者则必须采取紧急的相应措施,才能暂时脱离危险或缓解急症。求医的急迫心情,容易导致患者及家属更多地站在自己的立场考虑问题,对医生的解释缺乏有效的理解与配合,导致沟通不畅甚至产生医患矛盾。

4. **后果的严重性**　急诊重症患者多,病情来势凶猛,即使抢救及时,也会出现一些严重的后果。如一些患者预后不良或生命危笃;一些患者送来急诊时就已死亡或是经过各方抢救仍然无法挽救生命等情况。而部分家属对这些后果没有充分的心理准备,难以接受事实,容易引发医疗纠纷。

(二) 急诊工作特点及对沟通的影响

1. **节奏的紧张性**　急诊患者大多是急危重症患者,救治工作必须争分夺秒,这就使得急诊工作必须时刻处于一个紧张的待命状态。急诊救治工作,特别是突发事件中成批患者的救治工作,涉及多科室的协作和医务人员有效的配合,需要急诊医护人员具备快速的应急能力和良好的沟通能力。急诊工作节奏的紧张性,容易导致医护人员与患者之间的沟通时间不足、对患者家属病情解释不到位等情况,从而影响医患关系。

2. **诊疗的随机性**　急诊工作量随机性大,患者的来诊具有不可预见性,常常由于季节、气候以及各种流行病、传染病、食物中毒、工业外伤、交通意外等原因,导致医务人员处于超负荷工作状态。此外,不同季节的急诊患者种类也会有不同,比如冬季呼吸道感染患者多,夏季肠道传染病多,麦收季节手外伤多,冬季下雪天骨折患者多,等等。医院应综合考虑各种状况,安排好急诊的技术力量和物质保证,以便顺利地完成抢救工作。

3. **技术的专业性**　急诊患者发病急、疾病谱广、病情严重而复杂,往往波及多个器官。因而一方面需要医护人员熟练掌握本专业医疗护理的理论与技术,及时、准确、有效地抢救患者;另一方面,医护人员需要了解掌握临床多个相关学科专业的医疗护理知识和急救技能,这样才能抓紧抢救时间,挽救患者生命。

4. **矛盾的突出性**　由于急诊患者病情危重和求医紧迫,医患发生摩擦的机会也会增加。同时,医务人员为了保证治疗的准确性和安全性,除一些紧急处理外,必须先详细采集病史,进行一些必要的检查方可对症下药,这就造成了医患双方的需求和现实之间的矛盾。再加上急诊患者在抢救中病情有时变化很快,预后不良或生命危笃,家属难以接受,医患之间的矛盾就比较突出。若一些家属情绪比较冲动,矛盾则更加尖锐。

二、急诊医患沟通的方法与技巧

1. **增强责任意识,主动提供医疗服务**　急诊医疗是患者最急需、家属最关心、舆论最敏感的地方,处理稍有不慎,就可能给患者带来不可弥补的损失,甚至会危及生命。因而,急诊医务人员要有强烈的责任意识,医护工作中要全面落实各项医疗制度;耐心询问病史,认真查体,仔细观察病情;及时接诊、会诊,将患者交接给下一个医生时要紧密衔接,交代清楚;遇到同时患有多种疾病的患者时,主动服务,不推诿患者;在未请示上级医生意见,也未与被转医院联系的情况下,不可随便将患者转院。

2. **迅速果断准确,积极有效实施急救**　由于急诊患者病情的危重性、突发性、紧迫性,患者及家属往往心情焦急,希望立刻得到救治。医务人员应积极果断,分秒必争,迅速投入到急救工作中去。在询问病情、查体和安排相关检查的同时,尽可能迅速、准确地采取急救措施,紧张而有序地实施各项工作。只有这样,才能满足患者急诊的迫切需要,及时挽救患者的生命,同时使患者及家属对医务人员产生依赖、信任和尊重。积极有效的诊治抢救是急诊患者及家属的根本需求,也是急诊医患沟通的关键所在。

3. **各科协作配合,救治疑难危重患者**　急诊中,一些突发重大事件的患者往往病情复杂严重,常涉及多系统、多器官的病变。因而,一方面需要急诊医生具备多专科的综合医学知识,另一方面要求急诊各科室积极协作、紧密配合,用系统性、全局性的观点研究急诊疑难危重症患者的病情,并在第一时间采取最佳的治疗措施,对患者进行全方位的诊疗,使之得到及时、全面、有效的治疗。此外,作为接诊医生要有团队合作意识,科室间的团结协作是急诊抢救的重要保障,也是一个医院急救能力和综合管理水平的重要体现。

4. **讲究沟通艺术,注重人性化关怀**　现代急诊服务除了做到更快、更有效,还要求能更舒适、更人性化。对初次来院急诊的患者,医务人员在接诊时要用和蔼的语言,多向患者解释,使患者感到亲切,消除患病的恐惧感,并迅速分诊,让患者及时诊疗;对重症绝望的患者,医务人员要耐心疏导,用自己的语言行动去感化患者,把患者当成朋友,尊重他们,安慰他们,鼓励他们,并通过医学知识的宣教,做好心理疏导,排除其心理负担,建立起接受治疗的最佳心理环境和身体应激状态,促进患者早日康复;对患者的意外死亡,如由于车祸或各种急症导致的猝死,家属面对突如其来的打击,心理无法承受,医务人员要用亲切的语言和温和的态度去关心帮助他们,使其尽量控制感情的冲动。

5. **认真交代病情,如实记录急救经过**　急诊医患矛盾比较突出和尖锐,因而医务人员要充分认识急救中潜在的纠纷和法律问题,提高执行各项规章制度的自觉性,要以高度的责任心投入工作。医务人员的语言、表情等都应得当,抢救中要用恰当、严肃的言辞及时向家属交代病情的变化情况和治疗方案,取得患者和家属的理解和配合。同时,如实记录抢救经过,准确判断、认真描述接诊时患者的情况、接诊时间、通知医生时间及医生到达时间、进行抢救时间等。尊重患者的知情权和选择权,重要的检查治疗和危重病情交代,不仅要有书面记录而且要有患者或家属的签字。如实记录病情和抢救经过是处理医患纠纷的重要法律依据,完整准确的资料是保护医务人员自己的需要,也是患者家属的需要,同时也是进行科研活动的原始资料。

6. **尊重患者和家属,与患方共同决策**　遵循与患者及其家属共享医学知识和共同决策的策略,共同对疾病作出诊疗决策。用中立严谨的语言告知患者及其家属发病情况,识别患者及其家属对当前疾病状态的认知。用通俗的语言及生活常识来解释医学概念,清晰地说出检查、诊断和治疗顺序的理由,提供治疗指导。鼓励患者及其家属参与诊疗护理方案的协商讨论,重复关键信息,核对其正确理解,全程适时澄清。

第三节　住院患者的医患沟通

部分患者在门、急诊就诊后,需要住院进一步明确诊疗方案、实施治疗、观察病情。住院患者一般病情比较复杂,心理负担比较重,但对疾病的诊治效果又抱有相应的预期。他们希望得到更多的关注与照护,希望得到更有经验的医生团队的诊治,希望在住院期间能与医生有更多的沟通。这就要求医务人员充分了解住院患者的特征与需求,发挥住院沟通的优势,给予患者有针对性的沟通,从而建立良好的信任关系,实现医患良好互动、诊疗效果最优的目标。

【**案例 6-3**】　**接待焦虑的新住院患者**

赵某,男,56 岁,因"上腹部间歇性疼痛伴体重下降三个月"就诊,门诊以"腹痛待查"收入院。赵某在妻子的陪伴下来到病房护士站,护士热情接待了赵某夫妇,安排好床位,通知管床陈医生并转交了病历资料。陈医生认真阅读了病历资料,带着必需的检查用品来到床边,拉上隔帘,面带微笑地向赵某夫妇自我介绍:"赵先生您好!我是您的管床医生,我姓陈。"看到医生过来,赵某带着哭腔急切地说:"陈医生,您一定要帮帮我!我和我爱人在网上查了一下,我得的可能是胃癌,我还年轻啊!"陈医生见状,上前一步,手轻轻放在赵某肩上,温和地说:"您先别担心。您和您爱人很善于上网查阅信息,这样很好!我刚才认真地看了您的病历资料,现在还不能下结论。我们会做一些必要的检查明确原因⋯⋯"听到陈医生温和的话语,赵某夫妇二人紧锁的眉头慢慢舒展开来。陈医生接着说:"您安心住院,我们有一个团队负责给您看病。我是您的住院医生,上级医生还有主任医师和主治医师,他们的临床经验非常丰富。您请放心,一会儿他们会来看您。"看到赵某夫妇渐渐平静下来,陈医生接着说:"现在我的计划是先了解您的病史情况,做一些基本的体检,然后向上级医生汇报,您看可以吗?"在得到赵某的认可后,陈医生开始了病史采集及体检工作。

问题:本案例中的医生在接待一位焦虑的新住院患者时运用了哪些沟通策略?

一、住院患者特征及住院工作特点

(一)住院患者特征及对沟通的影响

1. **对病房环境不适应**　医院病房完全不同于患者原来熟悉的生活与工作环境。首先,病区是一个医疗环境,布局与陈设需符合医疗、卫生原则,与患者的居家以及工作环境存在巨大的差异。其次,病房采取的是统一管理的集体生活方式,患者的饮食起居受医院规章制度严格管理。入院后的检查、治疗及手术安排会要求患者对住院期间的生活节奏随时作出适应与调整。最后,与原本陌生的病友同处一室,饮食、睡眠、卫生习惯、感兴趣的话题、亲友访视等各不相同,需要一段时间磨合。有时还会面对病友病情恶化甚至死亡。住院患者本身机体即处于异常状态,当面临陌生环境的挑战时,将会产生孤独、无助、失落的心理压力与不安全感。

2. **病情错综复杂**　大部分住院患者病情较为复杂。有的诊断不明确,需要住院进一步查明原因;有的病情紧急或在院外治疗效果不佳,需要住院系统性治疗;有的则需要手术。再加上医学知识的缺乏,住院患者容易产生两种相反的心理。一是信心不足,悲观抑郁。担心疾病复杂,诊断不清,治疗效果不好,或手术后留下后遗症,病情向不好的方向发展甚至死亡,等等。特别是在经历了各种检查尚未对病情作出确诊,或手术后恢复不太顺利时,悲观的情绪会成倍增加,患者会出现思虑过度、治疗意愿下降、情绪低落、抑郁等表现。二是过于乐观,期望值过高。部分患者由于对疾病缺乏认识,认为住院后医疗力量强、检查全面、治疗有力,坚信自己的疾病问题会迎刃而解,或者相信疾病会有明显转机。当现实情况并非如自己所愿时,患者容易产生急躁、焦虑、怀疑、愤怒等各种情绪。

3. **社会及家庭因素带来各种心理负担**　患者在住院期间,往往会产生一些心理压力和负担,从而影响与医护人员的有效沟通,甚至影响到治疗的依从性,具体有以下几种表现。①担心影响家人的自责或愧疚:住院患者,尤其是老年患者群体,普遍存在不想影响子女工作、怕给子女增加负担的心理。一旦住院,需要子女陪护、办理手续、照顾饮食时,患者将会产生自责或愧疚。②脱离家庭及社会的孤独与失落:患者住院后,或者因为离开了家庭和工作单位,周围接触的都是陌生人,与医生及护士交谈机会较少,或者因为需要长期留院治疗,家人或亲友无法陪伴在床边,或者因为社会信息与社会活动被剥夺等,都会让患者感到孤独无助。住院患者由于其职业往往不同于医疗,对医院的流程不熟悉,尤其是对那些在自己从事的领域已有建树、处于指导与支配地位的患者,会因为突然转换到"被指导"的状态而感到失落。③不能履行家庭及社会职责的焦虑:部分患者在被告知需要住院治疗时,会担心家庭或社会因自己的缺失而导致相应的困难,如家庭中老人与小孩无人照看,所在单位或部门工作运行不畅等,从而产生强烈的焦虑感。④其他:如对住院费用的担心,部分患者担心疾病治疗周期长、花费大,家庭负担加重,自己成为家人和社会的负担。

（二）住院工作特点及对沟通的影响

1. 住院工作是门、急诊工作的延续与递进　经过门、急诊相对短暂的诊疗,患者对自身的疾病具备了一定的认知,但可能并不全面,甚至尚不确定。入院后,急切地想听取医生对病情的解释,了解最终的诊治方案。对于医生来讲,要认识到住院工作是门、急诊工作的延续与递进,正确处理患者从门、急诊来到住院部的心理变化与沟通需求。医生要充分掌握患者在门、急诊已经了解的有关自身疾病的信息、已经接受的检查与治疗。在患者入院后尽力安抚患者情绪,倾听患者的诉求,了解患者的疾病、社会心理、家庭等相关信息,详细解释入院后进一步采集病史与完善检查的目的与意义,从而与患者建立牢固的信任关系,使得患者从门、急诊诊治模式顺利过渡到住院诊治模式。

2. 医疗团队的组成及工作任务多样　在病房内负责住院患者诊治的是医疗团队,包括上级医生、住院医生、进修生、研究生等,各级医生承担的职责不同,沟通的任务、内容和形式不尽相同,沟通意识与技巧也存在差异。每一级医生与患者的沟通都会影响到患者对整个团队的认可度以及对诊治效果的满意度。除了医疗团队,还有护理团队、护工、志愿者等。不同团队之间、同一团队不同成员之间如何形成互补、有效的沟通,对于提高患者对诊疗的理解度与配合度、缓解患者紧张焦虑的情绪、改善患者对住院过程的体验感甚至疾病的转归,都具有重要意义。另外,病房医生长期在病史采集、病历书写、查房、会诊、检查、治疗、手术等各种医疗任务之间转换,同时又需要兼顾科研及教学等其他工作,因此更需要提高沟通技能,保持充足的精力与良好的精神状态,合理安排各项任务,以患者为中心,开展高效、有温度的医患沟通。

二、住院各环节的医患沟通方法与技巧

（一）入院环节的沟通

刚入院的患者,带着对自身疾病的焦虑,来到一个陌生的环境,需要尽快熟悉环境、熟悉医生、熟悉病友、熟悉流程。医生要发挥欢迎、接纳、安慰、桥梁作用,良好的沟通可起到非常重要的作用。

1. 接收患者前准备　病房的工作往往比较忙碌,医生管理若干患者,在每天的工作中面临着撰写病历、知情谈话、执行治疗、办理出院、患者咨询等各种任务,容易造成紧张的气氛。医生在接收新患者前,首先拟定好工作计划,保证有充足的时间能够完成患者接收任务,避免在病史采集过程中被各种任务频繁打断。医生应放下手头工作,调整精神状态,保持平稳安静,以舒畅的心情和饱满的热情准备迎接患者。

2. 环境准备　病房是接收患者的主要场所,为保证患者有一个安静、能够保护隐私的空间,医生在采集病史或给患者体检时应关上门,拉上病床周围的隔帘。在医生办公室与患者交流时,不同医疗组应错开时间,或者充分利用不同的空间。

3. 人员及环境介绍　与门诊不同的是,负责住院患者诊治的是医疗团队,每一级医生都在患者疾病的诊治过程中承担着不同的职责。因此,医生在接收新住院患者时,除了自我介绍之外,还应该将本团队的构成、每一级医生的角色与任务也介绍给患者,避免患者在不同时间接触到本团队其他成员时感到困惑。为消除患者对陌生环境的不适应感,医生应主动介绍周围环境和同室病友,使患者尽快融入新的环境,在和谐的人文环境中与医务人员及病友相处,从而满足患者的生理及心理需求。

（二）病史采集中的沟通

尽管住院患者已经经过了门诊的问诊、检查及初步诊断,但更为详细的病史采集对于住院患者的进一步确诊及确定诊疗方案至关重要。

医生进入病房前,就要开始为病史采集做准备,先查看患者的病历资料,初步了解患者的诊治经过。但在与患者会面前,要避免这些信息给自己带来先入为主的影响,因为一些初步的信息可能存在不准确的地方。

病史采集时,先以开放式问题开始,要求患者讲述自己的问题。给患者充足的时间让其充分表

达,认真倾听患者的描述,使用沉默、肢体语言(如眼神、身体前倾、点头、手势等),以及中性的话语(如"啊""嗯""请继续"等),鼓励患者继续讲述。在倾听患者陈述时,医生必须集中注意力,在听取患者直接讲述内容的同时,还应读取他们非直接地甚至是无意地通过语言或非语言线索所表达的内容,同时作出回应,与患者核对线索,并适时认可。病史采集过程中注意避免使用医学术语和专业名词,注意封闭式问题与开放式问题相互补充。提问从一般到具体,每个部分的内容均由开放式问题开始,然后细化到不同的封闭式问题,封闭式提问用于确定细节和列出新的信息。

通过病史采集,患者表达了自己关心的各项议题,医生还需要进一步地通过开放式结尾的询问来核对患者是否已经表达了所有希望讨论的问题,例如"您还有其他想说的吗?""是这样吗?"患者所关心的问题得到进一步核对后,医患双方共同确定议程,作出下一步的诊疗计划。

(三) 特殊检查、特殊治疗的沟通

为了达到诊断和治疗的目的,患者有时需要接受一些特殊检查与特殊治疗。《医疗机构管理条例实施细则》指出,特殊检查、特殊治疗是指具有下列情形之一的诊断、治疗活动:①有一定危险性,可能产生不良后果的检查和治疗;②由于患者体质特殊或者病情危笃,可能对患者产生不良后果和危险的检查和治疗;③临床试验性检查和治疗;④收费可能对患者造成较大经济负担的检查和治疗。由此可见,特殊检查、特殊治疗对于疾病的诊断与治疗非常重要,但存在一定的风险性,或者会增加患者的经济负担。

特殊检查、特殊治疗对于医生而言是常规工作,但患者会感到不安、紧张甚至恐慌。如果缺乏必要的沟通技巧,部分患者不愿意接受医生的建议,就有可能因为患者拒绝接受而影响到疾病的诊治。这就要求医生在沟通时注意倾听患者的想法与担忧,设身处地地站在患者的角度考虑,有助于缓解患者的紧张情绪并实现共同理解,进而接受相应的检查与治疗。

首先,医生向患者提供相关检查、治疗程序的信息,包括检查、治疗的名称,所涉及的步骤,在进行的过程中患者有什么样的感受,对人体会产生什么样的负面影响,以及患者如何被告知结束。随着多媒体及互联网技术的不断普及,越来越多的线上文字、语音、视频、动画、图片等多种交互方式开始普遍应用于医患沟通,直观、生动、易懂,有利于增加患者对相关检查与治疗的理解,缓解因医学知识缺乏而导致的焦虑与紧张,有助于提升遵从性。

其次,将检查、治疗的程序与目的联系起来。向患者充分介绍检查、治疗的目的与价值,让患者认识到检查、治疗程序虽然可能会带来一定的负面影响,但是却能给疾病的诊断与治疗带来更多益处。

最后,鼓励患者提出问题并讨论潜在的焦虑以及替代方案。医生要主动获取患者的看法,引出患者对检查、治疗的反应、担忧与接受程度。综合考虑患者的家庭社会状况、生活方式、文化背景、支持体系等因素,接受患者的观点,必要时提出替代方案。方案确定后给患者提供信息做好承担风险的心理准备。

(四) 手术环节的沟通

手术是外科相关科室住院患者最重要的治疗手段。强化围手术期的医患沟通,增强患者对整个手术过程的知晓度,尊重患者的知情同意权,对促进医患之间的相互理解和信任、构建和谐的医患关系具有重要意义。

手术治疗具有创伤性和高风险性的特点,因此,无论手术风险的高低,患者往往伴有紧张焦虑、担心恐惧、睡眠障碍等精神与心理反应。这些精神与心理反应的主要原因包括:缺乏医学知识,或者对医生的告知未能充分理解,对手术风险过度夸大;对疼痛及麻醉引起"后遗症"的担忧;对手术引起残疾或影响外观等后遗症的担忧;等等。与此相反,部分患者又认为手术治疗见效快、效果好,对手术效果容易产生较高的期望值。过于紧张的心理会影响患者对手术的接受度以及术后恢复,而过高的期望值则容易引发患者术后的情绪波动,导致纠纷。因此,良好的沟通对于手术患者尤为重要。

1. **术前手术方案的制订与知情同意**　患者对手术方案的认同,受到患者理解中的潜在的益处与

执行医生建议所承担的风险二者权衡的影响。因此,医生不仅应当教育患者了解手术的性质和效果,还需要发现患者对所需承担风险的看法。在共同决策模式下,与患者一起作出决定,而不是帮助甚至代替患者作出选择。

在这个过程中,需要掌握相应的沟通技巧。第一,医生需要适当分享自己关于手术方案的意见、思维过程和决策困境。患者理解医生所给建议背后的依据,就会明白手术方案决策所面临的困境,从而建立与医生相互理解的基础。第二,推动患者积极参与手术方案的决策。医生列出几种手术选项,而不是建议唯一的方案,推动患者参与到决策过程中。积极鼓励患者提出自己的意见和想法。在医生表现出对患者意见的尊重时,患者就会更有信心表达出自己的想法。第三,与患者一起讨论手术方案。在医生与患者都充分表达了各种手术选项后,接下来重要的事情就是一起更深层次探讨每一种选择的风险和益处。第四,商议一个双方共同接受的手术方案。在这个环节,医生首先明确表示自己对各种手术方案的"中立"位置,探讨各种可能性。随后,设立患者的优先选择。医生既要提供意见建议供患者参考,也要倾听患者的意见与想法。在想法出现分歧时,医患双方共同探讨,共同决策,解决分歧并协商一个双方共同接受的手术方案。

2. 围绕手术的沟通 在手术进行当日,患者从病房到手术室,再从手术室回到病房,生理与心理均经历了剧烈的变化。术前,对疼痛的害怕、对陌生的手术室环境的不安、对手术能否顺利完成的担忧等诸多心理,使得患者的紧张情绪达到顶点,常常伴随生理上的变化,如心率加快、血压升高等。术后,患者既有手术完成的解脱感,也有对手术效果的期待与焦虑。医生应该结合每个阶段患者的心理状态,通过有效沟通缓解患者紧张、焦虑的情绪,获得良好的恢复效果。

手术前,医生对患者的饮食起居及睡眠进行指导,加强心理疏导,缓解其紧张焦虑的情绪。手术当日,在患者被送往手术室之前,医生来到病房看望患者,询问休息情况,让患者感到安全感。患者进入手术室后,医护人员以柔和的语气主动为患者介绍手术室环境、麻醉师及手术医生,对准备过程中各种操作如吸氧、穿刺、连接监测仪器等进行解释,询问患者有无不适,最大限度减少患者的无助感与紧张感,提高其安全感及信心。

手术中,医生应避免谈论与手术无关的问题,沉着冷静处理术中的各种问题,避免讲"糟糕""坏了""哎""倒霉"等容易引起患者误会、紧张甚至恐惧的词语。局麻清醒的患者术中如果出现过度紧张的情形,医生或巡回护士应以温和的语气指导患者舒缓情绪,以轻柔握手等适当的肢体接触动作给患者以依靠感和安全感,可放舒缓的音乐以分散患者注意力。若在术中出现病情变化或与术前预计不完全相符时,医生应及时告知患者及家属,做好有效沟通,征得同意并在家属签字后方可继续手术。

手术后,对手术结果的担心、手术切口的疼痛不适、出现术后并发症后的疑惑与愤懑、生活习惯的改变(如卧床、制动、鼻饲)等,均会导致患者巨大的精神与心理压力。医生应在第一时间向患者描述手术经过,即使不顺利,也应如实告知,尊重患者的知情权,取得患者的理解。指导患者术后饮食、睡眠、活动、伤口护理等事项。细心观察病情,发生变化及时沟通,取得患者的理解与配合。

(五) 出院环节的沟通

经过系统性检查和治疗后,住院患者的病情得到改善或痊愈,达到一定标准即可出院。在大多数时候,出院并不代表治疗终结,而是需要患者配合进一步药物或康复治疗、周密观察及定期复诊。根据患者的病情不同,出院沟通的内容也不尽相同。良好的出院沟通,对于增加患者及家属对疾病的认识,提高患者出院后的治疗及复诊的依从性,改善疾病预后具有重要意义。

1. 出院沟通的方式 常见的出院沟通方式包括口头解释、出院文书或视频宣教。临床实践中可将三种方式有机结合,增强患者的理解与记忆。每位患者均会获得一份出院文书(出院小结、疾病科普手册等),详细记录药物的用法用量、身体康复及生活指导、复诊时间等重要事项,内容全面,信息清晰。在出院文书的基础上,医生对相关内容进行详细的口头解释,并在解释过程中感知患者的理解程度,通过反复、重点沟通直至患者完全理解。一些医院专门制作视频,直观地开展出院指导,帮助患者理解并记住相关内容的关键部分。

　　2. 出院沟通的内容　出院时需要沟通的内容包括疾病诊断、诊治状况、出院后药物的使用、康复指导、生活方式的调整、复查注意事项、出院办理流程等。因为治疗效果不同，不同的患者在出院时心理状态也不相同，有治愈后的欣喜，有治疗效果不佳的抑郁，也有确诊为严重疾病（如恶性肿瘤）的悲观与丧失信心等。在沟通时，医生应敏锐地发现这些心理问题，及时作出心理疏导，减轻压力，树立信心。

（吴　静　廖家智）

本章数字资源

第七章 | 特殊人群的沟通

本章思维导图

医患沟通在避免医患纠纷、保障医疗安全、构建和谐医患关系中发挥重要作用,有效而顺畅的沟通好似一条连接患者与医务人员的纽带,把两个陌生的群体紧密联系在一起,共同面对疾病的挑战。在临床实践中,医患沟通方法和技巧具有一定的共性,但面对不同的患者和病情,沟通方法也需要根据具体情况有针对性地实施,特别是在与孕产妇、儿童患者、老年患者、肿瘤患者、病情危重患者、传染病患者以及精神障碍患者等特殊群体沟通时,医生不仅要应用专业知识对病情进行解释,还需针对不同患者的身心特点,营造合适的沟通氛围,采用相应的沟通策略。

第一节 | 孕产妇的沟通

作为较特殊的医患沟通主体,孕产妇因对胎儿及妊娠期自身变化关注度高,对良好的妊娠结局有较高期待,因此容易产生担心和忧虑,并且其关注问题的侧重点随着妊娠时间的变化而有所不同。在具体实践中,医务人员要根据具体的情境,运用基本的沟通技巧(如倾听、共情等),适当变换沟通策略,提高与孕产妇的沟通效果。

【案例7-1】 妊娠糖尿病孕妇的沟通

孕妇王某,妊娠25周产检时糖耐量试验发现餐后2小时血糖超标,诊断为妊娠糖尿病。为了控制血糖,张医生给予其规范的饮食和运动指导。在妊娠28周复诊时,张医生发现王某经规范饮食和运动后,其血糖水平仍未达到控制标准。王某坐在诊室里,面带担忧的神情。她已经妊娠28周,由于之前被诊断为妊娠糖尿病,她非常关注自己和胎儿的健康状况。张医生仔细查看她的病历和最新的血糖检测报告后,耐心地向王某解释:"王女士,根据您最近的血糖测试结果,我注意到即使在严格遵循饮食和运动规范之后,您的血糖水平仍然没有达到我们期望的控制目标。考虑到您和宝宝的健康,我建议您开始使用胰岛素来控制血糖。"王某显得有些焦虑,她回答道:"张医生,我听说药物可能对我的宝宝不好,我真的不想冒风险,可以不使用胰岛素吗?"

问题:张医生需给孕妇王某提供哪些信息,以解除孕妇的疑虑和担忧,使其配合用药,帮助其平稳度过妊娠期?

孕产妇是一个特殊的群体,有其独特的生理和心理特点。从妊娠开始,机体就经历着复杂的变化,这些变化不仅涉及正常的生理变化,还可能导致疾病的发生。有些产科疾病缺乏征兆,来势凶猛且瞬息万变,甚至会危及孕产妇及胎儿的生命。同时,孕产妇及家人往往对妊娠抱有较高的期望,对可能产生的不良后果接受程度低。这些都要求医务人员不仅要有扎实的医学知识,还需要具备出色的沟通能力。

一、孕产妇的身心特点

(一)妊娠期适应性身体变化

1. **妊娠期母体的身体变化** 为了胎儿生长与分娩的需要,妊娠期母体各系统出现一系列适应性生理变化,这些变化也是妊娠期疾病的病理生理基础。

妊娠期变化最显著的器官是子宫,它是孕育胎儿的场所,随孕周增加逐渐增大,至妊娠末期子宫容量可达 5 000ml,是非孕期的 500~1 000 倍;胎盘是妊娠期特有的器官,负责母胎营养物质和氧气的交换,并产生重要激素,对母体和胎儿都至关重要。妊娠期部分子宫、胎盘疾病会威胁母胎安全,是孕产妇沟通中常常需面对的问题。

妊娠期母体心血管系统变化显著,血容量增加,至妊娠 32~34 周达到高峰;心率和心排出量也随孕周增加,分娩后腹腔压力减小,回心血量增加。这些变化使妊娠合并心脏病的孕妇更容易发生心衰,产科医务人员要做好预防措施并需提前做好沟通。

此外,还有一些其他适应性的变化,如妊娠期子宫和胎儿增大压迫膀胱,导致尿频、尿急;孕激素作用可能导致尿潴留,增加尿路感染风险,还会使胃肠道蠕动减缓,引发便秘和胃食管反流;增大的子宫导致阑尾位置上移,使妊娠期阑尾炎症状不典型;孕期母体胰岛素敏感性降低,可能出现妊娠糖尿病等。妊娠期母体的变化对很多孕妇来说是陌生的,对于因此出现的并发症难以理解和适应。在产前保健过程中,她们会向医务人员咨询各种问题,医务人员应高度重视,耐心回答。

2. **胚胎及胎儿的生长发育**　胎儿生长发育是自然界复杂的生物现象,妊娠初期受精卵通过细胞的快速分裂,逐渐形成一个初步的胚胎。这时的胚胎非常微小、非常敏感,各种外部环境的变化如药物摄入、疾病或其他有毒物质,都可能对其产生影响。此阶段不少孕妇还不知道自己已经妊娠,可能服用过药物、保健品或接受过放射线等。当后续得知自己妊娠后,对外界因素对胚胎的影响产生很多担忧,会向医务人员咨询很多相关的知识和问题。

进入孕中期,胎儿出现明显的生理特征,可以进行简单的活动如吸吮、打嗝,甚至有了简单的呼吸动作,孕妇可以感受到胎动。此阶段孕妇常关心胎儿生长发育是否正常及孕期并发症等问题,医务人员需根据孕周尽量详细地给予解释和指导。

孕晚期是胎儿快速生长的时期,体重迅速增加,身体各个部位开始为出生做准备。胎儿肺部积累的表面活性物质,有助于进行第一次呼吸;积累的体脂则为出生后的独立生活提供能量。此阶段孕妇常会关注分娩方式及终止妊娠时机等问题,医务人员需结合孕妇具体情况,与孕妇及家属充分沟通,给出个体化的建议。

(二) 对妊娠、分娩过程的忧虑

1. **产前保健期间的忧虑**　孕妇的情绪在整个孕期都可能出现波动。从准备妊娠的那一刻开始,她们就可能会焦虑、紧张,担心自己能否成功妊娠、妊娠后胎儿是否健康、是否会流产。特别是有不良妊娠史的夫妻,会更加紧张和焦虑。这种心理状态甚至可以一直持续到产后。不良的心理状态,可通过中枢神经系统和自主神经,影响交感肾上腺系统和肾素 - 血管紧张素 - 醛固酮系统功能,使子宫及其动脉收缩,影响胎儿神经系统的发育;或出现前列腺素增多,引起子宫收缩而导致流产或早产;还可引起反复或持续的血压升高,出现妊娠期高血压疾病等并发症。孕期忧虑比较常见,对母儿均不利,孕期宜加强沟通及宣教,做好孕妇的心理疏导。

2. **临产前后的忧虑**　随着预产期的临近,孕妇的心理压力进一步增加。对分娩过程和可能的风险感到紧张和不安。家人们的期望也会给孕妇带来更大的压力,她们会关注分娩的每一个细节。初产妇更容易在临近分娩期出现各种心理波动。当见红时的少量出血、宫缩的阵痛、破膜后的阴道排液等临产征兆出现时,产妇及家属往往会忐忑不安;当产妇进入待产室时,周围陌生的环境也会加重产妇的紧张。医务人员在妊娠晚期就需提前做好相关知识宣教,孕妇临产后给予其更多的关怀,使产妇在分娩前克服忧虑,充满信心地面对即将到来的分娩过程。

3. **分娩过程的忧虑**　分娩是一个既美好又充满挑战的过程,分娩的疼痛和不确定性让许多产妇感到不安。产妇会更加依赖家属及医务人员的鼓励、关怀和照护,任何小的偏差或不如意都可能导致她们的不满和质疑。部分产妇因产程进展异常或胎儿窘迫等原因需要紧急助产或剖宫产时,医患之间沟通的难度会增大。躺在产床的产妇往往处于"难以沟通"的状态,而等在产房外的家属也难以理解产房中的病情变化,此时产妇及家属的忧虑和紧张更加突出。医务人员在分娩前应做好预防性的沟通,将分娩过程中可能出现的紧急情况提前告知,充分沟通并完成相应的书面告知程序,可以缓解产妇的忧虑,提高紧急处理时的沟通效率。

(三)对妊娠结局期待高

1. 对母亲的良好结局期待高 多数孕产妇处于正常的生理状态而并非真正的"病患"。随着生活水平的提高,多数家庭加大了在生育上的整体投入,对妊娠非常重视,不少孕妇在妊娠前就开始了充分的"备孕",妊娠期出现任何异常都会高度紧张,会反复咨询医生各种各样的问题,对妊娠良好结局有着非常高的期待。一旦妊娠、分娩过程中出现意外,如羊水栓塞、产后出血甚至孕产妇死亡等不良结局,孕产妇及家属往往不能接受并归咎于医方。医务人员要将孕期医学知识宣教和沟通贯穿在孕期保健过程中,告诉孕妇"妊娠不是病、妊娠需防病"的道理。针对每个孕妇,制定个体化的沟通方案,解释好他们的"期待"与孕妇具体情况之间可能存在不同的疑惑。

2. 对胎儿的良好结局期待高 孕妇和家属对于胎儿的健康持有很高的期望,在他们的心目中,每一个出生的新生儿都应该是"健康、聪明、漂亮的宝宝"。当产前检查发现或者怀疑胎儿可能存在异常时,他们的心理压力随之增加;当出现新生儿窒息等并发症时,常常会质疑医方有失误或不足,对医院和医生产生不信任。医务人员应在孕期及分娩前后即与孕妇及家属进行沟通,告知现代医学仍不能预测和解决所有的胎儿问题,某些胎儿畸形无法通过常规的筛查和诊断方法发现;妊娠并发症也可能对胎儿或新生儿健康造成威胁。孕产妇身心的一系列变化,使孕产妇沟通面临更多问题,增加了医患沟通的复杂性。

二、孕产妇沟通中的常见问题

(一)妊娠前及早期妊娠的常见问题

1. 意外妊娠 意外妊娠是指在没有准备的情况下发生的妊娠,意外妊娠时孕妇常常感到矛盾、焦虑和情绪不稳定。这是因为她们还没有做好准备,担心妊娠是否顺利,如果需要终止妊娠,担心对今后的生育造成影响。医务人员应首先明确妊娠状态,如果不排除异位妊娠则需要严密观察甚至住院治疗。意外的宫内妊娠则尊重患者的选择与意愿,医生仅提供专业建议,新生命是否保留应由孕妇决定。

2. 妊娠前后药物对胚胎的影响 药物是否对孕妇、胚胎造成不良影响是孕早期咨询的常见问题。孕早期是胚胎形成、胎儿器官分化的重要时期,受精后4～9周更是致畸高度敏感期。处在发育过程中的胎儿各器官发育未完善,孕妇用药可能直接或间接影响胚胎。孕妇及家属都希望孕育一个健康的新生儿,但他们对用药安全问题的认知程度却不同。医生应详细询问和了解孕妇的用药史,根据用药种类、用药时的胎龄、用药时间长度和暴露剂量等因素,综合评估危害程度,提供有针对性的咨询和建议。

3. 营养需求 孕妇及家属常常关注"孕期吃什么、怎么吃"。孕期每日摄入的食物除了维持自身机体代谢所需的营养物质外,还要供给胎儿生长发育。孕期营养不良、营养过剩或营养不均衡都可能增加妊娠不良结局。孕早期的早孕反应可影响孕妇的营养摄入,妊娠剧吐可能出现脱水、电解质紊乱和酸中毒并可能引发更为严重的健康问题。对早孕反应认识的误区、对营养摄入不足的担忧均会带给孕妇负面的情绪,加重孕妇及家属的焦虑。孕期的营养指导应贯穿在整个孕期中。

4. 对流产的担忧 很多孕妇及家属都会在孕早期担心发生流产,尤其是有不良妊娠史或既往有流产史的孕妇。流产的原因涉及夫妻双方、胚胎、环境等多重因素。胚胎因素多与染色体异常有关;母体因素可能涉及慢性疾病、免疫系统异常或子宫异常等;不良生活方式也可能增加流产的风险。许多流产的原因在临床上难以明确,对于孕妇和家属来说,缺乏明确的答案会导致更多的焦虑。长期的住院保胎治疗、反复的检查和治疗方案的调整都可能加重孕妇的心理负担。反复流产后的情感波动可持续较长时间,甚至影响夫妻双方的心理健康和婚姻关系。富有同情心、耐心的医务人员通过详细地为其分析潜在的风险和可能的原因,可以帮助孕妇及其家属缓解担忧,共同面对和度过这一困难时期。

(二) 妊娠中晚期的常见问题

1. 胎儿畸形　产前保健过程中发现胎儿畸形对孕妇及其家属是一次心灵的巨大冲击,对孕妇及其家庭可能导致长远影响,甚至影响婚姻、家庭的稳定。当被告知胎儿存在畸形时,孕妇及家属会经历质疑、痛苦、接受等多种情感。有的孕妇会出现自责,对胎儿的未来、医疗费用、今后的生活充满担忧,需要面临是否继续妊娠或采取其他措施的选择。医生要给予他们更多的理解和关心,将医学知识通过浅显易懂的语言解释清楚,确保他们能够理性、客观地面对现实。

2. 妊娠并发症　妊娠期并发症增加了孕妇和胎儿的风险。孕妇及家属对并发症的出现常会感到震惊、害怕和焦虑,对处理和决策充满着复杂的心态。这就要求医生明确、详尽地解释并发症的性质、成因、可能的影响以及治疗方案。某些并发症涉及不同的医学领域,还需要跨学科团队的协作。每位孕妇的情况都有其特殊性,不同的经济及教育背景也会影响孕妇及家属的认知和决策。医生需要与其合作,充分沟通,基于母体情况、胎儿情况及并发症严重程度综合考虑,制订最佳的治疗计划。

3. 早产　随着孕周的增加,孕妇的心态会发生微妙的转变。进入妊娠晚期后,曾经对流产的担心逐渐被对早产的担忧所取代,早产涉及新生儿各种器官发育不成熟以及伴随而来的潜在健康风险。孕妇常常焦虑的是早产的征兆自己难以确定,这种不确定性会让孕妇过度担忧,甚至可能出现过度治疗。当孕妇因先兆早产必须住院治疗时,会担心各种治疗早产药物的副作用,加重孕妇的焦虑和不安。当医生告知"早产不可避免"时,孕妇和家属的担忧已不再局限于早产本身,更多的是对早产儿出生后的健康和生活质量的担心。医务人员既要向孕妇说明早产及早产儿面临的风险,更要讲清楚现代医学在救治早产儿方面的进步与成就,鼓励他们用客观理性的态度对待早产及早产儿。

4. 终止妊娠的时机与方式的选择　绝大部分孕妇的妊娠过程是顺利的,但也有些情况需要在预产期到来前考虑终止妊娠。决定何时终止妊娠是一个复杂的决策过程,涉及母体状况、胎儿发育情况、远期预后等多种因素。孕妇及家属不仅关心何时终止妊娠,更关心终止妊娠时机对母婴是否安全,以及使用何种方式终止妊娠。基于不同的文化、家庭背景,每位孕妇及家庭对此可能存在不同的观点。此时,与孕妇及家属的沟通尤为关键,医务人员要在确保母婴安全的前提下,为孕妇制订合适的终止妊娠方案,并确保她们理解、接受。

(三) 分娩中的常见问题

1. 对引产能否成功的担忧　引产是指通过人工干预促使宫颈成熟,诱发子宫收缩而终止妊娠。对于没有出现临产征兆、已超过预产期或因其他医学原因需要提前分娩的孕妇,引产是必要的干预措施。引产过程包括促进宫颈成熟和诱导子宫收缩两个步骤。对于孕妇尤其是初产妇,引产的各种医疗操作都是全新和陌生的,可能会产生紧张和担忧的情绪。静脉滴注缩宫素引起的宫缩疼痛,以及人工破膜后出现的阴道排液,均会使孕妇感到紧张。对于引产过程进展缓慢的孕妇,卧床过久、胎心监护和不规则阵痛容易使其疲惫和精神紧张。如果引产过程持续时间过长,孕妇和家属可能会对引产的成功率、是否需要转为剖宫产等问题产生疑虑和担心。医务人员需在引产前做好充分沟通,使孕妇及家属了解引产的全过程,有利于减少孕妇及家属的紧张和担忧。

2. 需紧急处理的异常分娩　分娩过程是每位孕产妇都必须经历的,许多孕产妇尤其是初产妇在分娩过程中常常伴随着紧张和焦虑。孕产妇及其家属对医护人员寄予厚望,期望他们提供最专业和最关爱的医疗服务。当分娩过程中出现不符合预期的情况,他们又可能因失望而对医护人员产生误解或不满。大部分产妇能顺利自然分娩,但也有部分产妇由于产程异常或胎儿窘迫等需采取助产或紧急剖宫产。出现这些异常情况时,可能危及产妇或胎儿的生命,产妇会非常紧张和焦虑。在这种紧急状况下,医患之间沟通难度增大,医务人员须在最短的时间内与产妇及家属沟通主要的问题,做到重点突出、顾及全面、言简意赅,还要做好医患双方的签字和记录。

3. **新生儿畸形**　每位父母都期望孩子健康、完美,当一个不那么完美的新生儿来到这个世界,孕产妇及家属的心情常常是失望、困惑、担忧甚至愧疚。产前筛查和产前诊断技术降低了出生缺陷的发生,但仍有一些疾病难以在产前筛查和产前诊断中发现。因此在进行胎儿畸形筛查时,医务人员应告知孕妇及其家属对此要有足够的了解,并对筛查的结果保持客观和理性的认识。面对新生儿畸形,医护人员不仅要坦诚地告知病情,还需具备高度的同理心,提供心理支持。除了告知当前的病情,还要详细介绍后续治疗方案和新生儿的长期预后,以便孕妇及家属做好充分的心理准备。

(四) 产后的常见问题

1. **胎儿娩出后产妇的情绪变化**　胎儿娩出是分娩过程中的重要时刻,许多产妇情绪激动,急于了解新生儿的性别、健康状况以及其他相关细节。胎儿虽然已经娩出,但分娩过程并未完全结束,胎盘的娩出、产道的检查等后续步骤同样重要,还可能出现如胎盘粘连、产道损伤、产后出血等并发症,这些并发症一旦发生又会使产妇的情绪出现明显转变,由情绪高涨转变为担心、紧张和焦虑。医务人员要关注此时的情绪变化,及时进行心理疏导。

2. **产后抑郁**　产褥期女性生理及心理发生明显变化,多数产妇能够顺利地度过这一时期,也有部分女性出现产褥期相关的精神健康问题。经历妊娠及分娩的激动和紧张后,精神疲惫、对哺育新生儿的担心、产褥期的不适等均可造成产妇情绪不稳定。在新生儿出生后的初期,家庭的关注点通常会集中在新生儿身上,而这个时期恰是女性情绪障碍的高发阶段。医务人员在关注产妇身体恢复的同时,也应关注其心理健康,与产妇及家属建立良好的沟通,提早发现和处理可能出现的情绪障碍。

3. **母乳喂养**　婴儿每次吸吮乳头均可促进乳汁分泌、促进子宫复旧,母乳喂养对母婴健康是有益的。乳汁分泌量受产妇的营养、休息、情绪和整体健康状况的影响。当乳汁供应不足时,产妇会出现挫折感和焦虑,而乳汁不能完全排出则会导致乳房胀痛、结块,乳腺炎等疾病。这些身体不适,以及可能需要的治疗和暂停哺乳,都会增加产妇的心理压力。产褥期如何更好地母乳喂养是孕产妇关注的内容,医务人员应主动沟通,积极引导,帮助他们解决母乳喂养中遇到的问题。

4. **产后康复**　产褥期是指从分娩结束后到妇女的身体器官(乳腺除外)逐渐恢复到孕前状态的过程。很多产妇尤其是初产妇对这个时期身体变化是不熟悉的,部分产妇难以判断哪些是正常的生理变化,哪些是需要关注的异常表现,可能采取不恰当的护理措施,影响她们的身心恢复。如果产妇在产褥期过早地进行重体力活动,或者生育间隔时间过短,盆底组织无法完全恢复,会增加盆底功能障碍性疾病的发病风险。产后康复锻炼能使盆底肌及腹直肌恢复张力,但如果缺乏正确的训练指导、盲目锻炼则容易事倍功半,并可能引发产妇的焦虑和紧张。医务人员应从妊娠后期开始,对孕妇进行产后康复知识的宣教,告知产后康复的必要性及基本做法,增强孕产妇康复意识。

5. **再生育指导**　产后月经复潮及排卵时间受哺乳影响,不哺乳产妇通常在产后10周月经复潮,哺乳产妇的月经复潮延迟。产后较晚月经复潮者,首次月经来潮前多有排卵,故哺乳产妇月经虽未复潮,却仍有受孕可能,因此需做好再生育指导。许多产妇会考虑未来孕育多个子女,足够的生育时间间隔有助于孕产妇身体恢复,对于剖宫产的产妇为了再次妊娠的安全更要保持合适的生育时间间隔。产科医生宜针对不同产妇制订个体化避孕方案及再生育指导策略,并做好解释和沟通。

三、医患沟通策略在孕产妇沟通中的应用

产科医务人员是孕产妇诊疗过程中接触的主要医疗团队,需要同时关注孕产妇和胎儿的健康。针对妊娠和分娩过程中的风险和不确定性,除需具备强烈的责任心和高超的技术能力外,还需要与患

者及家属保持良好沟通,确保医疗决策得到认同和执行。在沟通过程中应展现出真诚友善的态度,以亲切的微笑、耐心的解释和关爱的姿态拉近与孕产妇的距离。面对孕产妇的特殊需求和情绪变化,善于换位思考,从孕产妇的角度出发,尊重并理解她们的诉求,为她们提供适当的关心和支持。沟通中尽量避免使用复杂的医学术语,多采用通俗易懂的语言,并根据患者及家属的反应适时调整沟通方式。沟通过程中保持科学的态度,实事求是,全面介绍诊治方案、可能的并发症和医疗的局限性,既要考虑到病情的不确定性,避免过于乐观,也要避免过度强调风险,确保孕产妇及家属与医务人员之间达成共识,做好共同面对可能出现的医疗风险的准备。

以下介绍在不同场景中与孕产妇沟通时可采取的策略,以便更好地理解具体工作中的实际应用。

(一) 门诊孕产妇沟通策略

门诊孕产妇的特点是问题多、疑虑多、担心多,不同孕期孕妇关注的重点各有不同,常可应用以下沟通方法。

1. **建立信任** 面对前来产检的孕妇,医务人员要保持耐心,认真倾听,对她们的疑惑给予理解,拉近双方心理上的距离。获取对方的认可和信任,可为有效顺畅的沟通打下良好的基础。

2. **答疑解惑** 孕期保健过程中,孕妇要多次到产科门诊进行产前检查,孕期出现任何不适都会引发紧张情绪,产检时会向医生询问很多问题,医务人员可以采用答疑解惑的方式进行沟通。

3. **主动询问** 除孕妇咨询的问题外,医务人员还要主动询问她们可能存在的其他疑问,主动告知她们可能不了解但又需要了解的信息。例如,医生可以主动询问孕妇并告知有关饮食、运动、药物使用、常见孕期不适或胎儿发育等方面的知识。这种主动的沟通方式更加有助于建立信任,让孕妇体验到被关心和被重视的温暖感受。

4. **语言通俗易懂** 多数孕妇对医学知识了解不全面,医务人员应使用通俗易懂的语言或比喻甚至画出简易的示意图等方式进行解释,避免使用过多的专业术语。例如,在解释妊娠合并子宫肌瘤可否顺产这一问题时,可以画一幅简易图,把位于子宫不同位置上的子宫肌瘤画出来,分别解释各个部位的子宫肌瘤对分娩的影响,孕妇可以得到直观的印象,沟通的效果也会更好。

5. **多方面关心** 孕妇比较敏感,也容易情绪化,医务人员需要展现出同理心和耐心。在解答问题时,不仅要提供信息,还要表现出对她们的关心。例如,当孕妇表达对分娩的担忧时,医务人员可以提供安抚的话语,并分享一些缓解焦虑的方法。在沟通的过程中,医务人员也应该注意到非语言信息的重要性。良好的身体语言、面部表情和温和的语气都是传递关怀和理解的重要方式,微笑、点头和保持眼神交流都可以让孕妇感到更加舒适和被尊重。医务人员应该鼓励孕妇带着她们的配偶或家庭成员一起来就诊,不仅有助于孕妇在情感上得到支持,还可以使家庭成员对孕妇的健康状况和需要有更多的了解。

6. **提供资料** 提供书面资料也是一个有效的沟通补充。例如,可以为孕妇提供有关孕期营养、运动指导和分娩准备的宣传册,这样孕妇回家后还可以复习和参考这些信息。

针对本节案例7-1中关于孕期使用胰岛素控制血糖的问题,张医生面对孕妇王某的疑虑,首先应设身处地从孕妇王某的角度理解她的心情,认真地倾听她对使用胰岛素的顾虑和担忧,表现出对她此时心态的充分理解。然后再耐心细致地告知对于饮食运动疗法不能控制的妊娠糖尿病,胰岛素是最有效的治疗药物。从目前的证据看,胰岛素治疗是安全的,合理地使用胰岛素不会增加胎儿畸形的风险,而未治疗或病情控制不佳的妊娠糖尿病反而会给孕妇和胎儿带来风险,有效治疗疾病对母胎都是有利的。经过沟通使王某充分了解了相关知识,打消了心中疑虑,积极配合治疗,平稳度过了妊娠期。

当遇到沟通困难的情况,医务人员可以采用多层次、多人沟通及多种沟通策略的综合使用,多数能够提高沟通效果。

1. **分析原因** 面对沟通障碍时,分析沟通困难的原因是首要任务。需要医务人员冷静地对医患双方进行全面的分析,寻找导致沟通困难的原因。

2. **尝试不同的沟通方式** 如果是因语言导致的沟通障碍,可以考虑使用翻译服务或者图像、手势等非语言形式的沟通。如果文化差异导致的沟通困难,了解并尊重患者的文化习俗至关重要。如果因情绪导致沟通困难,医务人员应保持冷静,同时展示出同理心。

3. **邀请其他专业人员参与沟通** 沟通困难时还可以邀请其他相关专业人员共同参与,包括社工、心理咨询师或其他有经验的医疗专业人员。他们可以提供额外的支持和资源,帮助克服沟通障碍。

4. **应用不同的沟通策略** 包括调整沟通的时间、地点或方式,以找到最适合患者的沟通方法。针对沟通困难的情况,医务人员还应鼓励孕产妇及家属提出问题和疑虑,并尽可能详细地回答。这种开放式的沟通有助于建立信任,使患者感受到被理解。

5. **保持耐心和尊重** 越是沟通困难时医务人员越要保持耐心。沟通是一个双向过程,理解和尊重患者的需求和感受对于建立有效的沟通是必不可少的。

(二)孕产妇入院时的沟通策略

孕产妇入院时往往面临更多的不确定性和担忧,医生可采用主动沟通的方式。

1. **熟悉环境** 多数孕产妇对住院环境是陌生的,医务人员在孕产妇入院时主动介绍医院环境、入院流程、病房设施等,可以缓解她们的紧张情绪。例如,可以向她们展示病房、解释病房内各种设备及使用方法,介绍医院的日常规程,如餐饮服务、探视时间等。

2. **介绍处理方案** 医务人员要清楚、准确地解释治疗处理方案,如处理目的、处理过程、可能的副作用和预期结果等。在讨论分娩计划时,还要详细介绍自然分娩和剖宫产的差异、利弊及可能的并发症,让孕产妇及家属心中有数,避免因信息不对称而导致的焦虑。

3. **互通信息** 医务人员与孕产妇要经常进行交流,不仅包括医学知识、诊治方案,也包括情绪、心理变化等,有时可以到患者床边,像聊天或拉家常一样和孕产妇交流,不仅可以增进彼此信任,也可以获得更多孕产妇方面的信息,对于调整医疗方案、安慰孕产妇情绪都有不少的帮助。医务人员应主动了解孕产妇及其家属的疑问和担忧,并提供尽量详细的答复。在回答问题时保持耐心,必要时要多次解释,确保孕产妇和家属正确理解。

4. **心理支持** 住院期间部分孕产妇会感到焦虑或紧张,医务人员的支持和鼓励对稳定她们的情绪很重要。关注孕产妇的情绪状态,提供必要的心理支持,可以采用多种方法,例如可以通过倾听她们的担忧、使用安抚的话语和提出友善的建议等,帮助她们减少忧虑。

5. **共同决策** 医务人员应鼓励孕产妇及家属参与医疗决策过程。当涉及医疗决策时,医务人员要提供足够的信息,使孕产妇及家属能够作出知情选择。家属的理解和支持对于孕产妇的情绪稳定和治疗效果也很重要。医务人员可以通过定期告知孕产妇的病情和治疗进展,使家属能够参与到整个医疗过程中。例如,在讨论选择分娩方式时,医务人员须充分考虑孕产妇的意愿和医疗条件,给出最佳方案及备选方案,供孕产妇及家属选择;在顺产过程中,要经常告知孕产妇及家属产程进展情况和当时的处理措施。

6. **书面沟通** 签署必要的医疗相关同意书,既是保护患者的权益,也是对医务人员自身的保护。

(三)紧急情况下的沟通策略

在紧急情况下,与孕产妇及其家属的沟通必须迅速、明确且充满同理心。这类情况通常发生在预期之外,医务人员需要具备应对突发状况的沟通技巧,确保关键信息能够在压力和紧张的环境下被有效传达。

1. **迅速传递关键信息** 在紧急情况下,医务人员需要迅速识别并传达关键的医疗信息,如孕产妇及胎儿的当前状态、所需采取的急救措施及其原因、可能的风险和预期结果。在出现胎儿窘迫或产科急症时,医务人员需立即向孕产妇及家属说明情况的严重性,并告知必要的紧急干预措施。

2. 沟通信息清晰准确　紧急情况下的沟通可能会因为环境嘈杂、时间紧迫而受到干扰。医务人员应尽可能用简洁、直接的语言来传达信息,并确认孕产妇及家属能够充分理解。必要时,可以重复关键信息,确保没有被误解。

3. 冷静而专业的态度　紧急情况出现时,孕产妇及家属会感到恐慌和焦虑。医务人员在传达信息时,需要保持冷静和自信,以减少患者和家属的恐慌。通过冷静的态度和明确的讲解,帮助患者及家属稳定情绪,提高紧急情况下的应对效率。

4. 展现同理心并支持　传递紧急信息时,医务人员要展现出对孕产妇及家属的关心和理解,可以通过一些简短的安抚性语言、肢体语言如握手或轻拍肩膀来表达。

应鼓励家属参与,确保他们清楚地理解当前情况和即将采取的措施。例如,在进行紧急剖宫产时,简明扼要地向家属解释手术的必要性和可能的风险,帮助他们理解医生的决策并提供支持;在紧急情况缓解后,还要再进行后续的沟通,向孕产妇及家属提供详细的解释,说明之前诊治的过程、为什么需要紧急干预、后续的治疗计划以及预期的恢复过程。

(四) 住院时间较久的孕产妇沟通策略

长期住院的孕产妇沟通需要更多的关注和细致的对待,长期住院可能导致孕产妇出现更多的焦虑和不确定感。医务人员在与这类孕产妇沟通时,需要采用一些更加个性化和持续性的沟通方式。

1. 建立持续的沟通关系　医务人员应定期与孕产妇进行交流,不仅仅在医疗护理方面,也要关注她们的情绪和心理状态。例如,可以每天安排时间询问孕产妇的身体感受,处理任何疑问或担忧并提供必要的支持和安慰。

2. 更新相关医疗信息　对于长期住院的孕产妇,医务人员应该定期地告知她们目前的治疗效果、可能出现的病情变化和未来的治疗计划等。让孕产妇及家属参与到医疗过程中,有助于减少不确定性带来的焦虑。

3. 鼓励表达感受和需求　长期住院可能使孕产妇感到孤独或压抑,因此,提供一个让她们自由表达的机会是非常重要的,医务人员应该倾听她们的担忧,对她们的情绪和感受给予理解和尊重。

4. 与家属保持密切沟通　孕产妇家属对于孕产妇的情绪支持和配合治疗发挥重要作用。医务人员可以定期与家属沟通,介绍孕产妇当前的健康状况和治疗进展,同时解答家属的疑问。

5. 提供心理和情感支持　可以组织小组活动、提供心理咨询服务、引入音乐或艺术治疗等。这些活动不仅能为孕产妇提供情感上的慰藉,还能帮助她们建立与其他患者的联系,减少孤独感。在特殊情况下,如节假日或有重要的家庭活动时,医务人员可以采取额外的措施来支持孕产妇。例如,安排视频通话让她们能与家人一起庆祝,或者在重要的日子里为她们准备小惊喜。

6. 出院和后续护理计划　医务人员在孕产妇出院前就应提前开始讨论出院计划,确保孕产妇和家属对于离院后的生活、继续治疗和必要的家庭支持有充分的了解。

(赵卫华)

第二节 ｜ 儿科医患沟通

儿科医患沟通的特征主要体现在疾病本身的特点、患儿及其家长的身心特点等方面。大多数患儿不能用语言清楚地或完整地描述病情,在很多时候医务人员都是与家长沟通,而家长又不是患儿本人,因此存在着一些沟通困难及问题。例如:家长期望值过高、过度关注与焦虑、消极处理或放弃等。只有掌握了这些特点,才能很好地运用沟通技巧做到有的放矢、个体化的有效沟通。

【案例 7-2】　如何纾解患儿家属的忧虑
蔡某某,男,1 岁 1 个月,以"发热 2 天、呕吐伴抽搐 1 次"为主诉就诊。2 天前患儿无明显诱因出现发热,体温最高 39.3℃,口服"退热药"后体温可降至 37℃左右,但 4～5 小时后又复升。半天前患儿出现抽搐发作,表现为双眼上翻,头偏向左侧,呼之不应,左侧肢体强直抖动,无口吐泡沫,无大小便失禁,持续 3 分钟左右抽搐缓解,测体温 39.8℃。2 天来精神反应逐渐变差,嗜睡状,阵发性烦躁哭闹,仍反复发热,喷射性呕吐。为进一步诊治,昨日来我院急诊就诊,以"抽搐待查:中枢神经系统感染"收住院。既往体健、无类似疾病史,生产史、喂养史、生长发育史及家族史无特殊。父亲 34 岁,公务员;母亲 33 岁,小学教师。入院时体温 39℃,脉搏 145 次/分,呼吸 35 次/分,血压 85/50mmHg。嗜睡,精神差。前囟 1cm×1cm,饱满,咽部充血,双肺呼吸音粗,未闻及干湿性啰音。心音有力,律齐,各瓣膜听诊区未闻及异常,肝脾肋下未触及。神经系统查体:颈项强直,肌张力稍高,膝反射正常,克氏征及布氏征阴性,双侧巴氏征阳性。外周血白细胞计数 18.40×10^9/L,中性粒细胞百分比 79.4%,C 反应蛋白升高。

该病例特点为:婴幼儿,起病急、进展快、病情危重。主要症状表现为:发热、抽搐、意识障碍、颅内压增高、脑膜刺激征阳性,血液检查提示细菌感染,拟诊"细菌性脑膜炎"。为了进一步明确诊断,需要行腰椎穿刺术,测颅内压的同时做脑脊液检查。脑脊液常规生化结果证实了细菌性脑膜炎的诊断,脑脊液病原体核酸检测显示流感嗜血杆菌序列数高。使用头孢曲松治疗 3 周后出院,随访半年无后遗症。从入院到孩子康复出院,家长经历了一连串的打击与刺激:既想不通孩子为什么会得这种病,也不愿意相信孩子真的得了这种病;既担心究竟能不能治好,又焦虑治疗需要多长时间,费用是多少。

问题: 在这个案例中可以运用哪些沟通策略,才能使患儿家长打消疑虑、坚定信心、密切配合,最终达到良好的治疗效果?

儿科疾病具有起病急、变化快、病情险、病死率高等特点。良好的医患沟通能够提高患儿治疗依从性和医患信任度,有助于优化诊疗过程。医患沟通在儿科医患关系的建立过程中发挥重要作用,其模式多种多样,影响因素错综复杂。儿科医生不仅需要具备扎实的理论知识、过硬的临床技能、丰富的诊治经验,还需要通过有效的沟通与患儿及其家长建立良好、和谐的儿科医患关系。因此,儿科医患沟通需儿科医生在掌握儿科疾病诊治的专业知识基础上,针对儿科医患关系的特殊性和局限性,了解儿童疾病特征、患儿及其家长的身心特点,立足于我国医患关系的实际,运用基本的儿科医患沟通技能来完成。这就要儿科医生不仅需与患儿家长沟通,还要充分注意患儿的心理特点与接受能力,尊重患儿,取得患儿的信任。

一、儿科医患沟通的特征

儿科医患沟通的特征主要体现在疾病本身的特点、患儿及其家长的身心特点,只有掌握了这些特点,才能做到有的放矢、个体化的有效沟通。

(一)儿童疾病特征

1. **起病急,临床表现不典型**　年幼儿患感染性疾病时,由于机体抵抗力低下,缺乏局限能力,容易发展成为败血症,原发感染灶反而不易被发现。儿童患急性传染病时,常起病急、来势凶,并常伴有呼吸、循环衰竭,水、电解质紊乱或中毒性脑病。特别是婴幼儿患急性肺炎常易并发心力衰竭;婴幼儿腹泻时易发生水、电解质紊乱;患暴发型流行性脑脊髓膜炎易并发循环衰竭,以致出现弥散性血管内凝血(disseminated intravascular coagulation,DIC)危及生命。新生儿及体弱儿严重感染时往往临床表现不典型,仅表现为反应低下,而无典型的症状和体征,例如,新生儿败血症易并发化脓性脑膜炎,因缺少典型的临床表现,易造成漏诊。

2. **病情易反复且变化快**　儿童处于不断生长发育的过程,生命力旺盛,组织的修复能力强。患病时,虽然起病急、来势凶、变化快,但只要诊断及时、处理得当,不少病情很重的患儿能迅速转危为安,直至痊愈;也有某些患儿,特别是新生儿、体弱儿,虽然起病时症状较轻,但由于病原体毒力较强、自身抵抗力较弱等原因,会出现病情骤然加重,甚至突然死亡的状况。

3. **各年龄阶段儿童患病种类不同**　由于不同年龄阶段儿童的解剖、生理、病理、免疫等方面各有其特点,他们的患病种类存在明显差异,即便相同的临床症状在不同年龄阶段儿童的病因也各不相同。以儿童惊厥为例,不同年龄阶段发病原因不同:新生儿期多与产伤、窒息、颅内出血或先天异常有关;6 个月以内应考虑有无手足搐搦症或中枢神经系统感染;6 个月至 3 岁以高热惊厥、中枢神经系统感染可能性大;3 岁以上年长儿,如无热惊厥则以癫痫为多见。又如 1～3 岁的幼儿容易患水痘、猩红热等传染性疾病,很少患风湿热;而学龄前期和学龄期儿童自身免疫性疾病(如风湿热、急性肾炎、过敏性紫癜等)相对多见。

4. **与成人疾病种类有很大不同**　儿童一般以急性感染性疾病、先天性或遗传代谢性疾病多见;这些疾病在成人则少见。例如,心血管系统疾病中,儿童以先天性心脏病为多见,成人则以冠心病为多见;肿瘤中儿童多见急性白血病、神经母细胞瘤等,而成人则以肺癌、结直肠癌、胃癌等多见。

5. **对致病因素所致的病理反应与成人不同**　由于儿童发育不够成熟,所接触的病原体种类较少,对病原体的反应往往与成人迥异,如肺炎链球菌所致的肺部感染,婴儿的病理变化常表现为支气管肺炎,而年长儿与成人则表现为大叶性肺炎;当维生素 D 缺乏时婴幼儿易患佝偻病,而成人则表现为骨软化症。

6. **免疫系统功能发育未完善**　儿童皮肤、黏膜、淋巴系统、体液免疫以及细胞因子等免疫功能是随年龄增长而完善的,当各器官发育未成熟时,体液免疫和细胞免疫功能均较差,白细胞吞噬能力等也较低,其他体液因子如补体、趋化因子、调理素等活性较低,因而抵抗力及防御疾病能力差。由于母体 IgM 不能通过胎盘,新生儿体内 IgM 量很低,易受革兰氏阴性细菌感染。婴幼儿体内 IgA 特别是分泌型 IgA 水平较低,易发生消化道及呼吸道感染。

(二) 儿童患者的身心特点

1. **自我表达能力差**　婴幼儿患病不会通过语言来表达其不适和要求,有时年长儿也不能完整、准确地自我表达病情,常由家长代述。因此,家长对病情的陈述往往是病史的关键部分,但其可靠性差异很大。比如,婴幼儿腹泻后,其大便的次数、性质、持续的时间、其他伴随症状等均需由父母或家属告诉医生;又如,学龄前期和学龄期儿童对腹痛的部位很难准确地描述。

2. **情感控制能力低**　儿童患者的心理活动大多随诊疗情境而迅速变化。学龄前期和学龄期儿童认识事物时常以自我为中心,情绪变化快,情感控制能力较成人明显低下。尤其是 3 岁以下的婴幼儿,更是缺乏理解能力及对因果关系的判断和辨别能力,缺乏对情感的控制能力。如婴幼儿患者在候诊时,一旦被抱上诊疗床,看见穿白大褂的医生,往往立刻精神紧张、不安、哭闹。

3. **对疾病的耐受力低、反应性强**　3 岁以内的婴幼儿,由于处于生长发育初期,其中枢神经系统发育不完善,对外界刺激的反应较强,容易泛化。由于不能很好地表达自己的意愿并向大人倾诉,稍有不适和疼痛,就表现出烦躁和哭闹不安。如婴儿生病时,表现为长时间的啼哭,并且不吃不喝,一般性措施不能停止其哭闹。

4. **患病后心理变化大**　患儿常常表现出恐惧、愤怒、惊骇、烦闷、不安等情感,有的患儿甚至出现夜惊、遗尿等现象。学龄期儿童患病后常常会影响到学习和功课,表现出抑郁、沉默、孤独、不快、饮食不佳、睡眠不宁等。害怕打针、吃药,害怕与穿白大褂的医务人员接触。尤其是有过看病、吃药、打针体验的患儿,面对医务人员会因害怕而哭闹,面对打针、吃药更会产生莫名的紧张或恐惧。在复诊时,这方面表现得尤为突出。

5. **检查及治疗时不易合作**　儿童注意力相对不集中、转移较快,容易被外界事物所吸引。有些儿童比较好动,医务人员询问病史时常很难控制与他们的谈话,做体格检查、治疗时部分儿童患者表现出不合作。因此医务人员必须要有足够的耐心,有时甚至需反复多次才能获得正确的检查结果。

6. 自尊心强与心理承受能力的不相适应 随着年龄的增长,儿童的独立性和主动性也逐渐增强,学龄期儿童患病后不愿别人把自己当小孩子看待,喜欢表现自己的能力,有时会表现出勇敢、合作、忍耐、肯吃苦、无所畏惧的气概,对限制自己活动的要求有抵触和反抗情绪。同时,他们的心理承受能力有限,特别是在疾病和治疗所产生的痛苦面前常常会将自身的弱点暴露出来,并且缺乏应对能力。

7. 患病后依恋及依赖性增强 儿童一旦得了病,就诊时几乎都由父母或其他家属陪同前来。他们在住院期间,因为离开了家庭,脱离学校、社会环境,而突然面对一个陌生的环境,心理上会有一个不适应的过程,对家属的依恋及依赖性增强。

(三)家长的身心特点

1. 焦虑和紧张 多数家长对疾病缺乏认识,医学知识知之甚少,孩子一旦患病,家长就会非常担忧。孩子是整个家庭的中心,孩子患病后,父母的紧张、焦虑在所难免。对于住院患儿的家长更是如此,他们除了要为孩子的健康担忧外,还会因环境陌生感而产生紧张和焦虑,同时对于医生的医疗技术水平、一些有创性的检查、药物治疗的副作用以及住院后的经济负担等产生担忧心理。

2. 家长对患儿过分的照顾和溺爱 "尊老爱幼"历来是中国人的传统美德。加之孩子年幼无知,缺乏对自身的保护,一旦患病,家长常会表现出溺爱甚至夸大病情的状况,以期获得医生的重视。

3. 家长对患儿不正确行为的容忍和支持 对患儿不正确行为的容忍和支持是许多家长常有的表现。他们往往认为孩子生病是自己照顾不周造成的,对孩子有愧疚感,于是对孩子病中的不合理要求也会尽量满足,甚至对孩子许多错误的行为也漠视不管。特别是一些绝症患儿的家长对患儿在吃、穿、玩等方面的不合理索要和故意毁坏物品等都不加以制止,并对医务人员的制止表示不满。此时家长的心理状态对患儿产生了较多的负面影响。

4. 怀疑和不信任 患儿家长来自社会的各个阶层,受教育程度、文化背景等各不相同,部分家长因缺乏相应医学知识、对疾病不了解或了解不深入从而质疑诊疗方案,表现为对医护人员的技术水平不信任、拒绝配合医护进行治疗、对医学的局限性和多变性不理解等。这种怀疑和不信任的心理往往造成家长对医院和医护人员的过分挑剔。此时,医务人员及时进行沟通和心理疏导尤为重要。

二、儿科患者沟通中的常见问题

(一)与患儿本人沟通困难

一直以来儿科被人们称为"哑科",大多数来儿科就诊的患者不能用语言清楚或完整地描述病情。尤其是3岁以下的患儿,如果有不适,只是不停地哭闹。所以医生和患儿本人的沟通存在很大困难,大多时候需要与家长沟通,或者根据患儿的体温、面色、哭闹时的姿势、系统查体、辅助检查等判断疾病情况。因此,通过细心、耐心、富有爱心的肢体语言对患儿进行安抚和沟通是非常必要的。

(二)与患儿家长沟通存在的问题

儿科的医患沟通实质上是与患儿家长的沟通,主要存在以下问题。

1. 期望值过高 绝大多数家庭将孩子视为掌上明珠,一旦患病,全家人都会紧张,陪同患儿就医者少则2人,多则6～7人。家长的期望值往往很高,但缺乏对疾病的正确认识,常会错误地认为化验、摄片等辅助检查是耽误时间、多收费,甚至认为是医务人员因工作繁忙而故意拖延时间,反而忽视了疾病的发生、发展的规律性,容易产生医患矛盾。

2. 过度关注和焦虑 随着我国生活水平不断提高,绝大多数父母表现出对孩子健康的过度关注,尤其在遇到孩子生病时显得更为突出。同时一部分家长会对治疗进行以自我为中心的盲目干预和猜测:医生会不会重视孩子的疾病? 孩子的诊断准确吗? 治疗效果不好怎么办? 药物会不会对孩子的健康带来其他的副作用? 这些看似由于医患之间的不信任而产生的问题,其实正是家长的一种心理应激表现。

3. 消极处理或放弃　患儿父母消极应对态度是诊治医疗活动中的不良事件,也是医患沟通中的难点。其中一部分是由于家长对疾病本身一无所知而放松警惕;一部分是因为经济拮据而茫然无措;还有一部分是因为失去了治疗的信心。在住院期间,患儿通过医护人员的精心护理,在一定程度上可以弥补治疗过程中的家庭护理缺失。但是,在院外定期复查和复发后的不定期就诊过程中,父母消极应对的态度无疑给患儿的治疗带来了更大的难度。

三、医患沟通策略在儿科医患沟通中的应用

(一) 与患儿沟通的策略

1. 根据不同患儿的特点采取不同的方式　儿童的生长发育是一个连续的、具有明显阶段性的动态成长过程,不同年龄段儿童在生理、心理发育方面各有特点,因此在患病时的反应也不一样,医务人员要依据各年龄段的特点,通过不同的方式进行有效的沟通,建立良好的医患关系。

(1) 新生儿期(出生 28 天内):患儿易哭闹,医务人员在接触新生儿患者时,应动作轻柔、敏捷、熟练,以减少刺激,并用语言和抚触等给予无微不至的关爱和呵护。

(2) 婴幼儿期(0~3 岁):患儿有需要爱抚和用形体表达喜悦、愤怒、惊骇等情绪,婴幼儿住院后,因生活环境发生了很大的变化而缺乏安全感,常常表现出恐惧、孤独、抑郁和分离性焦虑。医务人员在接触婴幼儿患者时,说话要语气温和,动作轻柔,予以爱抚和亲近,与患儿建立感情,消除患儿的陌生感和内心恐惧感。

(3) 学龄前期(3 岁到入学前):患儿有依恋家庭的情绪,疾病的痛苦可引起患儿抑郁(depression)、焦虑(anxiety)、恐惧(fear),疾病的刺激和打击,可使患儿出现退缩行为(withdrawal behavior),曾经获得的行走、控制排便、自己进餐等技能可暂时丧失。医务人员要给予他们耐心、细致、周到的关怀和呵护,对住院患儿要多加关心,亲近他们,允许他们携带自己喜爱的玩具和物品,使他们尽快适应环境变化。

(4) 学龄期(入学到青春期前):患儿可有内心情绪波动,产生抑郁、焦虑、恐惧、悲观、自责等心理,出现对抗、挑剔、任性、不遵医嘱和攻击行为,易与家长和医护人员发生摩擦。医务人员在接触学龄期患儿时,应感情细腻,注意方式方法,语言要体现平等,说话的口吻、问诊的话语要符合患儿的年龄特点。体格检查的方式要适合患儿,切不可粗声粗气,伤害其自尊心。对恢复期的学龄期患儿,为了消除其因住院而耽误学习和功课所产生的焦虑情绪,应适当帮助患儿补习功课,鼓励他们参加社会活动和轻微劳动。

此外,对不同病情的患儿,医务人员要在家长的协助下,对他们采取不同方式的沟通,这样有助于患儿早日恢复健康。例如:危重症患儿,医护人员要给予特殊的关爱,使他们安静,配合治疗。病情稳定后,可陪患儿玩玩具、看画报、听故事,使患儿心情愉快地与医护人员合作;对病情较轻的、处于恢复期的患儿,可指导家长和患儿逐渐增加活动量,并安排一定时间的户外活动,以利于早日康复。

2. 读解婴幼儿及儿童患者的体态语言　婴幼儿患病不能诉说感受,他们常通过面部表情、声音、身体活动同成人建立联系,与成人相互理解。医务人员在接诊时,有时要以看和听的方式为主,解读患儿的体态语言。在医患交流中,患儿的体态语言能否为被医务人员正确解读,是实现良好医患沟通、达到理想沟通目的的基本保证。

婴幼儿虽然不会用语言来交流,但会用哭、笑等本能行为表现身心的变化和需求。啼哭是婴幼儿表达自己需要的重要手段,不同的哭声表示不同的内容:需要爱抚的哭是清脆、响亮、圆润的;饥饿、排

尿引起的不适哭声很大,只有满足需求、解除不适,哭声才会停止;当婴幼儿感到身体不适时,会用长时间的啼哭来寻求帮助;婴幼儿在疾病严重时,哭声是不成调的尖叫或哭声低弱,采取一般措施不能使哭声停止。

幼儿及儿童患病后,在语言上往往不能准确地自我表达,并且会由活泼好动转变为无精打采,对父母的依赖性增强,会特别留意医务人员的非语言性行为。医务人员应从患儿的面部表情、动作、态度中进行细致的临床观察,及时发现病情变化,发现病症所在。

3. 克服儿童患者的恐惧心理　疾病疼痛和各种治疗(如打针、吃药、插胃管等)会给患儿带来疼痛刺激,留下不愉快的记忆,产生对疾病的恐惧感。故医务人员在为患儿检查治疗前,应该不厌其烦地向患儿讲解要为他们做哪些检查和治疗,为什么要做,可能会有哪些不舒服和疼痛,有针对性地消除他们的疑虑和恐惧,使患儿积极配合诊疗工作。

年长儿认知能力增强,开始关注疾病后果和对自身成长的影响,当一些慢性病对其成长和生命构成威胁时,会产生严重的不安情绪和心理冲击。医务人员要让患儿正视疾病,用热情的语言鼓励他们树立战胜疾病的信心,消除对疾病的恐惧感。在与患儿交谈时,最好使自己的视线与患儿平齐。医护人员平时要面带微笑,声音柔和、亲热地称呼患儿的名字或乳名,注意语言的亲和性,从而与患儿建立良好的医患关系,取得患儿的信任,成为患儿的知心朋友。

医护人员还应注意满足患儿"皮肤饥饿"的需要,如搂抱患儿、抚摸患儿的头部、轻拍他们的上肢和背部,使之获得亲切、友好的满足感,增强患儿的信任感和安全感。

对住院的患儿应主动接近他们,多加爱抚交谈。给他们讲解生病需要住院的道理,帮助他们熟悉环境,安排合理的生活作息制度。还可为他们介绍小伙伴,鼓励他们积极参加集体活动,消除紧张恐惧心理,主动配合治疗疾病。

(二) 与患儿家长的有效沟通

孩子是家长生命的延续,孩子患病,家长不但会紧张、焦虑,而且因缺乏医学知识,在疾病面前又会显得手足无措。医生应换位思考,充分理解和尊重家长的感受,以朋友式的关心和患儿家长进行沟通,达到"沟"而能"通"的状态。尽管孩子是患者,但家长在医患关系中起着举足轻重的作用。从某种意义上说,虽然生病的是孩子,但家长感觉却比自己生病还要着急紧张。因此,与患儿的沟通在很大程度上是与患儿家长的沟通。现代医学模式下,要求医务人员沟通时充分体谅患儿父母及家属的心情,与之进行有效的沟通。

1. 以疾病事实为基础　对患儿家长的安慰和解释是治疗过程中非常重要的一部分。家长带孩子来看病目的是解除病痛,希望了解孩子得了什么病,为什么会得病,还希望了解最佳治疗方案等。如果只是简单地说"没什么大问题",肯定不会令患儿家长满意。医生需及时将自己对疾病的判断、将要采取的治疗措施、存在几种治疗选择、各种选择的利弊等信息向患儿家长作通俗易懂的解释和说明,在此基础上取得家长的信任。尤其是急危重症患儿病情严重,如白血病、恶性淋巴瘤等,虽然对家长会造成很大的思想负担,但是医生必须如实告知病情,实事求是地讲清疾病的严重性,解除家长的疑虑或侥幸心理,使其正视现实。本节案例 7-2 中的沟通就需要采用实事求是、真实科学地告知病情的沟通方式,以过硬的专业知识以及尊重、耐心、真诚的态度,让家长接受孩子患病的事实。

2. 语言通俗易懂　由于信息不对称现象常导致医患纠纷的发生。这种"不对称"主要表现在作为需方的患者一方缺乏对医学信息、管理信息、制度信息和法律信息等的了解。如果医生交代病情时使用医学术语过多,对于医学知识不足的家长及本身就交流不畅的患儿来说相当于"听天书",不能理解医生的意思。所以,作为医护人员必须使用通俗易懂的语言让家长理解、明白,使用肢体语言或表情让患儿予以配合。

3. 六种常用沟通方式

(1) 预防为主的针对性沟通:预防为主的针对性沟通即在医疗活动过程中,主动发现可能出现问题的苗头,并把这类家属作为沟通的重点对象,根据其具体要求有针对性地进行沟通。例如,本节案例 7-2 中医生预料到可能会出现的并发症,提前告知家长,使家长做到心里有数;一旦出现了并发症,能够有心理准备,避免产生矛盾。再如,晨间交班时,除交班医疗问题外,要把当天值班中发现的家属不满意的征兆作为常规内容进行交班,使下一班医护人员有的放矢地做好沟通工作。

（2）交换对象沟通:在某位医生与某位患儿家长沟通困难时,可更换另一位医生与其沟通;当医生不能与某位患儿家长有效沟通时,可请更易沟通的家属作为代表,协助医护人员与患儿家长沟通。

（3）集体沟通:对患同一种疾病的患儿,如轮状病毒肠炎、流行性乙型脑炎等,医生可召集患儿家长以举办培训班的形式与他们进行集体沟通,讲解疾病的起因、治疗及预防知识等。

（4）书面沟通:为了弥补语言沟通的不足,书面沟通的方式是必要的。例如新生儿病区属无人陪伴病房,家长完全不了解患儿的治疗、生活情况,医务人员可将患儿在病区一天的喂养、洗换、护理、治疗等共性情况以及出院随访时间、喂养护理知识等编成小手册,发给每位患儿的家长。此外,还可以向患儿家长无偿发放医学健康教育资料,及时宣传门诊常见病防治和婴儿喂养等常识。比如,本节案例 7-2 中就可以应用书面沟通的方式,与患儿家长签署病情告知书、腰椎穿刺知情同意书等。

（5）协调统一沟通:当下级医生对某疾病的解释存在疑虑时,先请示上级医生,统一意见后再进行沟通。在诊断尚不明确或疾病恶化时,医护人员在沟通前要相互讨论、统一认识后,由上级医生与家长进行沟通。避免因医护人员的解释互相矛盾而导致家长不信任和疑虑。本节案例 7-2 中由于患儿病情危重、专业组进行了多次病例讨论,医护对患儿的病情治疗、护理达到认识高度一致,使得医患之间的沟通更为顺畅。

（6）实物对照讲解沟通:某些疾病,在口头和书面沟通都较困难时,辅之以实物或影视资料进行沟通。比如,对先天性心脏病患儿的家长,医生可用心脏模型结合画图的方式对其进行讲解,家长一听便会明白问题在哪个部位、手术如何修补等;骨科患儿的家长不知道孩子骨病在何处时,骨科医生可拿出人体骨骼模型,用通俗的语言进行讲解;耳鼻喉科的医生还可用多媒体等影视资料给患儿家长讲解患儿病情。本节案例 7-2 中因为要进行脑脊液检查,所以要做腰椎穿刺,家长担忧腰椎穿刺的不良反应,也不清楚操作流程。这时,医生就可以应用腰椎穿刺模型进行讲解,使家长一目了然。

在大力提倡全民健康、共建医患和谐关系的环境下,如何做好与患儿及家长的沟通,是对医患关系信任度的考验,是心灵的交流,是生命的托付。良好有效的沟通不仅使医患双方医疗信息互通,获得情感交流,同时对保障医疗安全、提高患者满意度、构建和谐医患关系均有重要意义。

（刘小红）

第三节 ｜ 老年患者的沟通

老年患者具有独特的生理和心理特点,病情复杂多变,面对的现实问题也较为突出,这些情况都对诊治医生提出了较高的要求。在与老年患者的沟通中,医务人员更要耐心细致、讲究方法,注意沟通技巧的综合运用,以达到较好的临床医患沟通效果。

【案例 7-3】 高龄患者的医患沟通

李某,男,78 岁,因"冠心病,急性下壁心肌梗死"急诊来院,检查结果为:右冠状动脉起始段以远完全堵塞,左前降支近段狭窄 65%,回旋支中远段弥漫性病变,狭窄约 75%～90%。紧急交代病情后,急诊医生为其开通了完全堵塞的右冠状动脉血管,并植入支架一枚,患者胸痛、胸闷症状即刻得到明显缓解。在重症监护病房观察 24 小时后,患者病情稳定转入普通病房继续治疗。

术后第 5 天,患者晨起排便时再次出现明显胸痛症状,用药后症状缓解不明显,患者感到十分痛苦。急查心电图及心肌酶均未见动态改变,医生让其继续服药观察,未做特殊处理。患者及其家属对此感到不满,认为医生未作积极处理,不负责任,并认为患者胸痛再次发作,是治疗存在问题或支架没放好造成的,因此投诉了手术医生,并要求医院给予经济赔偿。对此,主管医生再次详细介绍了患者血管的病变情况,反复解释本次急诊治疗的局限性及后续治疗的必要性。患者及其家属最终理解了术后的胸痛发作并非发病时完全堵塞的冠状动脉血管所致,而是由其他血管的残留狭窄病变引起的。误解澄清后,患者及其家属的心理疑虑消除,紧张情绪很快稳定下来,在后续的治疗中给予了积极的配合。

问题:从医患沟通的角度分析,该病例中医生主要应用了哪些沟通技巧?

进入老年期后,人体组织结构逐渐老化,器官功能出现各种障碍,日常活动能力衰退,以往正常的协同功能也逐步丧失。因此,在与老年患者的沟通中,要及时发现相关问题,恰当运用沟通技巧给予患者个体化的关爱和治疗,以期取得更满意的治疗效果。

一、老年患者的身心特点

(一) 老年人的生理及心理特点

1. **认知和反应能力下降**　进入老年期后,人的组织器官老化,功能逐渐减退。神经系统的灵活性下降,常会出现思维混乱、记忆力减退、反应迟钝、动作不灵活,容易疲劳等症状,并且不愿接受新事物、新思想,很难认识和适应不断变化的生活现状。

2. **性格和情绪不稳定**　老年期是人生的"衰退期",老年人不仅逐渐远离了社会,健康状况也每况愈下。这些变化会影响到他们的精神和心理,使其容易产生消极情绪,变得敏感、猜忌、多变、话多爱唠叨、感觉孤独寂寞、缺少安全感、易产生"被遗弃感",进而怀疑自身价值。因此,他们经常会处于既喜欢安静又惧怕孤独的矛盾状态中。许多老年人由于没有固定的经济收入,一旦生病总觉得给家人带来经济负担,易产生负罪感和无用感,不愿意配合治疗。最严重的是那些卧床不起的老年患者,时常感到身心俱疲,急躁易怒,抑郁消沉,甚至产生绝望、厌世情绪。

3. **精力和内在能力衰退**　人的老化是一个从精力充沛到衰弱、内在能力逐步下降的过程。一个人从健康时的功能独立,到老年期的多种慢性病共存,再到完全依赖他人的失能状态,直至死亡,经历了渐进而连续的衰退过程。

人的内在能力主要包括认知能力、运动能力、活力、感知觉能力、心理能力等。衰退是人老化过程中重要的一环,它包括躯体、认知、心理、社会功能等多方面的衰退。尽可能维护好老年人的内在能力,是延缓其身心功能下降的重要手段,也是保证老年人健康老化的关键所在。

(二) 老年患者的疾病特点

在与老年患者的沟通中,除要注意一般内科疾病的普遍特点之外,还要了解老年疾病的特殊性。

1. **多种疾病共存**　老年人常身患多种疾病,尤其是高龄老人,常会同时患几种甚至十几种疾病。而且,有些疾病可能一直未被发现,如心血管病、肺部疾病、脑血管病、肾功能不全等,给医生的正确诊断和治疗增加了很多的困难。

老年患者还极易出现各种并发症,如感染、水电解质紊乱、多器官功能衰竭等。运动性疾病可导致局部发生痉挛、失用性肌萎缩、褥疮、骨质疏松症、血栓与栓塞、水肿等。老年患者多有直立性低血压、感染性疾病、焦虑抑郁、认知功能下降、营养不良、便秘及大小便失禁等。

2. **病情变化迅速**　老年患者的很多疾病,早期症状可能不明显,如动脉粥样硬化、糖尿病及骨质疏松等。一旦疾病进展出现心绞痛、心肌梗死、低血糖或酮症酸中毒、骨折等明显症状时,才会被发现。如老年人常见的股骨颈骨折,通常在骨折发生后,老年人的骨质疏松症才被发现。更有些老年人发现症状时,病情已经比较严重或已近终末期。当疾病发展到一定阶段,器官功能处于衰竭的边缘,病情极易恶化,因此早期诊断和治疗干预是非常必要的。

3. 临床表现多不典型　衰老、病残和疾病交织在一起,常常使疾病临床表现变得不典型,疾病的特异性症状也表现为非特异性。如老年心力衰竭,可能仅表现为精神不振、味觉异常、腹胀等症状,故老年人轻微症状的背后可能隐藏着严重的疾病。共存的多种疾病之间相互影响,也可使症状不典型。老年患者还常常出现病情重而症状轻的情况,疾病容易被漏诊和误诊,如老年人心肌梗死往往没有典型的心前区疼痛等症状,而仅表现为胸闷、气短、牙痛、腹痛等,甚至有些疾病根本就没有临床症状或者是症状不明显。

二、引起老年患者沟通障碍的常见因素

(一) 患方因素

1. 年龄因素　随着年龄的增长,老年人的智力、听力、视力和记忆力逐渐减退。在就医过程中,老年患者往往不能准确地描述自己的症状,对医务人员所提供的信息不能及时理解。尽管医务人员多次嘱咐,老年患者仍有可能遗忘部分信息。

2. 心理因素　经济发展和生活方式的改变带来的一系列新的社会问题也影响着老年人的生活。多数老年人存在性格孤僻、敏感多疑、固执等问题,患病后,孤独感和无助感增强,会对医护人员的正常医疗行为产生抵触情绪。有些老年人患病后会出现性格改变,对家属以及医务工作者依赖性增强,夸大病痛,以期获得家人更多的关心和注意。这些心理方面的改变,会影响医患沟通的正常进行。

3. 对医疗存在误解　有些患者及家属把医疗行为误认为简单的消费行为,认为花钱就应该得到满意的回报。当治疗过程中出现一些不可预知的风险时,患者及家属会难以接受,甚至出现医患纠纷。这些都是由于其对医疗知识和诊疗规律理解不够造成的。

4. 医学知识不足　老年患者因其受教育程度和医学知识背景不同,大部分对其所患疾病知之甚少。例如:有些轻症老年患者根本不把自己当成有病的人,认为感觉不适只是老化过程中的必然现象,他们从不和家属或医生进行沟通,更不去医院做必要的检查和治疗,任由疾病逐渐发展;也有些老年患者由于记忆力下降、听力障碍、语言交流速度缓慢、失能、卧床不起等原因,出现任何不适都不愿和家属、医务人员沟通,或无法进行沟通,延误了最佳治疗时机;还有些老年患者对某些疾病的严重程度、病情发展中可能发生的并发症及不良预后认识不足,对治疗效果抱有的期望值过高,一旦病情反复或恶化则缺乏足够的思想准备,部分患者及其家属不承认医学的局限性,不能接受不良预后或不可逆的治疗结果,从而引发医患沟通障碍和医患纠纷。

例如本节案例 7-3 中,术后几天患者再次发作心绞痛时,本人及其家属都无法理解和接受,认为是医生的技术水平不高、手术没有成功所致。主管医生及时与其沟通,讲明急诊处理的只是引发急性心肌梗死的那条完全堵塞的血管,先解决了保住性命的问题。但这种单支血管的支架治疗效果存在一定的局限性,本次急诊术中未处理的其他冠状动脉血管原发病变导致了术后心绞痛的再次发作,需择期再行手术处理……在医生耐心解释和充分沟通后,患者及其家属终于理解了目前的疾病状况及治疗策略,并积极地支持和配合医生完成后续的治疗方案。

(二) 医方因素

1. 对沟通的重要性认识不足　日常繁忙的工作使一些医务人员忽视了沟通的必要性,更谈不上掌握基本的临床医患沟通技巧。有时医务人员并没有理解老年患者的表述或对其产生误解,导致医患双方的认识出现偏差。一些医生认为自己能治好患者的病就行,没必要和老年患者多解释,讲了他们也听不懂,是浪费时间;而老年患者通常更希望得到尊重,会认为医生这种表现是对自己态度傲慢,只把专业知识和地位看得很重,没有想到"我"作为患者的感受,进而产生抵触情绪,出现医患矛盾。

2. **医学知识不对称** 医生与患者的医疗知识存在很大的不对称性。医务人员接受过专业的学习培训,有扎实的医学功底,临床实践经验也很丰富,对疾病的诊断和治疗有足够的信心和能力;而相当一部分老年患者对自己的疾病知识了解很少,甚至是一无所知。因此,医患双方对于同一个疾病的理解和处理方法会大相径庭,甚至出现沟通障碍。不同医生的表达和沟通能力也参差不齐,有些医生未能把病情通俗易懂地给老年患者解释清楚,导致医患沟通不顺畅。

3. **解释不充分造成沟通障碍** 个别医生比较缺乏与老年患者交流沟通的耐心和技巧。比如,在给初次就诊的老年患者看病时,简单询问病史后没有做任何解释就直接开具"昂贵"的检查和化验单,并且没有充分与患者沟通解释这些检查和化验的必要性及其诊断价值。从而导致患者就医的目的没有达成,出现不满情绪,认为医生不会看病,只会依靠检查、化验等进行诊断,对医生产生强烈的不信任感。

病史采集和体格检查是临床诊断的重点,有针对性的辅助检查可更好地明确或验证临床诊断。在诊治老年患者过程中,医生不仅要重视临床诊疗操作的规范性,更要重视将相关医疗过程向患者及其家属解释清楚,避免患者和家属因不了解情况而误认为医生不会看病,只会"过度"依赖辅助检查。

三、沟通策略在老年患者沟通中的应用

(一)良好的医患沟通对老年患者医疗行为的影响

良好的沟通在老年患者就医过程中显得尤为重要,不仅医生可以获取诊疗所需的信息,医患关系和医疗服务质量也能得到改善和提升。

1. **有助于提高医疗质量**

(1)良好的沟通有助于促进医患互动,消除老年患者对医院的陌生感。同时,打开老年患者的心结,调整或改变老年患者的观念、心态,让他们以更积极乐观的态度去面对自身的疾病,增强患者信心与抗病能力,使其积极配合治疗,减少并发症,促进疾病快速痊愈。

(2)良好的沟通可以提高疾病的诊疗水平,促进疾病的康复,减少不必要的检查和治疗。沟通可以指导和帮助老年患者根据伤病情况、经济能力以及预后等因素综合判断,作出适合个人的选择,支付合理的医疗费用,减少患者不必要的开支。医疗费用的降低又会显著减轻老年人的经济和心理负担,无形中促进老年患者疾病的康复,从而形成一个良性循环。

2. **有助于促进医患和谐** 加强与老年患者的沟通对于构建和谐医患关系的意义表现在两个方面。第一,老年患者承担着生理、心理和经济上的三重负担,且老年患者对医生的诊断、医疗的风险和医学技术的认识具有局限性,缺乏对医生应有的信任和理解。因此要消除影响医患关系的不利因素,增强医患之间的理解和信任,就需要医护人员掌握老年患者的心理特点,树立沟通意识,强化沟通技能,以构建融洽的医患关系,促进医患和谐。第二,老年患者作为被诊治的角色,其精神往往很脆弱,常处于一种陌生、恐惧、抑郁、孤独、焦虑、痛苦的心理状态,对医疗服务的质量要求较高,对医生的每句话、每个举动都会十分敏感。这种严重的挑剔心理会造成其对医护人员的盲目不满。如果没有沟通,缺乏真正的互相信赖,医务人员与患者或其家属之间会有隔阂产生。因此,了解老年人的特点,采取有效的沟通技巧,增进彼此的理解,能有效降低医患纠纷的发生率。

3. **体验关爱并维护老年患者尊严** 老年患者是一个特殊的群体,人体结构、功能、心理的一系列慢性、退行性衰老变化,加上疾病的折磨,会导致他们产生孤独寂寞和依赖心理。特别是有些子女工作忙,没有沟通的时间,使老年人更加渴望医务人员的关爱和体贴,渴望得到人格尊重。这时医生要主动观察、了解患者的心理状态,以采取相应的沟通对策。在医院,医护人员良好的态度和精湛的技术可以把他们的关爱传递给患者,使其接受治疗的同时享受温情。

老年患者多患有慢性病,病程长,患者在长期与疾病抗争中身心疲惫,有的甚至厌倦生活。医护

人员可以通过有效沟通帮助患者积极面对疾病,减少不必要的伤害,同时尽可能地帮助患者树立信心,促进疾病康复,恢复健康生活。

4. 有利于医学知识普及、传播　医疗的过程不仅仅是某一疾病的诊疗,也是医学知识和健康理念传播的过程。患者相对医务人员来讲,医学知识较贫乏,往往在医务人员的安排下被动接受治疗,处于从属地位。老年患者在就医过程中对医学知识、自我保健方法有较高的期望和需求。因此,医务人员需要通过各种科学的方法将疾病整体诊疗理念传达给患者,使老年患者掌握自己需要的医学知识和健康保健知识。

(二) 与老年患者沟通的基本原则

沟通的目的是建立一个有效的交流平台,更好地提供诊疗服务。沟通的核心就是满足服务需求。为达到这一核心目的,医务人员在与老年患者的沟通中应坚持理解尊重原则和"统一战线"原则。

1. 理解尊重原则　理解尊重原则是指医疗服务应建立在对老年患者的理解和尊重的基础上。"尊老爱幼"是中华民族的传统美德,老年人会更敏感于别人对他们的尊重。从患者的痛苦出发,交流疾病的病因、表现和诊断处理,可使沟通变得更顺畅、更高效。沟通中融入尊重和理解就像是在运行的机械中注入了润滑剂,交流将变得更顺畅、更温暖。

2. "统一战线"原则　该原则是指医务人员在诊疗活动中应始终与患者站在一起,共同面对疾病。"统一战线"不仅仅是建立在医生和患者之间,还包括其他医务人员以及患者的家属和照料者。这些人共同的目标都是使老年患者的痛苦减少、疾病得到有效治疗并尽快康复。尽管每一个角色的位置和掌握的信息不同,同心协力的合作将会使问题得到更有效的解决。医务人员将自己置于事外、漠然处之的态度则会埋下产生矛盾的隐患。

(三) 与老年患者沟通的方法

1. 语言沟通方法

(1) 使用亲切得体的称呼语:亲切得体的称呼语会给老年患者以良好的第一印象,为今后的交往打下相互尊重、相互信任的基础。得体的称呼会使患者得到心理上的满足,亲切的称呼语会使患者对医护人员感到亲近。老年患者普遍的心理特征是孤独和失落,缺少倾诉对象,同时希望得到他人关注和尊重。所以,对老年患者不宜直呼其名,要根据患者的身份、职业、年龄等具体情况因人而异,力求恰当,难以确定时可征求对方的意见,可在姓氏后加尊称如某老,或称为老太太、老爷子等。

(2) 语言简洁明了:医患沟通要求言语表达清楚、准确、简洁、条理清晰;要求措辞得当、重点突出地解释病情及治疗方案。老年患者往往病情反复,迁延不愈,治疗效果不明显,同时伴随着各种身体功能的减退,易产生悲观心理;同时,老年患者领悟能力较差,不易接受环境的改变和新科技的发展。因此,在与老年人交流时应尽量少用专业术语,多打比方,语言简单通俗,重点突出,使老年人能理解沟通的内容,增加他们战胜疾病的信心,使他们在心理上重新振作起来,保持积极向上的生活态度和愉快的心情。

(3) 语速慢、语调平和、有耐心:老年患者常出现记忆障碍和理解能力下降,同时长年患病使其精神压力增大,变得沉默寡言。因此,与老年患者谈话时的语速不宜过快,应运用合适的语音语调,增强口语的表达效果。恰当地运用语调、调整语速可以加强自己所表述内容的意义和情感。如"我给您检查一下吧"这句话,如果说得声音低一些,语气亲切,语调缓慢,就会被老人理解为诚恳的帮助;如果声音很高,语气又急又粗,就会被老人理解为不耐烦、厌恶等情绪。同时,医护人员与老年患者谈话要有耐心,如果对方没有听懂谈话内容,可以多讲几遍,目的是要解除他们对疾病的困惑,使老年患者处于有利于治疗的最佳状态。

(4) 注重问诊技巧:老年患者自尊心较强,特别是有些老年人以自我为中心的意识较强。在与他们交谈时,要尽量避免审问式提问,而应多采用开放式和封闭式相互交换的谈话方式。开放式提问通常使用"什么""为什么""能不能""愿不愿意"等词来发问,让老年患者有倾诉的机会,医生往往能通过有关问题的解释和说明获得一些事实资料。封闭式提问则通常使用"是不是""对不对""要不要""有没有"等词来发问,其回答也是简单的"是"或者"否"。这种询问常用来收集资料并加以条理化,以澄清事实,获取重点,缩小讨论范围。当老年患者"絮叨"或叙述偏离主题时,封闭式提问可用来适当终止其叙述,避免谈话过分个人化。在病史采集和与老年患者沟通时,医护人员必须结合开放式和封闭式两种提问方式,以达到最好的沟通效果。由于老年患者反应能力差,建议一次只向老人提出一个问题。

（5）多鼓励支持:能否恰当应用赞美的艺术是衡量医务人员职业素质的标志之一。老年患者通常觉得自己被社会抛弃,对社会和家庭已经没有价值,担心别人远离自己。通过恰当的赞美,老年患者可以一扫得病后的自卑心理,重新认识到自我对社会及家庭的价值。但是,赞美时要注意实事求是,措辞得当,学会间接地、用第三者的口吻表扬他人,树立老年患者的自尊和战胜疾病的信心。

2. 非语言沟通方法

（1）端庄的仪表和稳重的举止:在与老年患者首次接触时,要注意医务人员的形象,给患者建立良好的第一印象,包括仪表、举止、姿势和步态等。老年患者如需住院治疗,通常会产生焦虑、恐惧的心理,希望由资历深、技术高的医护人员提供服务。此时,医务人员良好的形象可以消除患者的焦虑和恐惧。医务人员应衣着整洁,容貌修饰自然大方,举止端庄,保持精神焕发,这是缩短医生与老年患者距离的基础。医生的镇定、自信和敏捷以及娴熟的诊疗技术等非语言因素,无疑能帮助其取得患者的信赖与配合,也能使患者的情绪得以平静。

（2）关爱的目光和微笑的表情:医务人员应当注重运用自己的面部表情,更要细心体察患者的面部表情。老年患者病情复杂,治疗困难,生活自理能力下降,自卑心理比较明显,有时会不由自主地寻找心理安抚和寄托。所以,医护人员可以将同情、温馨和关爱通过面部表情传递给患者,使患者从中获得慰藉。同时,医务人员的微笑也是交流的良好方法,真挚热情的微笑,能消除老年患者的陌生感,减轻老年人的恐惧、悲观心理,增加老年人对医务人员的信任。关爱的目光、微笑的表情体现了医护人员对老年患者的尊重,是获得有效沟通的桥梁。

目光接触是人际交往中最为重要的信息渠道之一。眼神交流可以表达与传递用语言难以表达的情感,显示个性特征,也可以影响患者的语言和行为。老年患者的孤独感和被遗弃感尤为明显,他们突出的要求是需要被关注、被尊重。如果医务人员在与其沟通中有意识地增加目光交流,会使老年患者感到亲切温暖。适时的目光接触还可以帮助医患双方保持谈话的同步性与一致性。目光的接触是有效减轻患者压力的沟通手段之一,适当适时的眼神交流,既可减轻患者入院后的种种不安,又可增加信赖感。

（3）注重倾听:老年患者由于长期被疾病困扰,可能对治疗失去信心,焦虑、不讲理,甚至责骂医护人员,拒绝治疗。另外有些老年患者听力减退,需要医生反复强调,声音应适度提高。这时不应对患者产生厌烦情绪,最正确的做法是认真倾听患者的诉说,使其压抑的情感得到释放。在老年患者表达其内心情感时,医护工作者要多用肯定的眼神和语言来回应。医生在问诊的时候,应适当采用"嗯""哦"等声音来表示自己在注意倾听对方的讲话。这样,老年患者会感到医护人员能够体会他的心情,真心听取他的想法,自己的意愿得到了尊重,从而增加了对医护人员的信任,能更好地接受诊断和治疗。

（4）恰当的触摸:触摸是一种无声的语言,是非语言沟通交流的特殊形式,包括抚摸、握手、搀扶、拥抱等。触摸能增进人际关系,是用以补充语言沟通及向他人表示关心、体贴、理解、安慰和支持等情感的一种重要方式。触摸传递着医生对患者的关注和安慰,可以满足患者情感的需要。老年人由于长期患病,常出现焦虑、沮丧等心理,特别是临终老人,他们大多经历了否认、愤怒、妥协、抑郁、接受等复杂的心理过程,精神极度脆弱。因此,对老人的心理支持往往比生理上的治疗更重要。此时,实施非语言行为常常比语言更有效,适时地握住老人的手,耐心倾听对方诉说,适当地给老人拉拉被子,理好老人蓬松的头发,通过皮肤的接触满足老人的心理需求,用无言的交流表现出对老人的理解和关爱,使他们有安全感、亲切感。

(高焱莎)

第四节 | 危重症患者的沟通

相较于普通患者的沟通而言,危重症患者诊疗过程中医患沟通的良性维护和全面改善则更加难以实现。因此,本节内容旨在通过深入探讨危重症患者的身心特点,全面分析危重症患者医患沟通中的常见问题,努力寻求医患沟通策略在危重症患者沟通中的有效应用,进而有效促进危重症医患关系的科学构建、和谐发展以及持续改进。

【案例 7-4】 沉重的隔阂

李某,男,32岁,自由职业者。在高速公路发生交通事故,不幸受伤,急诊送至某三甲医院抢救室。经快速病情评估,初步诊断为:严重颅脑损伤、结肠破裂、脾脏破裂、粉碎性骨盆骨折。经输液、输血等扩容抗休克准备后,急诊手术治疗,术后进入重症监护室(ICU)继续监护救治。但患者病情危重,反复出现病情变化,几度出现意识昏迷,经过近1周的全力救治,仍未能成功脱险,最终因多器官功能衰竭而死亡。患者家属及委托人对此表示无法接受,并投诉了接诊医院,投诉理由如下:①ICU及手术医生在整个诊治抢救过程中仅执行过简单的疾病诊断告知和病危通知书等签字工作,患方始终无法全面和客观地获取患者病情变化等信息;②ICU医生与家属在有限的沟通过程中"语言晦涩难懂"且"态度冷漠"。因此,患者家属及委托人认为,ICU医生的救治工作未尽全力,整个救治过程不主动、不透明、缺乏人性化。

问题:参与上述危重症患者救治工作的相关科室和医务人员是否做到了有效的医患沟通,作为主治医师应如何才能做好危重症患者的沟通?

一、危重症患者的身心特点

(一) 危重症患者的病情特点

病情严重、多变并且有威胁生命的危急情况存在的临床患者都属于危重症患者,如严重创伤、重度休克、重症感染等。因此,危重症患者病情均相对严重,且救治过程颇具不可控性,即患者病情严重程度多不可控,病情进展速度多不可控,病情转归亦多不可控。

危重症患者的身体特点可以用"重""难""异""变"这四个字来概括。所谓"重",即危重症患者病情较重,或呈快速加重态势,医务人员在极短时间内所面临的医疗任务繁重,且社会和各方经济、精神及心理压力较重;所谓"难",即部分危重症患者的病情难以纠正和缓解,各种支持对症诊疗措施无法获得对应医患所期望的治疗效果;所谓"异",即危重症患者的疾病特点、诊疗方式、评估思路、观察理念以及救治模式等,均与其他普通患者存在一定差异,其独成体系,使危重症患者的救治工作更具个体化及特异化等特点;所谓"变",即危重症患者病情发展亦处在不断变化之中,病情或易反复,或易突发恶化,或易伴发其他疾病及损害。

危重症患者个体及群体所罹患疾病主要为各类急性疾病、复杂疾病、伴发严重基础疾病或意外伤害等,少部分还可能伴有心理、精神疾病等特殊疾病,接诊的医务人员除对危重症患者进行常规的初步病情评估、危险度及严重度判断、急诊预处理、针对性治疗和病情危重演变预防等专业化处置以外,还要对其伴有的人为及环境伤害因素给予充分考量,迅速采取全面综合的内、外科及精神心理救助措施,使危重症患者尽快摆脱危险以及由此产生的负面精神影响。因此,医务人员有必要对危重症患者个体及群体的病情特点有一个相对全面和深入的认识。

在实际临床工作过程中,医务人员经常遇到的特殊类别危重症患者主要有以下几类。

1. **急性危重症患者** 该类患者大多病情发作突然,进展速度较快,不容在转运、接诊、评估及处理过程中有所耽搁。其中部分患者由目击者或亲友同事等相关人员送至医院,转运过程中难以做到专业化救护,不排除有二次伤害的可能。加之送诊者对患者病史及具体发病情况常知之甚少,无法详细描述发病状况及以往诊疗经过等重要信息,使得对此类患者准确的信息收集、全面的病情评估及快速的明确诊断都变得异常困难,医患沟通往往陷入被动。部分患者由120急救车转至医院接受进一步规范诊治,进入医院急救环节之前,患者信息收集主要停留于院前生命体征维护等基础层面,但对患者的既往病情、整体评估、动态进展、预后方向等方面难以做到全面系统掌握。还有部分急性危重症患者为医院间转诊患者,在对接过程中极易造成信息不对等、病情解释不到位、认知及理解偏差、患方期望值过高、前期认知固定化等不利因素,从而触发后续良性医患沟通构建中医患双方矛盾重重、沟通及理解方向相背离。

2. **需急诊手术或有创干预的急性危重症患者** 该类患者多为重大交通伤、爆炸伤、坍塌挤压伤、高处坠落伤、急腹症等,而患者及其家属对急性危重症突发、手术干预、风险意外等,无法快速接受和全面认知,从而给医患沟通的顺利开展带来极大困扰。

3. **短期内无法明确诊断的危重症患者** 该类患者或为疾病本身发生率较低的罕见急症,通过常见和常规诊断流程及思路,无法快速明确诊断。或为共病患者,即其除具有就诊的急性危重症之外,还伴有其他重大基础性疾病存在。如老年腹部创伤患者,既往有高血压、冠心病、慢阻肺、糖尿病等一种或几种慢性病。此类患者个体的急症与慢性疾病同期呈现,极易造成病种之间互相干扰、互为促进、彼此加重等情况,并导致诊断困难和预后不佳。或为发病隐匿患者,即就诊时症状体征极不典型或主要疾病特征性表现尚未完全显现。或为伴有精神及心理疾病的患者,在实际诊疗过程中情况复杂多变,致使医患沟通和疾病处置困难。如果在诊疗过程中出现不可预知的病情变化,则极易给后续医患沟通增添障碍。

4. **群体性发病患者** 该类患者多来源于突发公共卫生事件中,如集体食物中毒、连环车祸等,因在同一时间阶段内就诊患者数量较多,患者病情严重程度差异显著,患者群体内易彼此影响,甚至互相产生心理暗示等,加之社会压力、舆论环境等外在因素的融入,极易造成医患沟通困难重重、任务繁重、内容繁杂、随机性强等局面,使得危重症的医患沟通变得复杂而脆弱。

(二)危重症患者的心理特点

大多急性危重症患者作为以往身体状况相对稳定或正常的个体。当其健康状态发生突发性躯体损害、阶段性意识丧失、器官功能障碍甚至衰竭时,因其对个人疾病性质、现况、未来进展方向、可能预后结局等均没有完整确切的认知,故其心理防线可能快速被击溃,内心充满恐惧,情绪极易波动。如不能进行及时有效的沟通及心理疏导,可能导致危重症患者在接受救治过程中产生抵制情绪、持续焦虑、放任自弃甚或绝望轻生等不良结局。

危重症患者个体或群体的异常心理状况主要表现为焦虑、恐惧、固执、忧郁、烦躁、怀疑、无助等。在救治过程中患者往往出现依赖心理和敏感性增强、行为退化和情感幼稚。此外,不同患病状况的危重症患者均具有其个体或群体特有的心理特点。如急诊创伤患者,肢体的意外损伤或残缺会给罹患个体形成巨大的心理压力及思想负担,患者主观上极度担心个人损伤的肢体功能无法恢复或无法正常生活,加之肢体损伤医治期内其原有生活状态突然被打破,以往正常肢体功能部分或完全丧失,忧虑个人未来工作及生活状态改变,从而产生抑郁、自卑等心理,治疗上无法与医务人员形成互动及配合,最终造成患者自我认同感减弱,部分患者在医治过程中还会产生不良的就医情绪,甚至产生悲观、厌世等心理。

对于生命体征不稳定或病情极度恶化而危及生命者,患者及其家属快速陷入无助、极度焦虑和恐惧,而精神的坍塌以及信心的丧失,可能加速患者病情的进一步恶化。对于处在急诊围手术期的患者,疾病本身及外科手术共同对患者生理及心理造成应激性损害,其紧张、忧郁、焦虑、恐惧等不良情绪较非手术患者更严重、更复杂;如果不能进行有效的医患沟通,则会加重手术应激性损害并削弱手术实际效果。对于自缢或部分服毒患者而言,因其危重症疾病发生多因对自身生活丧失信心,轻生之前已经长期处于心理极度失衡状态,而就医后其不良心理状态会继续加重,以致无法从原有的心理阴影中走出,部分患者会继续出现自残、缄默、躁狂、逃避等异常表现。对于群体性就医的危重症患者,多已经历了突发灾难,罹患过程中因患者众多、高度聚集、环境氛围紧张嘈杂,患者之间的恐惧、紧张、焦虑等不良情绪极易互相影响和彼此放大。另外,部分患者因隐私保护,出现主观封闭和防卫状态,医患交流障碍,心理疏导困难,良性医患沟通的构建基础极不稳固。

总体上讲,危重症患者的普遍心理期待为:被同情,被认可,被尊重,被重视。作为参与危重症患者救治的医务工作者,应学会换位思考,运用同理心重视及呵护患者的身心健康,主动成为患方可信任、可依赖和有温度的医者。

二、危重症患者沟通中的常见问题

(一)医方实施有效沟通相对困难

危重症患者以危、重为特点,救治对象多表现为病情重、变化快、表现凶险,但家属对患者的生存希望、病情变化和预后情况等无法掌控,患方对医方常怀有过高的期望,希望能得到准确无误的诊断、及时有效的治疗和万无一失的抢救。如果不能达到这样的目的,就可能产生认知偏移,发生医患摩擦和沟通障碍,甚至导致医疗纠纷。

首先,因各级医师沟通能力参差不齐,部分医师沟通技巧有所欠缺,抑或缺乏医学人文理念,可能会造成知情告知不全面、疾病的解释不充分、用语不够通俗易懂,从而无法取得有效的沟通效果。其次,科室多个诊疗组之间对每个危重症患者个体病情的告知不同步或者理解认知不尽相同,且可能存在风险告知不全面、内容不一致等现象,导致患方对医方出现猜疑,甚至失去信任,激化双方矛盾。

对于患者和家属而言,不能准确地知晓病情相关信息是十分担忧和焦虑的,尤其在危重症患者进入相对封闭的ICU救治阶段,患方通常迫切希望能够动态、准确、详尽地了解诊断结论、治疗方案、医疗费用、临床预后。而对于危重症患者而言,诊断及治疗过程是相当复杂的,治疗期间常产生病情变化或不可预知风险,且预后相对较差,此时若无相对固定的沟通团队及时、准确、一致地告知患方这些信息,则既违背了患者的知情权,也不利于后期医疗救治工作的开展,易产生医患纠纷。

(二)医方职业素养及人文关怀时有欠缺

1. **医方职业素养欠缺**　职业素养(professionalism)除业务能力之外,还包括职业形象、沟通技巧、人文理念、心理承受力和自我维护能力等,即硬实力和软实力都要强。其中,医疗技术是硬道理,是治疗效果的有力保障。试想如果为危重症患者诊治的医务人员技术水平不高、专业知识不牢、观察应变能力不足、不能及时准确地判断快速多变的病情进展,便会使患者感到恐惧和失望,丧失应有的信任感,并很容易将这种不信任感迁移到医患沟通中,从而产生矛盾。但医疗技术并非医者素养的全部。首先,职业形象是"形似",是医者素养中的基本要求,如仪表和言谈举止得体等;相反,形象邋遢、行事拖沓和不修边幅,会给患者带来主观抵触和不良感受。重视个人职业形象的医者更容易得到患方的信任。其次,医患交流和医患关系维护,主要借助于医患沟通,因此,在语言、肢体、文书等方面的沟通技巧都不容小觑。

2. **医方人文关怀欠缺**　人文关怀(humanistic care)是指对人的生命价值、尊严及生活状态的关注;在中国传统文化中表现为尊重人、关心人、爱护人,是道德价值的集中体现。医学人文情怀的缺失或淡化,都不利于良性医患沟通的维持,而对患者实施人文关怀不仅能促进患者的身心健康和生活质量,也能直接提升医疗服务质量。尤其是危重症患者,作为急需被照护的个体,在诊治过程中具有各种特殊心理特征,常常希望得到更多的人文关怀。而在危重症患者的救治过程中,常因救治过程急迫且复杂反而容易忽视人文关怀,常体现在缺乏干净整洁的就医环境、不能充分尊重患者隐私、不能耐心解答患方的困惑、不注重患方的就医体验等多方面。对危重症患者而言,疾病的诊治过程是带有局限性的,而人文关怀却是最宽广的和最必需的。人文理念必须融入每一位危重症医务工作者的服务理念中,它既是医患关系的润滑剂,又是医患关系和谐融洽的助推器。"医乃仁术",在培养医学专业技术的同时,更要重视医学人文素养的培养,培养具有人文关怀温度的医务工作者。

(三) 患方充分理解沟通内容较难实现

非专业人员对医学和疾病的认识总是相对有限和滞后的。一般来说,医患双方不可能在同一认识水平上讨论疾病的诊疗救治过程。因此,医务人员在尊重患者知情权的同时,还要尽量以简单形象和通俗易懂的语言耐心地解释医疗过程,避免由于患者的错误理解或一知半解导致的沟通障碍。如对文化水平相对较低或无基本的医学知识的患者,沟通时要少用专业术语,或者尽力将专业术语简单化、生活化和形象化,多用举例子、打比方等沟通方式;对文化水平相对较高且具备基本医学常识的患者,可以适量使用医学专业术语进行交流;对文化教育背景不详的患者,可以通过提问的方式,了解患方对病情和预后的认识与理解程度,根据对方回答调整沟通语言的专业深度。总之,设法使患方能充分理解沟通中所谈及的专业问题,既能减少患方的疑虑和误解,又能给患方准确地传递病情及救治信息,提高医患沟通质量,增加医患双方的信任。

(四) 患方决策权发生转移

ICU患者通常面临着危及生命的疾病,常需依靠各种药物治疗疾病,各种仪器设备维持生命体征,以及各种侵入性或非侵入性操作维护器官功能。这种特殊状态下,将不可避免地影响患者的正常交流和顺畅表达;部分入住ICU的患者甚至因病情危重,在进入ICU之前就处于失去决策能力的昏迷状态,或者在救治过程中反复出现意识丧失。他们无法主动交流,也不会给医生任何重要的信息反馈,这就使得患者家属成为了所有诊治方案的决策者、抉择者、参与者。同时,即便是清醒的危重症患者,医护人员因担忧患者不能接受病情所造成的不良后果,采用保护性医疗,只与患者家属沟通病情。患者知情权大多数情况下取决于家属的决定,这样的决策权转移会直接增加家属的精神和心理压力。这种精神和心理上的压力会导致家属遇事更加情绪化,特别是在患者病情极度恶化甚至死亡时,容易出现过激行为。

(五) 医患双方主观认知存在偏移

医患双方是诊疗过程中紧密联系的利益攸关方,双方均以"诊疗效果最优化及患者利益最大化"为终极目标。因此,双方无论在认知方向上,还是在具体认知内容上,均需时刻保持高度一致。但现实中,因各种附加因素的干扰,往往出现医患双方的主观认知偏移。

患方的认知偏移表现在对诊疗过程和医疗效果的片面认知和过高期望,部分危重症患者把医患关系看作消费服务关系,等价交换的心理预期过强,甚至认为花费多少与救治效果好坏成正比。由此导致某些患者主观认知上可能弱化自身疾病的复杂性和不可控等客观事实,产生此类近乎"不客观""不合理""不科学"的认知偏移,最终会催生患方的"霸道"情绪、语言丧失理智和行为过激。

作为医务人员,当面对上述患方的认知偏移及由此产生的过激言行时,大多选择忍让、麻木或逃避,诊疗过程中长期处于被动和顾虑重重,面对可能存在的正常医疗风险,产生趋避思想,失去应有的原则和救死扶伤精神。医方作为诊疗活动的主导方,有义务在诊疗过程中设法让患方回到正确的认知层面上来,协助患方认识到医学是科学,再危重的患者也要给医务人员病情分析的时间和努力的空间。医学不是一个结论,而是一个不断发展完善的过程,有认知盲区和诊疗遗憾的存在,加之危重症患者本身病情复杂,虽医患双方倾尽全力,结局却很可能依然不尽如人意。

医务人员应能清晰地认识到自己该做什么、能做什么、能做到何等程度,并反复向患方传递上述信息,统一医患认知。既要最大程度预防和纠正患方的认知偏移,又要主动调整医者自身的认知偏移,将医患认知统一到正确的轨道上来,减少医患隔阂和误解。

三、医患沟通策略在危重症患者沟通中的应用

(一)注重沟通策略的个体化

从事危重症患者救治工作的医务人员应根据患者的个体化特征,制订不同的沟通策略,全面关注患者情绪变化、情感纠结、内心困惑、诊治需求等,积极沟通和引导危重症患者及其家属走出不良心理困境。如部分病情危重者反应变慢,甚至反复出现意识昏迷,应予充分理解和关爱,沟通应更舒缓、更温和、更有耐心,而且应通过对患者肢体语言等全面细致地观察,不断调整原有沟通策略,最大限度地获取患者的信赖和配合。再以不同受教育程度患者为例,如同样是罹患"肺挫伤"的患者,在沟通和解释疾病特点和可能的并发症时,沟通策略有所不同。对于受教育程度较高和有一定专业认知能力的患者或者家属,可以将其解释为暴力创伤导致肺泡和毛细血管损伤,引发肺泡及肺间质内出血和水肿,并可能导致呼吸功能障碍及肺部感染等发生。而对于受教育程度稍低或专业知识空白的患者及其家属而言,解释可以更加"形象化""生活化"和"实物化"。可以将"肺挫伤"描述为:犹如一个苹果从高处坠落地面,苹果的表皮(胸壁)虽然完好,但果肉(肺)已经摔坏(出血及水肿),放置时间久了(病情进展)便容易发霉和腐烂(感染)。只有充分考虑危重症患者及其家属的个体化特点,积极调整沟通策略,才能使医患沟通产生事半功倍的效果。

(二)实现沟通方式的多元化

1. **行为沟通** 行为沟通包括面部表情、眼神交流、肢体动作及外表仪态等。一个温暖的微笑,一个慰问式的轻抚,一个鼓励的点头,一个儒雅的谦让,一次友好的握手,这些看似细微寻常的行为举止有时能起到"无心插柳柳成荫"的沟通效果。危重症患者更渴望得到尊重,这些无声的语言往往能够将医务人员的善良、尽职、同情等传递给患方,在无形中拉近医务人员与危重症患者及其家属之间的距离,促进医患间的协作与配合。

2. **语言沟通** 语言沟通包括适时、适当地告知患者病情,语言随和、得体。首先,因每个人的心理素质、意志力及认知水平不同。身患重症后,部分患者能乐观接受并有战胜病魔的决心,部分患者会因得知病情后消极悲观,放弃治疗。因此,医务人员要适时、适当地告知患者病情,在保护性医患沟通和尊重患者及其家属意见的前提下,对心理承受力好的患者可将实际病情直接告知,对心理承受力较差的患者可部分告知病情,目的是实现让患者配合治疗,树立战胜疾病的信心。其次,应对危重症患者的负面情绪,医生应耐心、平和,既要理解其过激言行,切不可训斥和疏远患者,同时也要鼓励其合理宣泄,给予充分的精神支持,建立与患者之间的信任关系。最后,医生要避免在危重症患者面前谈论病情的严重性,包括一些类似"严重、危险、癌症、绝症、晚期"的词语,以免导致一些消极悲观、意志薄弱的患者不配合治疗,丧失对疾病康复的信心。危重症患者可能因治疗无望有拒绝、孤独、违拗、沮丧、抑郁等情绪,应特别关心,引导其配合治疗。医生对患者诊断、预后等的回答要恰当且力求中肯,避免造成伤害。

3. **文字沟通** 文字沟通不仅是为了尊重患方的知情权和选择权,而且是为了通过有效的文字沟通让患方对所患疾病、诊治方法及各种风险充分认识。危重症患者诊治过程中包含着各种有创操作、副作用较大的药物使用、随时出现的病情变化及并发症等。此时,医方应向患方充分讲解病情、治疗方案、治疗效果、可能出现的副作用及并发症等,并签署知情同意书。医务人员还应根据患者的病情及变化进行动态的诊疗方案调整以及医患沟通,并在该过程中将实时沟通的主要内容及患方意见详尽记录下来,最后对患者病情现况及下一步诊疗计划形成共识,得到患者及家属的知情、理解和同意,使危重症医患沟通工作更加完善,并对后期的医患关系研究及案例借鉴提供客观依据,从而有效降低医患纠纷的发生率,改善患方就医体验,提高患者及家属的满意度。

(三)保证沟通的全程化、动态化

与危重症患者的沟通和危重患者的诊疗一样,需要反复、动态、全程进行才能取得医患双方都满

意的效果。

首先,全程化的危重症医患沟通有助于促进危重症患者诊疗的全面性和提高医患沟通的成功率。例如:中年女性黄某,在某县医院接受宫腔镜手术出现"子宫破裂及小肠损伤"并发症;两天后患者因"急性弥漫性腹膜炎"急诊行"剖腹探查及小肠破裂修补术",术后转至某三甲医院;一周后又出现"小肠瘘、腹腔感染、感染性休克"等危重症,虽经近两个月的全面救治,但终因腹腔混合细菌感染、深部真菌感染及感染性休克等高危因素而死亡。该患者接二连三地出现手术意外及并发症,虽说临床上实属罕见,但确是医疗允许范围内的低概率医疗意外。试想,如果当事医生未能进行全程化的有效医患沟通,患者因"小手术"而导致死亡这一灾难性结局,是患方无法接受的。而医患纠纷中,只要坚持"不回避、不逃避、不抛弃、不放弃"的原则,再巨大的"坚冰"最终也有被融化的可能。

其次,全程化医患沟通有助于危重症患者降阶梯式地接受不良预后及可能的持续性病痛。例如:交通意外导致严重多发伤患者,因病情危重,在及时、积极、正确、全面的急救过程中随时可能出现心跳、呼吸骤停,医务人员不能因其病情危重,而忽略了抢救过程中的全程化沟通,应以最了解患者病情的参与医生为主导,动态、反复地与患者家属及其委托人进行病情沟通和预后分析,逐渐降低患方不切实际的情感期待,并从情感和逻辑上逐步接受不良救治结局的出现。

最后,在整个医疗过程中,必须尊重患者的各种权利,给予危重症患者及其家属耐心和关爱,全程"保温",做一名体贴而有温度的危重症医务工作者。

此外,危重症患者的医患沟通发生于患者救治工作的整个过程,而且始终处于持续、动态变化之中。医务人员往往是患者救治过程中最频繁接触到的专业救助人员,而且在整个救治过程中需要动态、及时而有效地医患沟通交流,随着病情进展、就医环境变化、患者及家属认知和心理等发生变化、医疗意外及并发症等出现、患方群体内意见不一、医患双方认知不同步等各种情况的出现,医患沟通必须随之作出调整,必须坚持全程化及动态化的医患沟通,而且在实际沟通过程中,同样的沟通内容可能需要反复多次进行。本节案例7-4中医患纠纷的产生原因之一,便是医方未能及时、主动、动态和反复地向危重症患者家属及委托人解释病情进展及严重性,从而导致医患沟通无效。

因此,医务人员在危重症患者整个救治过程中应牢牢树立平等意识、长期意识、追踪意识,自沟通之初即努力争取与患方建立一种平等、和谐、合作的沟通氛围和基础,充分尊重患者及家属的特殊期待、各种顾虑、情绪波动、心理异常等,学会换位思考,学会站在患方角度设身处地为患者考虑,救治及沟通过程中尽量做到态度舒缓、认真倾听和讲解通俗而有温度,并科学严密地制订和积极动态地调整救治方案。

(四)增强医方的主动沟通意识

危重症患者具有病情复杂、易反复、进展快、干扰因素多等特点,尤其是当危重症患者入住重症监护室后,处于一个相对封闭的环境,医方和患者家属的沟通难度进一步加大。因此在与危重症患者沟通中增加医方的主动意识是不可或缺的。在危重症患者诊疗过程中,医务人员除了尽心尽责做好常规工作以外,应该始终保持主动状态,努力做临床思考、诊疗实施、医患沟通的主动推进者,变"被患者推着走"的被动状态为"推着患者走"的主动状态,做到"早想、早做、早沟通"。对病情复杂多变的危重症患者的早期诊断、病情变化、应对措施、应急预防、预后评估、远期康复等一系列环节,都应积极筹划,预先拿出应对措施,并在每个环节前与患者及其家属沟通解释,让患者及其家属对病情特点、可能转归、不良预后等有充分和理性的认识,降低其过高期望值,回归到清晰、冷静和理智的认知范畴内。

(五)全面提升危重症医务人员的职业素养

医者之路是修行之路,面对大量的专业及专业相关知识的快速更新,面对复杂多变和近乎超负荷的危重症救治工作,医者必须勤学苦练,努力做到一丝不苟,即从外在形象、诊疗能力、专业素养、心理研判、医德修为等多方面进行自我提升。

首先,塑造医者形象,努力做到"形神兼备"。危重症救治工作是极其严肃和神圣的,着装奇异、言语恶毒、蓬头垢面之辈是根本无法胜任的。尤其是入住重症监护室的患者,家属长期无法在患者身边,试问家属是愿意将患者的健康及生命交付给一名做事果断、衣装整洁、言行得体、举止得当的医者,还是愿意信任一名言行随意和不注重个人形象的医者呢。同时,危重症医务人员还要不断提升职业气质及职业修养,"医者父母心""医者仁心"既是对从医者的颂扬,更是一种鞭策。医者应有博大、博爱和包容之心,并以自信、乐观、博学、豁达和善良赢得患者信赖。

其次,危重症救治医务人员必须具备过硬的专业素养。过硬的专业技术是危重症患者救治医务人员的立身根本,和谐的医患关系更需要一流的医疗质量做支撑。危重症患者疾病存在多样性与复杂性,医生的专业基础知识与临床技能直接关系着患者的身体安全,甚至是生命安全。因此,医者需要持续学习和终身学习,深入了解疾病产生的原因、机制等,以便能有效地治愈疾病,挽救患者生命,减少并发症的发生,减轻患者的痛苦。危重症患者所患疾病也存在不可预见性和不确定性,这就要求医者学习大量相关知识与专业技能,不断扩大自己的知识面,始终紧跟医学发展前沿,更新自己的知识库。医疗管理部门可具体通过"以训促改""以考促学""以赛促教""以评促优"等措施,加强危重症医务人员专业素养训练,夯实业务基础,全面提高危重症救治水平,为患者提供高质量的医疗服务,完成"健康所系、性命相托"的重任。

最后,危重症救治医务人员还要具备稳定成熟的心态。危重症救治医务人员所面对的救治对象复杂多变,疾病谱广泛,病情危重,并发症多,工作量较大且无固定规律可循,时时处处伴随着潜在医疗风险。面对危重症救治工作的特殊性和高压性,尤其是面对患者突发病情恶化或发生并发症时,部分危重症医务人员极易产生畏难、慌乱、逃避、忧郁、淡漠、偏执、愤怒、绝望等情绪变化,加之时常不被理解和疏于自我心理管控及疏导,最终倍感无助,身心俱疲。而职业倦怠感的产生和积聚,使医务人员往往产生抑郁等心理疾病,甚至催生逃避、放弃等"逃兵"行为。可见,具备稳定成熟的心理状态和足够强大的心理素质对于危重症医务人员来说是至关重要的。而成熟稳定的心理状态来源于积极的个人心理管控、有意识的心理耐压锻炼、主动和进取意识的培养、危重症风险的提前管控和研判等。此外,医务人员所在集体和单位应在危重症患者就诊模式及流程改造、安保环境维护、医务人员精神鼓励及信心提升、从业人员心理问题疏导及康复等诸多方面给予重视和保障,为危重症从业人员解除后顾之忧。

(六) 培养危重症医务人员的医学人文情怀

目前,医疗技术飞速发展,但对医学人文的重视程度仍显不足。客观技术水平的不断进步,导致危重症患者对疾病快速康复和生命健康质量的无限追求;而医学人文情怀的缺失,无益于危重症患者救治工作的开展和医患关系的改善。

医学人文情怀是一种非功利性的朴素情怀。对于危重症患者或其家属来说,医护人员被赋予解危济困、快速康复、精准诊疗、创造生命奇迹等神圣使命和深切期望;而面对危重症的不可控预后,面对医学意外事件的发生,面对生命的自然终结,面对医学科学领域的盲区等,参与危重症患者救治的医务人员往往是无能为力的。危重症患者在面对疾病的困扰、威胁,病情恶化的恐惧、抱怨时,不论是患者自身还是他们的家属,在情绪上都会出现相当大的波动,此时治愈疾病并不是他们唯一的目的,他们更大程度上需要的是精神和心理上的安慰。此时,医务人员就必须要树立以患者为中心的医学人文理念,站在患者的角度,设身处地考虑他们的境遇,给予患者疾病和健康、权利和需求、人格和尊严的关心和关怀,对其家属不良情绪和压力给予抚慰。俗话说,"良言一句三冬暖,恶语伤人六月寒",只有基于人文的医患沟通,才能有温度,才能最终做到让患者面对沉重话题时不失信心,面对病痛折磨时充满希望。本节案例7-4中患方在医方提供的简单机械的医患沟通中,未能感受到应有的人文关怀,从而导致医患双方产生不必要的误解和隔阂。

(七) 缩小危重症医患双方认知差异

1. 对医学知识认知差异的应对策略 首先,要求危重症医务人员树立医学知识共享意识。由于危重症救治过程的复杂性给医务人员带来的忙碌是加倍的,危重症医务人员往往认为患者及家属不需要懂医疗知识,和他们交流无疑让争分夺秒的救治忙上加忙,所以不愿与患方沟通。而患者及家属经常会将自身疾病的治疗方法、预后效果等问题求助网络,而后断章取义地向医务人员提问。若此时医务人员未能使用自己的专业知识清晰明白地向患者及家属解释,便会造成患方的不信任,导致沟通障碍。因此,医务人员需要明确意识到患者及家属需要相关的医学知识和信息,即使这些信息是零碎且少量的,但对患者及家属消解疑惑、增添战胜疾病的信心和勇气均具有很大帮助。

其次,危重症医务人员要做到实事求是、解释说明到位,必要时将复杂问题简单化、形象化。面对病情危重的患者及其家属,要把患者的病情变化、转归和预后、治疗风险、并发症等情况作具体的告知和解释,不要无依据地对患者病情作预测,尤其是乐观或悲观的预测,做到既不夸大其词,也不刻意隐瞒,必要时可以举一些与患者病情类似的案例进行解说,以利于患者家属更清楚地理解医生的解释,对病情预后也有相应的心理预期。对多次解释仍不理解的患者,医生应保持耐心和冷静,要尽量从患者角度出发,耐心细致、通俗易懂地讲解医学知识和信息,并要做好反复讲解的心理准备。

2. 对临床风险认知差异的应对策略　"医疗风险无处不在",在实际的医疗卫生服务中,风险贯穿在门诊、住院、出院等环节和诊断、治疗、康复等医疗行为的全过程。危重症患者则更容易出现身体、心理和认知相关的功能障碍,其死亡风险和致残风险明显较普通患者高,与危重症患者沟通中的一个重要方面,便是医务人员向患者传递医疗过程中可能出现的各种不确定与风险信息,即风险沟通。

首先,医方要向患方正确地传递诊疗中的不确定与风险信息。许多医生在与患方沟通风险时,往往局限于可能导致死亡、伤残、不良反应等严重后果的沟通,而忽视了诊疗过程的方方面面都存在或多或少的风险和不确定性。例如:患者病情复杂导致的诊断不明确、误诊、漏诊、检查结果可能出现假阴性或假阳性、某些治疗方案的疗效不确定、许多危重疾病治疗后仍有病情反复风险等。医方应尽可能全面且正确地向患方解释风险发生的可能性,纠正患方与医方之间的认知差异。

其次,医方对患者的风险告知要开诚布公,建立双方的信任基础。医疗中许多风险事件属于偶发的随机事件,是无法预知和避免的,医方能通过专业知识正确认识到医学事件之间的关联性与随机性,但患方由于缺乏专业医学知识,往往将患者病情的恶化归因于诊疗的不当。因此,在与患方进行风险沟通时,要主动搭建医患双方之间的信任关系,及早公布患者病情,及时通知患方病情变化,全程保持信息共享,不刻意隐瞒病情,听取患方意见并鼓励其参与诊疗过程。当医方成功取得患方信任,并且患方能从医方的角度去看待风险事件的偶然性时,即使不幸出现病情恶化甚至死亡时,患方也能认同医方诊疗的科学性和合理性。

最后,要促进医患双方共担风险。危重症医疗风险是客观存在的,不随人的意志而转移,但人们对风险的认知是可以改变的。传统的医学观对医务人员给予极高评价,留下"悬壶济世""济世救人""白衣天使"等赞美之词,社会和患者对医务人员推崇备至的同时,也把医务人员推向无所不能的"神圣"角色和造成风险事件的"罪魁祸首"两个极端,这对医生提出了极高的要求,更对他们产生了巨大的压力。战胜疾病、维护健康是医方和患方共同承担的责任和义务。医方应用自己的专业知识让患方得到最佳的诊治,同时患方应共同参与到疾病的诊疗过程之中。一旦风险事件发生,不应是双方互相推卸责任,而应是医患双方共同承担,维护和谐的医患关系和医疗环境。

(八) 构建危重症医患命运共同体

参与危重症救治的医务人员与患方之间存在的最大共同目标便是让患者尽快脱离危险、所患疾病得到有效医治、早日恢复康复。而现实中,这一怀有共同憧憬和本该"共进退"的医患组合,可能因沟通欠缺等因素致使二者的共同利益被淡化,共同理想被冲断,医患关系走向不和谐甚至"剑拔弩张"的敌对状态。究其根本,在于危重症医患双方没有快速构建起行动和意识上的"医患命运共同体"。医生和患者是两个完全不同的主体:没有医生,患者将无法摆脱疾病,重获健康;没有患者,医生将无处施展医术,实现个人价值。因此,医患双方需相互依赖、相互促进、共成一体。

对于危重症医患沟通双方而言,均应树立命运共同体意识。对于医方,医生在日常沟通过程中应有意识地引导和培育患者的协同意识,通过制订和完成阶段性的共同目标等方式,努力构建利益攸关和情感相系的危重症医患沟通体系,将尊重生命和追求技术精湛融入整个诊疗过程之中。对于患方,在就医过程中要给予医方应有的信任,向医方提供全面、真实、可靠的病情信息,积极、主动地参与到诊疗活动中,配合医方完成共同目标。只有医患双方相互配合、形成命运共同体,才能最大限度地促进良性医患沟通,从而既能方便医生为患者提供准确、快捷的服务,又有利于对不同病情和个体差异的患者制订出详细、科学的个性化诊疗方案。

总之,医者只有做到"形、神、知"一体,并富有医学人文精神和高水平的医患沟通技能,才能在危重症患者的诊疗及沟通过程中获得真正的成功。

(高　明)

第五节 ｜ 精神障碍患者的沟通

沟通是精神科的日常工作内容,沟通技巧是精神科医生必须掌握的基本技能。精神科的沟通要求以共情为基础,即站在对方的角度思考,深入对方的内心来理解。要心怀包容和同情心地运用沟通技巧,耐心细致地进行沟通,做到医患共同决策,同时要遵守伦理准则和法律规定。

【案例7-5】 隐藏的自杀风险

李某,女,23岁,研究生,反复发作心情低落、对任何事情不感兴趣3年,曾多次出现自杀行为。本次因停药3个月后复发2周,自行前来门诊。医生按照抑郁障碍常规进行诊治,并询问了患者的自杀观念,患者回答仅仅偶尔想过自杀,否认自杀计划及行为,强调本次复发主要症状是考前紧张,不能入睡。医生根据患者既往服用的抗抑郁药再次开处方,同时,按照患者的要求在处方里增加了某种安眠药物。第2天患者在学校宿舍顿服全部处方用药自杀,幸而被及时发现,送急诊抢救。

问题: 与抑郁症患者沟通时如何防范消极风险?

一、精神障碍患者的身心特点

精神障碍患者的身心特点及其涉及的社会心理因素和其他躯体疾病患者相比具有明显的特殊性,主要体现在以下几个方面。

1. **广泛强烈的病耻感**　精神障碍的病耻感(stigma)至今仍然是所有疾病中最广泛和最强烈的。社会和大众对精神障碍误解至深,对患者抱有过分恐惧的心理和视为异己的排斥态度。罹患精神障碍后,多数人羞于启齿,哪怕是常见的抑郁障碍、焦虑障碍,也可能讳疾忌医。一些重性精神障碍患者的冲动行为也扩大了社会对精神障碍的误解,加重了病耻感。因此,和精神障碍患者沟通的基本要求是建立在共情基础上的包容、接纳、同情。

2. **自知力的特殊性**　自知力(insight)是指对自身所患疾病的认识与理解能力。躯体疾病患者能意识到自己患病而主动求医,并保持获得疾病相关信息的动力。与之相反,部分精神障碍患者不能恰当地意识到患病,也不愿主动就医,而且听不进别人(包括医生)的意见。一方面,以神经症为代表的"轻症"精神障碍患者,多数对疾病有自知力,能够主动求治;但其中也有一些特例,如疑病症、躯体痛苦障碍患者等,否认症状的精神-心理性质,认为是躯体疾病的表现,因此反复就诊于综合医院各科,不相信医生的解释,过度检查和治疗,成为各科医生都感到难以应对的患者。也有一些患者对严重的躯体问题视为正常,如严重厌食症的患者尽管已经骨瘦如柴,多项化验指标异常的证据、医生的反复解释等都不能纠正他们认为自己"太胖"的观念,继续节食而导致严重后果。

另一方面,以精神分裂症为代表的重性精神障碍(即所谓的"精神病人"),在疾病期多数丧失自知力,不承认有病,不主动求医。总之,自知力问题在精神障碍中比较特殊,经常成为影响沟通的重要原因。

3. **人格异常导致的沟通困难** 人格缺陷是精神障碍的致病因素(或称危险因素)之一,一些患者和家属存在不同程度的人格缺陷,而人格缺陷往往是沟通困难的重要影响因素。如偏执型人格障碍患者往往表现固执,喜好与人争辩,在日常生活中容易将别人对自己的正常或善意行为误解为"欺骗"和"仇视",怀疑别人要伤害、欺骗或利用自己。不了解这一点,沟通时就会对患者的表达与交流方式感到不理解和难以接受,从而出现情绪对立和行为冲突。

4. **精神障碍本身具有交流障碍** 以精神分裂症为代表的重性精神障碍,许多患者都存在交流和沟通障碍。交流障碍可能是疾病的原发症状(或核心症状),比如思维松弛和情感淡漠的患者,一般人很难听懂他们的语言表达,也很难深入到他们的内心。交流障碍也可能是其他症状的继发影响,比如患者认为周围的人都在迫害他,因多疑和恐惧而拒绝交流与沟通;有的患者受偏执观念或其他妄想的影响,在交流中按照自己的思路谈话,很难听取别人的意见;有的患者处于思维异常活跃的语言兴奋状态,滔滔不绝很难打断;有的患者则完全缄默不语,对任何提问都毫无反应。以上这些都给沟通带来了较大困难。

5. **受心理因素的影响** 精神障碍是一类复杂的脑疾病,是生物 - 心理 - 社会交互作用的结果。其中,心理影响尤为关键。一般来说,心理因素或多或少地在发病与治疗中产生不同程度的影响,心理治疗是某些心理障碍的主要治疗方法,也是多数精神障碍的重要辅助治疗。对抑郁和焦虑障碍来说,心理因素对发病和治疗都可能起到较大作用,而创伤后应激障碍则直接由心理应激所导致。已有大量文献报道了儿童期性虐待、躯体虐待等负性事件可能增加成年期抑郁、人格障碍、自杀、创伤后应激障碍和物质依赖及酒精依赖等疾病的发病风险。

二、精神障碍患者沟通中的常见问题

(一) 与患者沟通中的常见问题

1. **精神分裂症患者的沟通问题** 精神分裂症是最常见的重性精神障碍,沟通中的常见问题体现在:①自知力丧失导致不承认有病和拒绝治疗;②幻觉、妄想、思维松弛、情感淡漠等症状导致沟通困难;③恢复期心理负担重而需要医生主动进行心理疏导和沟通;④患者和家属对诊断、治疗、预后的不恰当判断与期望容易导致医患矛盾。

2. **躁狂发作患者的沟通问题** 躁狂发作患者存在不切实际的喜悦心情,伴随着思维过分活跃,言语滔滔不绝,难以打断;或者对质疑和反驳产生过分反应,大发脾气和争论。交流时要注意因势利导、顺势而为地控制谈话主题,选择恰当时机插话或打断,尽量避免陷入争执。

3. **抑郁发作患者的沟通问题** 抑郁发作患者心情低落,伴随自我评价低,容易将别人的任何言语和情感作灰暗的甚至反面的理解,因此要注意言语表达的恰当性。另外,患者的思维迟缓导致反应变慢,跟不上正常的谈话节奏,交流容易陷入迟滞和不流畅,谈话时要适当降低语速和节奏。

4. **焦虑障碍患者的沟通问题** 内心的不安全感和焦虑不安是焦虑障碍患者的共同心理特点,经常表现出反复询问、验证、寻求保证等行为,让人产生纠缠感。部分患者以躯体不适为主诉,辗转综合医院各个科室,否认存在焦虑情绪。患者的心理需求较多且强烈,需要被关注和理解。与焦虑障碍患者交流最考验沟通技巧的灵活运用程度,强调首先要真正了解和理解患者的内心需求,然后再考虑最合适的沟通方式。

5. **儿童、青少年患者的沟通问题** 儿童、青少年精神障碍发病时正值生理、心理功能发展的重要阶段,心智未发展健全,症状和青春期心理问题重叠,情绪波动较大,理解和表达能力有限,对隐私高度敏感,建立信任关系尤其困难,因而沟通时比成年患者难度更大。而部分家长认为患儿是为了逃避学习、玩游戏而伪装症状，即使接受患儿的诊断后也希望医生能用最好的方法尽快"断根"，而儿童、青少年精神障碍的早期发病往往预示着预后不良。

（二）与患者家属沟通中的常见问题

1. **对治疗效果和预后的期望**　一些患者家属对治疗效果和预后有不切实际的期望，即便从专科的实际情况来看当前疗效是完全可以接受的，但家属往往因为没有达到他们所期待的疗效而产生不满，甚至出现医疗纠纷。因此，在诊断确立之后，应当全面了解和评估患者家属对疾病性质的认知，以及对治疗效果的预期，及时就有关情况进行沟通。

2. **对治疗副作用的担心**　大众对精神药物存在许多误解，比如"精神药物都有依赖性""西药副作用比中药大""长期吃药使人变傻"等，这些观念严重影响治疗的规范化和依从性。如果事先没有良好的沟通，患者出现一些常见的不良反应时就会强化患者家属对药物的错误观念，导致频繁换药、病急乱投医，甚至产生医疗纠纷。

3. **对住院的担心**　患者家属普遍担心住院可能对患者产生不良影响。比如：在"周围都是精神病"的环境里，患者是否会互相影响而导致病情加重？是否会受到其他患者的伤害？是否会接受传闻中的"残忍"治疗？在精神科住院是否会被人歧视？等等。这些担心都需要及时进行沟通。

4. **由于亲人患病导致的各种不良心态**　精神障碍尤其是重性精神障碍对家庭的影响非常大。患者家属在担心社会歧视和忍受患者异常行为的多重压力下，容易出现各种情绪反应，这是应当予以充分关注和理解的。有的患者家属认为孩子患病是因为平时关心不够，或者管教太严，因此产生内疚和自责，在态度和行为上矫枉过正，影响治疗和康复的正常进程；有的患者家属则对诊断始终抱有怀疑，过分干预治疗甚至阻止患者治疗；有的患者家属则在照料患者的压力之下，自己也逐渐出现焦虑、抑郁症状而需要临床诊治；有的患者家属可能自己就是精神障碍患者。与精神障碍患者家属的沟通，其难度不亚于和患者的沟通。忽视或者不能正确理解患者家属的情绪反应，势必埋下沟通失败甚至医疗纠纷的种子。

三、沟通策略在精神障碍患者沟通中的应用

（一）诊断中的沟通策略

精神障碍的诊断信息主要通过交谈来获得，交谈过程本身就是沟通过程。与患者交谈即精神检查，有时也包含病史采集（就合作的患者而言）；与患者家属的交谈则是传统的病史采集。对于轻症患者，应当首先选择与患者本人进行交流，并主动征求患者的意见以决定是否向其家属了解情况。对于重症患者特别是自知力缺乏的患者，沟通的内容主要是鼓励患者讲述自己的症状，同时需要向监护人和近亲属了解情况。

除非法律另有特殊规定，患者的任何信息都不得向患者和监护人之外的其他任何人泄露。精神障碍的诊断信息涉及个人隐私保密的伦理原则和法律要求，一定要认真严肃地对待。

1. **与精神分裂症患者的沟通**　精神分裂症患者常常沉湎于自己的世界里，言语和行为明显异于常人，相当一部分患者不愿意主动诉说，甚至隐瞒内心体验。精神检查时应首先具备接纳的态度，不要排斥，更不能耻笑患者。应当在耐心倾听和仔细观察的基础上，根据具体情况谨慎应对。

对于不愿交流的患者应保持关心和耐心，鼓励患者多说，选择患者感兴趣的话题，比如从"拉家常"开始。对于具有幻觉和妄想的患者，不要与之争辩和讨论症状的"现实真实性"，因为多数患者没有症状自知力，争辩和讨论容易导致患者的不信任，甚至激惹患者。应当在恰当的时机肯定其所见所思的"个人感受的真实性"——即肯定他见到或者听到了，他的想法有他自己的道理。然后告诉患者，医生以及其他人没有和患者同样的感受或者想法，这些现象可能是他独有的。

对于有被害妄想的患者，不能轻易地发生身体接触，以免被患者误以为带有敌意。同时，注意不宜在患者面前或者他能看到、听到的地方，与别人窃窃私语、行为神秘，以免患者因敏感、多疑而产生新的妄想。少数患者有明显的兴奋躁动或者暴力行为，与之交谈时首先要注意安全，不要单独与之相

处;多数思维和言语异常的患者只要不受到激惹,一般不会出现危险行为。因此关心、接纳的态度和言语是避免风险的最好方式。

2. 与躁狂发作患者的沟通　躁狂患者的突出特点是过分的喜悦和滔滔不绝、信心爆满,同时很容易被激惹而发生争执甚至打斗。躁狂患者对于诊断的信息都是主动诉说的,情绪有"顺毛驴"的特点,倾听和安抚是沟通的基调。要保持平静、温和、诚恳、稳重的态度,不要随意打断患者,更不要发生争辩。对于患者的一些越轨行为如粗鄙言语、挑逗等,要采取忽视、忽略等冷处理方式;对于其过分且无理的要求,应以诚恳的态度予以拒绝,同时提供其他可能的解决渠道,比如对要求的合理部分给予满足,对不合理的部分延迟满足或忽略。

3. 与抑郁发作患者的沟通　抑郁症患者心情低落、自我评价低,精神检查时要注意言语表达的恰当性,不要说可能影响患者情绪或者降低其自我评价的话。患者的思维反应速度慢,在沟通时要注意语速舒缓,尽量用简短词句,而且要耐心等待患者的反应。提问要简明清晰,语速要慢,必要时予以重复,核实患者是否听明白或者理解了提问,耐心等待患者的回答,不要催促。

一些抑郁症患者存在悲观厌世和自杀观,如果患者主动提到,要鼓励其说出真实想法,并评估其自杀风险。如果患者没有提到,医生也要主动询问,不要担心会因此增加患者采取行动的风险。隐藏的自杀风险比公开讨论的自杀风险更大。轻度抑郁发作的诊断和风险评估结果,应首先和患者本人进行沟通;中度和重度抑郁发作的诊断以及中度以上自杀风险评估结果,应同时告知患者本人、监护人或近亲属。

在抑郁症患者的诊治中,自杀风险评估是最重要的内容,目前有成熟的评估方法和工具。本节案例 7-5 中,该患者既往曾经多次出现自杀行为,本次自己一人来诊,无论患者如何回答自杀评估问题,都属于高风险病例。处理时必须坦诚、耐心地进行自杀风险评估。与患者讨论自杀风险的防范,进行自杀的心理干预。对于主动要求开具助眠药物的患者应格外谨慎,处方药物的总剂量不能导致致死后果。如果自杀风险高,则劝说患者住院治疗,同时建议家人或学校人员陪伴。在病历中如实记录沟通情况。

4. 与焦虑障碍患者的沟通　焦虑障碍患者基本都能主动讲述病情,精神检查和病史采集可以合并进行,但是患者的心理特点和行为类型的差别较大,在交流中首先要了解和理解患者的心理特点和心理需求,根据具体情况采取不同的方式进行沟通,以达到最佳效果。由于多数患者具有良好的疾病自知力,在确立诊断后应当就诊断和预后信息与患者进行沟通,为随后的协商治疗打好基础。如果医生认为有必要将诊断告知患者家属,要首先征得患者同意,或者由患者本人告知家属。

5. 与强迫障碍患者的沟通　强迫症患者害怕出错,害怕变化,对任何不确定都担心,事无巨细、小心谨慎,讲述病症不厌其烦。因此,在精神检查时不必担心患者会遗漏症状,而是要注意帮助患者分清主次,并保证让患者相信医生已经充分注意到了他所讲述的所有内容。

疑病症患者不仅对自身躯体的任何细微变化都特别在意地往疾病方面联系,而且对于医生的态度和言语特别敏感。因此,对于患者的任何提问都要保持专业敏感性,不能随口回答,以免让患者产生新的疑病观念。多数疑病症患者对于检查结果抱着矛盾的期望和态度,他们总是希望通过检查能发现证实自己有病的证据,同时对任何否定疾病的检查结果都抱有怀疑。与患者交流检查信息时,态度要耐心,讲解要明确,尽量避免模棱两可的回答,以免患者产生不恰当的联想。对于患者不合理的纠缠性疑问,应保持耐心、坚定、明确的回答方式。

6. 与儿童、青少年患者的沟通　与儿童、青少年患者的沟通首要是建立信任关系,患儿更有可能对医疗环境感到害怕和不安,因此需要充分尊重患者,花费时间与患儿建立信任关系,以温和友好的方式、使用适龄的语言进行交流。鼓励患儿表达,可通过游戏、音乐、绘画等轻松的方式让患儿讲述内心的想法。此外,儿童、青少年患者的精神症状往往不典型,需要牢牢把握此类患者的疾病特征来明确诊断。

7. 向家属采集病史时的沟通　一些重性精神障碍患者的病史需要向家属了解,而不少家属在提供病史时习惯地按照自己并不准确的主观判断对病史进行不恰当的取舍。因此,在采集病史时应首先告知知情人尽可能客观、详细地描述患者的异常表现。如果判断家属对病史有隐瞒或夸大,应再次诚恳地强调客观描述的重要性,并应考虑通过询问其他知情人来互相佐证。最常见的有以下两种情况:①家属过分强调发病的精神刺激因素,较多倾诉造成精神刺激的人或事而忽略描述患者的具体病情,此时应注意引导话题;②家属不善于表达,只笼统地说患者"胡说八道""瞎闹""折腾"等,应注意深入询问患者"胡说"的具体内容,"瞎闹"和"折腾"的方式与持续时间。

有些家属对医生的信任度较低、敏感多疑,与之交谈时应注意言语谨慎,开诚布公地当面说明疾病性质、可能的预后、治疗中可能出现的不良反应等。重性精神障碍的诊断确立之后,应首先向患者的监护人说明和解释。严格来说,患者的诊断信息不应向其他家属披露。如果家属之间对此意见不一,应当与监护人沟通有关的法律规定,并协助监护人妥善处理家属之间的沟通问题。

(二) 治疗中的沟通策略

一些精神障碍患者需要施行"非自愿医疗"(违背患者意愿的医疗行为),这是精神科的一个特殊事务,沟通的内容涉及伦理、法律、专业等多方面的问题。自愿治疗的患者对于精神药物的不良反应、疗效与疗程等问题也存在诸多担心,需要积极主动地沟通。还有一些特殊的临床措施,如电休克治疗、保护性约束等,都需要进行临床沟通。

1. 对患方的医学与健康教育　应重点围绕患者最关心的问题以及容易产生误解的问题。

(1)精神障碍的病因:许多患者及家属认为,遗传和精神刺激是精神障碍的病因。实际上到目前为止,临床常见的精神障碍多数病因不明。遗传是最重要的致病因素,精神刺激是重要的发病诱因,但都不是决定性的病因。针对这方面的知识和患者及其家属进行沟通,有利于减轻家属的负疚感,避免受所谓的"断根"治疗的诱导。

(2)精神障碍的预后:精神障碍治不好或者可以"断根"的说法都是片面的、没有科学依据的。精神药理学的迅猛发展使得临床常见的精神障碍,如精神分裂症、抑郁障碍、焦虑障碍、双相障碍等都成为可治疗的疾病。但是,目前精神障碍尚不能予以病因治疗,对症治疗是现阶段的基本治疗原则,因此很多精神障碍需要长期维持治疗,以避免病情复发。简言之,精神疾病是可治疗的,预后既不悲观也不容乐观,长期维持治疗是使病情得到较好控制的首要方法,只要病情得到控制,就能保持日常的社会功能。从这一点看,精神障碍的治疗与预后和高血压病、糖尿病等慢性病有类似之处。

(3)特殊措施的必要性:少数重性精神障碍患者可能出现暴力行为、自杀风险、拒食拒药等,为了保护他人的安全、挽救患者的生命,需要违背患者的意愿对其进行隔离或约束。这些情况在入院前的知情同意过程中就应当进行沟通,并要按照医疗规范,在实际执行之前告知患者,在实施之后及时告知家属,并对患者进行心理辅导,劝说患者接受治疗,减轻医疗行为的心理影响。此外精神专科医院多以封闭式病房为主,患者和家属分离后都会产生不适应及情绪波动,医生更应加强沟通,解释封闭治疗的必要性及安全性,同时安抚患者及家属的情绪,加强对住院患者的病情观察。

(4)正确对待不同的治疗方法:现代精神医学提倡治疗方法的合理融合,依据不同的疾病以及某种疾病的不同阶段,治疗方法的组合有变化和侧重,总的前提是要充分考虑每种方法的适用性、优点和局限。重性精神障碍以药物治疗为主,结合心理治疗、物理治疗、康复治疗等。药物治疗以西药为主,辅助以中药治疗。心理治疗在神经症等轻症精神障碍中应用更多,并且因疾病类型而有所不同,如癔症以暗示治疗为主,强迫症以认知行为疗法为主等。以上这些公认的治疗原则应向患者及家属进行耐心的沟通。告知患方宣称某种方法"有特效""可以断根"的说法都值得怀疑。

2. 适度告知患方治疗中的风险

(1)暴力、自杀(自伤)、躯体疾病的风险:这些精神科治疗中特有的风险,应当作为治疗决策的组成部分,和患者及家属进行认真沟通。针对这三类风险评估有专门的项目和工具,有些内容需要家属的密切配合。评估结果和防范措施是沟通的重点,必要时应签署书面沟通文件。

（2）药物治疗的风险：新型抗精神病药物和抗抑郁药的安全性和有效性，都经过严格的医学科学试验的验证，只要合理、规范使用药物，罕见有危及生命的不良反应。常见的不良反应及其发生概率，在药品说明书上都有明确的标示。向患者告知的重点是解释药物不良反应的表现、发生概率、发生后如何处理等。在治疗开始时就应向患者告知，特别要告知不良反应发生后的处理方法。如常用抗抑郁药物在用药初期可能存在恶心、口干、便秘等副作用，这些副作用一般随着治疗会逐渐减轻，提前做好沟通可提高患者的依从性。此外还应详细解释药物的用法，不少精神科药物的使用采用"渐加渐减"的方法，达到治疗剂量的时间因人因病而异。由于医生没有交代清楚药物用法而出现严重不良反应，甚至引起纠纷的例子，临床上并非少见。因此，在开具处方时，不仅要详细说明用法，有时还应要求患者重复一遍，以核实他是否真正理解。

（3）电休克治疗的风险：无论患者、家属还是公众，都存在对电休克治疗的误解，认为这是一种残忍的治疗方法。事实上，融合现代医学科技的电休克治疗，在适应证之内的疗效和安全性都高于药物治疗。当然，罕见的意外一旦出现就可能危及生命。患者和家属拒绝电休克治疗的原因，多数依然还是存在误解。坦诚、客观地进行解释和说明，是取得患者和家属理解的基础。

3. 给予患方治疗方案知情选择　由于部分患者拒绝治疗，非自愿治疗是精神科的一个特殊而又常态的问题。传统观念导致一些医生在治疗决定权上的强势，有些家属则自作主张，随意改变治疗方案，这些做法都可能损害患者的利益。对于轻症患者，治疗方案必须首先与患者进行讨论后决定。对于无自知力的重症患者，首先和家属协商治疗是法律允许的程序，但同时应当选择合适时机向患者解释和说明治疗方案，因为患者对治疗的感受和反应是修正和完善治疗的重要反馈信息。关键是要树立尊重患者自我决定的伦理意识，而不是想当然地认为所有精神障碍患者都丧失判断力。

4. 引导患者和家属配合治疗

（1）强调治疗依从性问题：多数精神疾病是慢性病程，需要长期治疗。比如，首发精神分裂症需要2~5年的维持治疗，复发病例则需要长期乃至终身服药，而这正是患者及其家属难以接受的。经常病情刚刚好转就停止用药，或者受到虚假的"断根"治疗的宣传而换药，结果造成病情波动。研究证据表明，精神分裂症复发的首要原因是过早停止治疗。不同的抗精神病药、抗抑郁药的疗效很少有明显差别，规范、足够的疗程是治疗的关键，因此对于治疗依从性的沟通，是治疗决策中非常关键的步骤。

（2）劝说不愿接受治疗的患者：精神疾病患者不愿意接受治疗的比例无疑是所有疾病中最高的，劝说的关键是深入了解和理解患者不愿接受治疗的真正原因，然后因人而异、因事而异地进行耐心地解释和说明。有的患者是因为症状本身的影响，此时应有策略地迂回。比如妄想患者不承认有精神障碍，但承认自己睡眠不好，则可以先从改善睡眠的角度说服其接受治疗；有的患者不能忍受注射的痛苦，愿意口服药物，则可以依据情况改换药物剂型；有的患者因为费用问题拒绝用某种药物，但碍于自尊而不愿承认，则需要医生充分理解其心理，在不伤害自尊的情况下改换更适合的药物。若不了解患者内心真实想法而进行劝说，效果往往不佳。

在诊断及治疗的全过程中，都应把握医患共同决策原则，充分尊重患者，增强患者及家属的参与度，实现个体化治疗，增强治疗依从性，有助于改善治疗效果及远期预后。

（陆　峥）

第六节 ｜ 传染病患者的沟通

传染病因其特殊的传染特性，可能造成患者出现紧张恐惧、敏感多疑、焦虑、自责、自卑、孤独、悲观绝望、漠然放任、易激惹与偏执等心理问题，给临床诊疗工作带来挑战。本节介绍与传染病患者沟通的常见问题及其应对策略。医务人员掌握与传染病患者的沟通技巧，对帮助传染病患者缓解心理压力、顺利开展诊疗工作有重要意义。

【案例 7-6】 与乙型肝炎病毒感染患者的沟通

李某,男,35 岁,职员,在一次献血时发现乙型肝炎病毒感染。自己上网查阅资料后得知"乙肝是一种传染病,发生肝硬化的概率为 10%,还有一些患者会发展为肝癌"。从此,李某整日忧心忡忡、无精打采,担心自己会发展为肝硬化和肝癌,对工作没有了兴趣,也不愿意与人交往。妻子发现李某近期的异常表现后,仔细询问得知李某是因为感染了乙型肝炎病毒而备受困扰。妻子也很紧张,于是李某夫妇戴上口罩、一次性手套来到医院就诊。妻子在诊室见到医生后哭着说:"医生,我丈夫得了严重的传染病,您一定要帮帮他。"医生说:"你们先别着急,在我国乙型肝炎病毒感染是比较常见的一种疾病,只要正规诊治,是可以和普通人一样正常生活和工作的。我们先完善一些检查再评估目前的情况。"在医生的安排下,李某进行了肝功能、乙肝相关抗原抗体、乙肝病毒 DNA 定量、肝脏超声、肝脏超声弹性成像等检查,诊断为"乙型肝炎病毒携带状态"。医生在检查结果出来后,轻轻拍了拍李某的肩膀说:"李先生,不用担心,您的病情目前没有大碍,暂时也不需要特殊治疗,半年以后来复查就可以了。"随后,医生与李某及其妻子进行了详细的沟通,告知了乙型肝炎这一疾病的相关知识,耐心解释了李某的病情以及接下来的随访方案和注意事项。李某和妻子终于解开了心结,并表达了对医生的感激之情。

问题:案例中,医生在与李某及其妻子沟通时,主要运用了哪些沟通策略?

传染病是指由病原微生物,如朊粒、病毒、衣原体、立克次体、支原体、细菌、真菌、螺旋体和寄生虫感染人体后,产生的有传染性、在一定条件下可造成流行的疾病。在人类的历史进程中,传染病不仅威胁着人类的健康和生命,而且影响着人类文明的进程。随着医疗技术水平的进步,天花已在世界范围内被消灭,鼠疫、霍乱等古老的烈性传染病也基本被消灭,但结核病、病毒性肝炎、疟疾等传统传染病对部分地区的人群仍存在威胁,同时艾滋病、非典型性肺炎(SARS)、人感染高致病性禽流感(H7N9)等新发、突发传染病的相继出现,仍严重威胁着人类健康。国家疾病预防控制局的调查数据显示,2021 年全国(不含香港、澳门特别行政区和台湾地区)共报告法定传染病 6 233 537 例,死亡22 198 人,报告发病率为 442.16/10 万,报告死亡率为 1.57/10 万。传染病不仅对患者造成身体健康、生活能力、社会交往方面的障碍,也会对家庭和社会产生重大影响。由于疾病的传染特性,会造成患者的心理反应错综复杂,心理压力增大,给临床诊疗工作带来挑战。因此,医务人员掌握一定的沟通技巧,与传染病患者进行良好的沟通,对帮助传染病患者缓解心理压力、顺利开展传染病患者的诊疗工作有着重要意义。

一、传染病患者的身心特点

(一)传染病患者的疾病特点

1. 传染病的基本特征 传染病与其他疾病相比,主要区别在于传染病具有以下四个基本特征。

(1)特异的病原体:可以是细菌、病毒、真菌、非典型病原体、寄生虫等。

(2)传染性:传染性是传染病与其他疾病最主要的区别,病原体可以从传染源通过不同的途径感染他人,传染性决定了传染病可以在人与人、人与动物、动物或虫媒之间传播,因此容易引起人群的恐慌。

(3)流行病学特征:传染病的流行需要有传染源、传播途径和易感人群这三个基本条件。传播途径包括呼吸道传播、消化道传播、接触传播、虫媒传播、血液和体液传播以及母婴垂直传播等。流行病学特征具有流行性、季节性和区域性等特点,其中流行性包括散发、流行、大流行和暴发。

(4)感染后免疫:指感染某类传染病后,一定时间内机体可以产生针对某病原体或其产物的特定物质,从而减少或阻止再次感染该类病原体的特点。感染后免疫力的持续时间在不同传染病中长短不一,有些传染病如麻疹、脊髓灰质炎、乙型脑炎等感染后免疫力持续时间较长,往往保持终身;但有些传染病,如流行性感冒、细菌性感染、阿米巴病等,感染后免疫力持续时间较短,过一段时间后可以再次感染。

2. 传染病的临床表现 传染病可以表现为隐性感染和显性感染,隐性感染无明显临床表现,而显性感染常表现为发热、皮疹、毒血症等。根据感染的不同部位、系统,对应临床表现各异。累及呼吸系统可以表现为咽痛、咳嗽、咳痰、胸闷、气短等;累及消化系统可以出现腹胀、腹痛、腹泻、恶心、呕吐等;累及神经系统可以出现精神障碍、肢体活动和/或感觉异常;累及泌尿系统可以出现腰部酸胀不适、尿频、尿急、尿痛等;累及循环系统可以出现胸闷、心悸、胸痛等。

(二)传染病患者的心理特点

由于传染病具有传染的特点,传染病患者最担心的是自己的疾病会危害家人和社会,也因此而担心被家庭和社会疏远或嫌弃,这是传染病患者产生心理问题最重要的原因。此外,部分传染病患者因需要隔离而不能与外界接触,生活习惯被打乱,也会带来心理负担。传染病患者的心理特点主要包括以下几种情况。

1. 紧张、恐惧 紧张、恐惧心理常见于首次确诊患者。导致患者产生紧张、恐惧心理的原因主要包括以下几种:①患者缺乏传染病相关知识,因对疾病的未知和不确定产生恐惧;②担心自己因患传染病而遭到亲人、朋友的嫌弃;③害怕因患病而使自己原有的工作、职位受到影响;④部分传染病需要根据传播途径进行隔离和采取防护措施,患者对隔离管理措施的不理解也会加重紧张、恐惧情绪。因为以上种种原因,有很多患者甚至因此而选择隐瞒病情。这个时期的患者内心常常处于一种孤立无援的状态,医务人员的言谈举止均会影响患者的情绪。长期的紧张、恐惧情绪,可使患者表现为食欲减退、心烦意乱、失眠、记忆力减退等,有时会突然出现头晕、心悸、呼吸困难等躯体症状。

2. 敏感多疑 传染病患者一方面害怕受到歧视,另一方面担心在就诊和治疗过程中被感染上其他传染病,所以常常心事重重,敏感多疑,对周围的事物特别敏感,经常揣摩别人,尤其是医生、护士说话的含义。他们格外关注自己身体的生理变化,十分重视各项化验检查结果,非常关注自己使用的药物种类及其副作用等。敏感多疑的习惯和情绪导致传染病患者安全感极差,希望亲友陪伴,盼望早日康复,能尽早回到正常的生活环境中。

3. 焦虑、自责、自卑、孤独 由于疾病的传染性,传染病患者不敢、也不愿意向周围亲人和朋友甚至医务人员倾诉、告知病情和自然社会因素等真实情况,害怕被歧视、被孤立;还有些患者认为自己患病会给家人及周围同事、朋友造成传染和危害,担心医疗费用高昂给家庭带来沉重的经济负担,因此产生焦虑、自责、自卑心理和孤独感。他们在平时工作生活中不愿意与其他人聚餐、握手及发生其他生活接触;部分性传播疾病患者上述表现更明显,害怕亲人、朋友知晓,更有甚者表现为讳疾忌医。在传染病隔离病房住院的患者,活动区域常常受限,不能经常与家人、朋友见面,患者之间也因为病种不同很少相互往来,加上对疾病知识的缺乏,使患者焦虑、自卑、孤独感更加强烈。

4. 悲观、绝望 这种心理常见于慢性传染病患者,尤其是经济条件不好的患者。由于慢性传染病需要长期治疗且难以根治,有些患者还会因疾病丧失劳动力,家庭经济负担增加,给患者造成沉重的心理压力和经济负担。双重打击容易使患者对治疗前景充满悲观、绝望情绪,表现为寡言独行、精神萎靡、抑郁苦闷,病情反复时情绪更加低落,常常被孤立无援及失望凄凉的情绪困扰,对生活失去信心,精神非常痛苦。部分患者还会出现不配合治疗、自残、自杀倾向。

5. 漠然放任 少数患者不了解疾病的传染性,或是已经悲观绝望、自暴自弃,对疾病持漠然、无所谓的态度,表现出生活随便、不遵守消毒隔离制度,也不顾及是否危害他人,甚至随意使用其他人的生活用品等。

6. 易激惹与偏执 有些患者在出现焦虑、自卑、悲观、绝望等负面情绪的同时,还会出现易激惹表现,甚至有攻击他人、报复社会、故意传播疾病等偏执行为。

二、传染病患者沟通中的常见问题

1. 患者对医务人员不信任而导致沟通障碍 医患之间存在的专业知识差距使医患沟通的信息

基础比较薄弱,患者常常处于被动、无助和迷茫的心理状态。因此,患者会对医务人员产生较一般人际交往更高的道德、情感、能力的期望,又存在畏惧、怀疑、试探的心理。这使得患者常常在最初就诊时不能完全信任医务人员,表现为不愿意主动交流或隐瞒病情,给医患沟通带来挑战。

2. 医务人员使用较多专业术语而导致沟通障碍　在与患者交流时,若医务人员使用较多医学专业术语来解释患者病情,而患者又不具备医学相关知识时,可能无法理解医务人员话语的含义,容易导致医患沟通不畅。

3. 患者缺乏对传染病的了解而导致沟通障碍　部分传染病患者及其家属因为缺乏对传染病的认识,常常对疾病的严重程度、可能发生的并发症以及不良预后认识不足,对治疗抱有过高的期望值,部分患者及其家属甚至不承认当前医学的局限性,认为只要住进了医院、花了钱疾病就应该被治好。一旦病情变化,要么没有思想准备,难以接受现实、悲观失望,要么认为医生医治不力,容易诱发医患矛盾和纠纷。

4. 患者因患传染病产生负面情绪和心理问题而导致沟通障碍　传染病患者因为疾病对身心的折磨,容易出现焦虑、恐惧、多疑、自卑、无奈、绝望等各种负面情绪和心理问题。且疾病越严重,与家人和社会越疏离,患者的负面情绪越重。在这样的高情感性状态下,患者容易沉浸在自己的情感世界里,缺乏理性的反应和判断,对医务人员的话语理解偏差或充耳不闻,从而导致医患沟通障碍。

三、沟通策略在传染病患者沟通中的应用

1. 与患者建立尊重平等的信任关系　传染病患者常常由于紧张、恐惧、焦虑、自卑等心理影响,认为自己得了"见不得人"的疾病,或是"受到了惩罚"等,不愿意与医务人员进行主动、真诚的沟通。医务人员要取得患者的信任、建立良好的医患关系需要做到以下几点:①尊重患者。医务人员自己首先要科学认识传染病,不歧视传染病患者,给予患者充分的尊重和理解。②换位思考。站在患者角度设身处地为他们考虑。③认真倾听。在患者讲述自己的病情和遭遇时,医务人员应专心、耐心地倾听,减轻患者的孤独感和无助感,让患者感受到被理解和尊重。建立尊重、平等、信任的医患关系,有助于全方位了解患者的信息,缓解患者的心理负担,也有利于顺利开展传染病患者的诊疗工作。建立良好的医患关系也是避免传染病患者报复社会行为的重要途径,医务人员倾听患者的需求和想法,给予患者足够的关注和关爱,让传染病患者感到自己的想法和感受得到认可和尊重,就不容易出现报复社会的行为。

2. 使用简单明了、通俗易懂的语言沟通　与传染病患者沟通时,应尽量避免使用专业术语和复杂的词汇。医务人员应使用简单明了、通俗易懂的语言沟通和解释病情,充分解答疑问,确保患者能够理解所说的内容。若需要沟通的问题专业性太强,可以列举生活中类似的事情或例子,使患者及其家属简单且方便地了解医务人员所要表达的意图。这将有助于消除他们因对所患传染病了解不足而产生的恐惧和焦虑。

3. 帮助患者及其家属提高对传染病的科学认识,消除恐惧　大部分传染病患者及其家属对所患传染病的医学知识缺乏了解,患者常常存在恐惧、自卑、悲观、绝望等心理。医务人员需要帮助患者及其家属提高对传染病的科学认识,简明扼要地告知所患传染病的特点、可能的传染方式、临床表现、诊疗措施、治疗效果、疾病预后和科学的预防原则等。科学全面地了解传染病,有助于消除或减轻患者及家属对未知疾病的恐惧。比如,在本节案例7-6中,与乙肝患者李某及其妻子沟通时,医务人员需要告知他们,乙肝只有以下三种传播途径:血液传播、母婴垂直传播和性接触传播。其中,日常密切接触传播一般只会在皮肤黏膜有伤口,或共用剃须刀、共用牙刷等情况才会发生,而一起工作、吃饭、上课、握手、拥抱等情况不会传播。乙肝患者科学认识其传播方式后,恐惧、自卑的心理会大大减轻,有助于帮助他们恢复日常社交活动。对于一些需要隔离治疗的传染病,医务人员要详细讲解隔离治疗的意义,耐心指导他们如何适应隔离后的生活,并告知患者隔离期间医务人员会一直陪伴他们,消除

患者因隔离带来的恐惧感。

4. 详尽告知,共同参与 本着对患者有利的原则,把将要进行的治疗方案和措施、治疗效果、可能的并发症、医疗措施的局限性和疾病转归等详尽地告知患者。充分尊重患者的知情权,与患者共同决策,选择患者能接受的最优方案,以消除患者的焦虑、敏感多疑,在治疗过程中能更好地配合,也有利于帮助患者树立战胜疾病的信心。例如,对待本节案例 7-6 中的患者李某,应该告知他,人们常说的乙肝感染可以分为"大三阳""小三阳"以及慢性乙肝病毒携带状态,是否需要抗病毒治疗取决于患者的乙肝病毒 DNA 定量、肝功能等情况。李某属于慢性乙肝病毒携带状态,结合目前检查结果暂时不需要抗病毒治疗,但是需要定期复查肝功能、乙肝病毒 DNA 定量、肝脏超声等,并鼓励患者若配合随访,治疗可以取得理想的效果。详细将该疾病如何治疗及复查告知后,患者了解了自己的治疗方案和随访观察指标,对疾病过度的焦虑和敏感多疑也大大减轻。

5. 积极与患者家属沟通,取得理解和配合 患者家属在面对传染病患者时,也会因为担心被传染、长期照护、经济压力等因素导致紧张、恐惧和疲惫,因此医务人员也需要关注患者家属的心理状态,在其陷入负面情绪时给予及时疏导。在充分保护患者隐私的前提下,医务人员应让患者家属了解患者的病情,科学认识传染病,消除对传染病的偏见和恐惧,并充分肯定患者家属的奉献与付出,肯定其在患者就医过程中起到的积极而关键的作用。让家属明白理解、关心对缓解传染病患者的焦虑、自卑、孤独、悲观情绪有很大帮助,与患者共渡难关。此外,医务人员有时还需要将患者的治疗方案、疾病预后等情况与患者家属进行充分沟通,让其共同参与到患者的诊疗过程中,以最大程度地取得患者家属的支持。

6. 合理使用肢体语言 肢体语言包括目光、表情、姿势等,使用恰当的肢体语言,有助于在医患沟通中建立良好的信任关系,能够增强患者战胜疾病、长期治疗疾病的信心。这一点在传染病患者中显得尤为重要,因为日常生活中社会大众对传染病普遍带有歧视心理,传染病患者经常被孤立、冷落,很少与人亲近、接触。医务人员合理使用肢体语言会让传染病患者感到温暖和被尊重。例如,医务人员在倾听患者诉说时神情专注,平视对方,不时用眼神给予肯定,这些动作能让患者体会到温暖、平等和尊重;在与患者交流时使用轻柔而有力的语气,适时与患者握手、轻拍肩膀或背部,可以给患者传递信心和力量。医务人员可以根据疾病特点,与患者适当接触,缩短医患之间的心理距离,减轻患者的心理压力,无形中给患者一种暗示——传染病没有想象的那么可怕,医务人员并没有嫌弃自己,自己得到应有的尊重,从而减轻自卑心理,也更愿意与医务人员交流。

7. 尊重、保护患者隐私 《中华人民共和国传染病防治法》规定"疾病预防控制机构、医疗机构不得泄露涉及个人隐私的有关信息、资料",因此保护患者隐私不仅是道德问题,也是法律要求。医务人员在临床诊疗和医患沟通过程中,要尊重患者人格,遵守职业操守,尊重并保护患者的隐私。若需要与患者沟通个人隐私问题,尽可能在私密性良好的诊疗环境中进行,并承诺会为患者保守秘密,减轻患者的不安情绪。应避免在公共场合谈论患者的病情,以免增加患者的羞耻感和尴尬情绪。例如对于确诊的艾滋病患者,医生应当选择一个私密性良好的诊疗环境,将其感染或发病的事实告知本人(若本人无行为能力或者为限制行为能力者,应当告知其监护人)。未经患者本人或者其监护人同意,医务人员不能擅自将病情告知患者家属,但要建议患者将感染艾滋病病毒的事实及时告知其配偶或者性伴侣。

良好的沟通是一种科学的工作方法,也是一门艺术。与传染病患者交流和沟通时,医务人员需要大量的耐心和关怀,既要说传染病患者想听的话,也要听传染病患者想说的话,这是传染病诊疗工作中的重要环节。医务人员要针对传染病患者不同的心理状态采取合适的沟通方式,通过良好的医患沟通影响和改变传染病患者的心理状态和行为,帮助患者走出困境,以积极的心态接受治疗,不仅使患者的躯体疾病得到治疗,也帮助患者解决了心理问题,恢复其社会功能,这在传染病患者的治疗康复中起到非常重要的作用。

(郭述良)

第七节 ｜ 肿瘤患者的沟通

肿瘤患者由于面对疾病和对治疗结果不确定性的恐惧,特别是恶性肿瘤患者,心理和心态较一般患者都会复杂许多。能否很好地配合医生接受规范诊疗,能否建立战胜疾病的良好信心等问题,都需要及时有效的医患沟通。医患沟通在患者的诊疗全过程中都起着非常重要的作用,对于患者在诊断、治疗和康复过程的依从性、精神心理状态甚至预后,都有很大的影响。所以,对肿瘤患者进行科学、恰当、有效的医患沟通显得尤为重要。

【案例 7-7】 告知坏消息

患者王某被确诊为"乳腺癌",对于这个不幸的消息,张医生并没有立刻告知王某,而是在查房的时候告诉她目前尚未确定诊断,考虑恶性可能性大。同时,将诊断为"乳腺癌"的消息向王某家属告知,并向家属了解王某的心理承受能力,与家属协商是否立即向王某告知。在张医生与家属达成一致意见后,决定第二天再向王某告知。并预先与家属商量好,共同帮助王某做好心理准备。第二天,张医生与患者家属一起在环境较好的谈话室向王某告知了确诊为乳腺癌的消息,她在一瞬间感到十分震惊和恐惧,但很快心情平静下来。随后,张医生耐心地解答了王某所有的疑虑和困惑,并详细介绍了手术、放疗和化疗等方式对疾病的治疗作用,告诉她这些治疗的获益和可能的副作用。同时鼓励王某,目前的医学技术对她的疾病有很好的治疗效果,良好的心理和思想准备对预后也很重要,她可以充分表达自己的感受和担忧,但要时刻保持积极的态度面对疾病。张医生还向她提供了一些关于乳腺癌治疗和康复的资源和信息,包括书籍、网站和社区支持组织等,让其能够全面详细地了解疾病。在后续的治疗过程中,王某积极配合张医生制订诊疗方案,取得了良好的治疗效果。在康复过程中,她得到了家人和朋友的支持和鼓励,最终成功地战胜了病魔。这个成功的案例表明,良好的医患沟通是影响肿瘤治疗效果的关键因素之一。

问题:结合本案例,分析如何运用沟通技巧与恶性肿瘤患者进行良好的医患沟通?

一、肿瘤患者的身心特点

(一) 肿瘤患者的生理变化

1. 体重变化　肿瘤患者的体重变化是常见的生理特点之一。由于肿瘤细胞的代谢异常,患者可能会出现体重增加或减少的情况。部分患者可能会出现水肿、消瘦、肌肉萎缩、食欲缺乏等问题,这些问题可能会导致患者的体重下降。另外部分患者可能会出现由于肿瘤引起的激素分泌异常,导致体重增加。

2. 营养不良　肿瘤患者常常会出现营养不良的情况。这是由于肿瘤释放的物质会干扰患者的能量代谢,同时肿瘤对患者的身体消耗较大,需要大量的能量和营养物质来维持正常的生理功能。此外,患者可能因为疼痛、恶心、呕吐等原因而影响进食,进一步加剧营养不良的情况。

3. 疼痛　肿瘤会导致疼痛的发生。这主要是因为肿瘤压迫或侵犯周围组织或神经,或者是因为肿瘤释放的物质刺激神经系统而引起的。疼痛可能表现为钝痛、锐痛、牵拉痛等,严重时会影响患者的睡眠和情绪。

4. 生理系统变化

(1) 免疫系统变化:肿瘤的生长会抑制免疫系统的正常功能,导致患者免疫功能低下,这使得患者更容易感染病菌,加重病情。部分患者可能会出现因肿瘤引起的免疫反应,导致自身免疫性疾病。

(2) 呼吸系统变化:由于相关部位的肿瘤细胞的增殖和浸润,患者可能会出现呼吸困难、咳嗽、气促等问题,影响患者的呼吸功能和生活质量。

(3) 循环系统变化:由于肿瘤细胞的增殖和代谢异常,患者可能会出现循环系统变化。部分患者会出现心律失常、心肌缺血、高血压等问题,影响患者的循环功能和生活质量。

(二)肿瘤患者的心理特点

恶性肿瘤患者在整个就医过程的不同阶段可能承受各种不同程度的心理压力,甚至面临未知生活和死亡的恐惧,所以他们具有共同的心理、社会背景。根据肿瘤患者的心理变化过程分为以下几个阶段。

1. 初诊时的心理

怀疑与否认:当恶性肿瘤患者得知自己患病后,他们通常会感到无法接受,认为这是不可能的事情。他们会否认自己的病情,怀疑医生的诊断是否准确,以保持自己的心理平衡。这种反应是一种常见的心理防御机制,可以帮助患者减少不良信息对其产生的刺激。它通常发生在患者被诊断为恶性肿瘤的初期阶段。

2. 确诊后的心理

(1)焦虑与恐惧:患者被确诊后,常常会整日惶恐不安、反应迟钝、犹豫不决,开始反复思虑:我病了家人怎么办? 是否告诉亲友同事? 工作怎么办? 到底去哪里治更好? 需要多少钱? 治不好怎么办?

(2)悔恨与沮丧:患者不得不面对患恶性肿瘤的事实,感到悔恨和沮丧,常常责怪自己平时缺少体育锻炼、抱怨未能及早改掉不良生活习惯,并反复寻找生病的根源:过度劳累? 作息不规律? 经常吸烟? 过度饮酒? 不健康饮食? 还是其他原因?

(3)愤怒与仇视:患者对自己患病的事实感到不公,他们可能会将愤怒转向他人,例如身边的亲人或医务人员等,为一些微不足道的事情大发雷霆。但愤怒的背后,往往更多的是内疚、悲伤和无助。

3. 治疗期的心理

(1)信赖:信赖医务人员,把一切希望寄托在医生身上,千方百计地寻求最佳治疗方案,大多数患者能积极配合治疗。

(2)依赖:依赖亲人朋友,随着治疗不良反应的出现,患者对亲人的依赖明显增加。紧张、焦虑、恐惧、平和、充满希望……不同个体心理特征千差万别,但良好、安全、信赖的人际关系,会大大减轻治疗期间的不良反应,帮助他们顺利完成治疗,渡过难关。

(3)恐惧:患者的恐惧可能来源于对治疗不良反应的担忧,手术治疗、化学治疗、放射治疗、生物治疗等是目前治疗肿瘤的主要方法,每一种治疗方法都会存在并发症和风险,医生一般都会如实告知。恐惧还可能来源于患者过去的生活经历,例如亲眼见过亲人、朋友经历治疗肿瘤的痛苦过程等。

4. 康复期的心理

(1)担忧:治疗结束后,患者内心仍然脆弱,仍旧会为自己的疾病而担忧:我的病完全治愈了吗? 我的身体内还有癌细胞吗? 还能再像以前那样生活吗? 这些担忧会随着时间的推移而慢慢消退,但随着复查日期的临近,担忧又会迅速加剧,并与日俱增,表现为焦躁不安、易怒,严重影响患者的睡眠质量及日常生活。

(2)抑郁:久病后朋友、同事的疏远,配偶间亲密关系的变化,难免使患者产生孤独感和被遗弃感,进而发展成抑郁、行为退缩、被动、少活动甚至不活动,变得沉默不语、兴趣索然,冷漠地对待周围的事物。康复期患者的抑郁症状多半为暂时性的,大部分患者能自我调节。心理学家认为,肿瘤康复患者大部分存在创伤后的应激障碍,会出现噩梦、焦虑、抑郁、情境重现、感情麻木等。

5. 临终期的心理

(1)认可与接受:随着时间推移,患者逐渐适应角色,开始变得客观、理性地面对和接受现实,接受恶性肿瘤的严重后果,并能认真考虑和正确对待死亡问题。患者显得平静、安宁,不愿给亲人和社会增加负担,能够坦然面对生命的终结。

(2)恐惧:临终期的患者会再次产生恐惧心理,此阶段主要是患者对濒死过程的恐惧,甚至会超越死亡本身。

二、肿瘤患者沟通中的常见问题

1. 疾病认知不足 肿瘤患者往往对病情和治疗方案缺乏全面的了解,这可能导致患者对治疗措施产生误解、对病情发展缺乏预见性等问题。在这种情况下,医护人员需要与患者进行深入的沟通,帮助他们更好地了解自己的疾病状况、治疗目的和方法。同时,医护人员还需要为患者提供专业的建议和支持,帮助他们建立正确的认知。

2. 治疗方案不透明 治疗方案的不透明往往让肿瘤患者及其家属产生疑虑和担忧。他们可能对治疗方案的有效性、安全性和可行性产生疑问。在这种情况下,医生应详细解释治疗计划、治疗目的、可能的副作用以及后续的跟进方案,同时要充分征求患者和家属的意见,了解他们的疑虑和担忧,让患者有更多的参与感和主动权。同时,医护人员还需要与患者分享成功的治疗案例,增强他们对治疗的信心。

3. 缺乏情感支持 肿瘤患者在整个治疗过程中,往往需要得到专业的医疗支持以及情感上的慰藉。然而,一些患者可能受家庭和社会关系的改变等因素影响,缺乏必要的情感支持,这可能导致他们在面对治疗和康复过程中感到孤独和无助。为了解决这个问题,医护人员需要鼓励患者及其家属寻求支持和帮扶,如参加病友会、寻求心理咨询等。同时,医护人员还需要提供专业的医疗指导和情感支持,帮助患者渡过治疗过程中的难关。

4. 家庭关系紧张 肿瘤患者的治疗不仅影响个人,还可能对家庭关系产生影响。家庭成员之间可能因治疗方案的决定、照护负担等问题产生矛盾和误解。医护人员需要关注家庭关系的状况,帮助家庭成员之间建立良好的沟通,并给予他们必要的支持和引导。

三、医患沟通策略在肿瘤患者沟通中的应用

(一)诊断中的医学信息告知

1. 肿瘤标志物检查的告知 肿瘤标志物是指在肿瘤发生和增殖的过程中,由肿瘤细胞合成、释放或机体对肿瘤细胞反应而产生的一类物质,在恶性肿瘤的诊断、分类、预后和复发判断及指导临床治疗中起辅助作用。目前临床上常用的肿瘤标志物有十几种,如甲胎蛋白(AFP)是诊断原发性肝癌最好的标志物;癌胚抗原(CEA)常用于结直肠癌的诊断;糖类抗原125(CA125)主要用于卵巢癌的诊断;前列腺特异性抗原(PSA)用于前列腺癌的诊断。在肿瘤标志物信息的告知中,要让患者知道肿瘤标志物对诊断的意义、判断病情及预后的作用以及为什么要进行某种或某些标志物的检查,为将来的复查做好铺垫。

2. 影像学检查的告知 影像学检查如超声、CT、MRI和PET-CT等,具有良好的敏感性和特异性,在恶性肿瘤的定位、定量与定性诊断、临床分期等方面发挥着重要作用。影像学信息具有形象和直观的特点,可以直接向患者说明恶性肿瘤的位置、大小及形态。告知力求浅显易懂、形象生动,以便患者及其家属理解。对于需要进一步检查的,则要告知已有检查的优点及不足,以及下一步检查的必要性。

3. 病理学诊断的告知 组织病理学诊断是恶性肿瘤诊断的"金标准"。病理诊断可以明确肿瘤的良、恶性质。如果确定为恶性肿瘤就要对肿瘤进行分类、分期和命名,进而确定病变侵袭的范围,提示是否存在转移等与预后相关信息,为医生选择正确的治疗方案提供依据。告知的重点是关于病理诊断的意义、临床价值,所包含的信息包括取材的部位、良恶性、分型分期等。帮助患者及其家属更好地理解诊断及根据病理结果需要做的下一步检查或治疗。

(二)恶性肿瘤坏消息的告知

恶性肿瘤坏消息是指恶性肿瘤确诊、疾病复发、疾病转移或治疗失败而影响疾病康复,存在不可逆转的不良反应、基因检测结果呈阳性,以及在没有进一步治疗方案时是否选择安宁疗护等方面的问题。恶性肿瘤确诊对每个患者来说无疑是个难以接受的"坏消息",坏消息的知晓会使患者产生不同

程度的负性心理反应。绝大多数患者会出现焦虑、恐惧等,严重者甚至会晕厥。如何在合适的时机选择合适的方式告知坏消息是与恶性肿瘤患者沟通的重点。

1. **选定适宜的环境**　医生应重视向患者告知坏消息的谈话环境的选择。良好的谈话环境应该安静整洁,能够较好地保护好患者的隐私。因此,谈话交流宜安排在医生办公室或专门的谈话室进行较为妥当。

2. **视情况要求家属参与**　在患者家属是否应参与谈话的处理上并非千篇一律,而是要视具体情况而定。医生首先应对患者的性格、心理特点有一定的了解。若患者性格开朗,心理承受能力较强,可以在无家属在场的情况下向患者告知结果;反之,若患者性格内向,心理承受能力弱,则最好请患者家属一同参与谈话。

3. **预测患者的心理准备**　在正式告知患者坏消息之前,医生宜对患者的心理准备有大致的估计,如"患者对疾病了解的程度有多少""我该用什么样的语言叙述疾病进展的结果""患者得知结果后会有多大的反应"等。如果预测患者心理准备尚不充分,则应在告知前适当地让患者做好心理准备。

4. **给予患者尊重、同情、安慰**　在告知患者坏消息时,医生需充分尊重患者,放慢语速,适当放低声音,身体前倾。在告知坏消息的同时,医生需注意患者的情绪反应,及时给予同情和安慰。例如,不时地询问患者是否理解自己所说的话,有没有什么还不清楚的地方等。在得知患者已理解了所讲的内容后,可以再询问患者"我可以再继续接着讲了吗",显示出充分尊重患者参与诊断治疗的平等地位。

5. **共情沟通、给予情感支持**　被告知检查结果的坏消息后,患者难免有沮丧、担忧的心理变化。这时医生应给予患者积极的支持,如让患者了解肿瘤目前的高发病率,以及临床医疗技术进步对治愈肿瘤带来的希望;医生还可用临床上成功控制肿瘤发展的事例鼓舞患者,给予患者战胜肿瘤的希望。

6. **细心回答患者的问题**　在医生告知患者坏消息后,患者大多会有许多问题想咨询医生,如后续的治疗、不良反应、疾病症状、饮食起居宜忌、疾病预后等。医生应允许患者提问,也可建议患者先全面考虑一下问题,并在纸上做好记录,与医生约定时间后一并提问。多数患者会同意医生的建议,待接受坏消息的心理波动趋于平静后再与医生详细讨论后续事宜。

(三) 不同治疗阶段的沟通

1. 治疗前的沟通

(1)治疗前临床决策的沟通:在实际工作中因经济条件、医院医疗技术服务能力、患者自身条件限制等因素,患者的治疗方案不尽相同,特别是在出现多个合理的治疗方案或治疗方案需要冒很大风险时,医生应尽量提高患者的知晓度,将每种治疗方法的利弊如实告知患者及家属,让患者参与其治疗决策,使患者对疾病的治疗有强烈的参与感,才能够更好调动医患双方的积极性。

1)放疗方案的知情选择:放疗最大的优点是可保留器官的功能。但放疗在杀灭肿瘤细胞的同时,对周围部分正常组织也会有损害。放疗的效果不仅与肿瘤细胞的病理类型、肿瘤分期和肿瘤的部位有关,还与能否在规定时间内完成既定照射剂量有关。所以,医生需要跟患者沟通放疗的原理、优势,放疗的部位,放疗前的准备工作及注意事项,放疗的次数,放疗可能达到的效果。同时,也要跟患者沟通放疗存在的风险及不良反应,如胃肠道不适、白细胞下降、皮肤和黏膜反应等,以及出现不良反应的应对措施。减轻患者的焦虑,提高其治疗的依从性。

2)化疗方案的知情选择:化疗是目前治疗恶性肿瘤的主要方法之一。化疗药物对恶性肿瘤的生长和转移有抑制作用,并在一定程度上能杀灭肿瘤细胞。然而,这些药物对人体的毒性也很大,在杀灭或抑制肿瘤细胞的同时,也会损伤相当数量的正常细胞,并直接影响心、肝、肾、神经系统及骨髓的造血功能。医生需要根据病情为患者提供合理的化疗方案,并进行沟通,包括:化疗药物的种类,该药物的作用特点,使用该药物的注意事项(如有的药物需要避光,输液快慢的不同取决于药物是时间依赖性还是浓度依赖性),常见的副作用及出现副作用的应对措施等。

3）手术方案的知情选择：根据肿瘤的分期、所在器官、类别的不同以及患者的状况来选择适合的手术方式。医生需要跟患者沟通手术的目的、手术的优点、手术的类型、手术的方式（比如是开腹手术还是腹腔镜手术）、手术的目标（比如是根治性手术还是姑息性手术）、手术时间的选择、手术的风险、麻醉的风险、手术前的准备（比如是否需要辅助放化疗）、术后注意事项、术后并发症等。

（2）治疗前治疗风险的告知与沟通：恶性肿瘤的大部分治疗手段如手术、放疗和化疗都是风险性比较高的治疗。因此，在治疗前，务必要充分告知各种治疗方法的可能风险。每一项治疗都需要患者签署知情同意书。在告知患方治疗风险时，应当强调科学地告知，既要说清楚治疗的风险，又不至于对患者造成过重的心理压力或其他负面影响。

2. 治疗中的沟通

（1）治疗中的医学与健康教育：恶性肿瘤不同于其他慢性疾病，无论从文化观念的角度，还是从疾病的治疗及转归过程，都是患者及家属难以接受的，有些患者甚至一经诊断就认为已经被判了"死刑"。同时恶性肿瘤的治疗不同于其他疾病，治疗周期长，在治疗过程中有复发或转移的特点，并且常出现患者难以忍受的不良反应。需要针对这些治疗的特点建立积极的沟通方式。对恶性肿瘤患者的医学与健康教育应循序渐进，分阶段进行。

1）疾病知识的教育：恶性肿瘤患者急切需要了解病因、预防、发生、发展、转归以及疾病不同阶段的注意点，了解自身目前和将来可能发生的各种变化，以及应对变化所应具备的知识，他们比一般患者需要更多的知识以应对疾病。如诊断"乳腺癌"后，需要告知患者："乳腺癌"发生的可能机制及影响因素；其临床特点是全身性疾病，不仅仅局限在乳腺；乳腺癌如何分期，不同分期可选择治疗的方法，如可能选择保乳手术，也可能需要根治性手术，可能先进行化疗再考虑手术，也可能需要先手术再进行放化疗；治疗的周期、长度；可能的花费；以及治疗过程中需要注意的一些问题，如预防感染、定期复查、出现哪些症状需要及时与医生联系等。

2）手术治疗的教育：患者对外科手术的风险、手术疗效和并发症等问题的担忧容易产生心理压力，因此恶性肿瘤患者需要全面了解手术的相关信息。为了缓解患者的紧张情绪、提高其对手术的信心，医务人员应及时重点介绍术前注意事项、手术方法与经过、术中配合以及可能出现的并发症和预防措施。如胃癌的手术常常需要切除胃的四分之三甚至胃的全部，并以空肠代替胃。这样的术式如何让患者接受需要良好的沟通技能，要让患者知道手术对他生存的意义、术后可能出现的问题、应对的方法以及营养相关问题等。

3）放疗和化疗知识的教育：让患者充分熟悉了解放化疗方案的内容和目的。将放化疗可能发生的毒副作用告知患者，提高患者的自我防御能力，减轻对毒副作用的担心、恐惧，增强自我协调能力及主观能动性，有利于增加疗效。如淋巴瘤的首选治疗方案是化疗，但患者可能认为自己失去了手术的机会；鼻咽癌的首选治疗方案为放疗，患者也会出现同样的担心。在沟通时要告知患者选择化疗或放疗而不是手术治疗的目的和意义，解除患者不必要的担心和疑虑。

4）康复期的健康教育：恶性肿瘤患者康复期仍然渴望得到健康教育，并且因文化程度、职业不同而不同。患者不仅想利用健康教育这一资源来促进自己的身心康复，尽快适应社会、回归社会，还希望获得有关自身疾病的相关知识，如医疗技术发展动向、营养饮食、用药随访等方面的指导，进一步提高自己的生活质量。也可选择一些集体干预的方法，就患者共同关心的问题给予解答，例如邀请专业人员讲授恶性肿瘤患者适合的化妆法、如何选择和护理假发、头巾的使用方法等与日常生活密切相关的内容。

（2）积极引导患者和家属配合治疗：家庭环境对肿瘤患者的心理状态和治疗方案会产生重要影响。家属是患者的精神支持，他们的态度直接关系到患者的情绪。医生需要积极与患者家属沟通，建立良好的合作关系，共同帮助患者面对疾病。同时，家庭内部关系也极为重要，医生需要关注整个家庭的情感变化，引导家庭成员之间缓解因恶性肿瘤而产生的紧张关系，增强家庭成员应对疾病的能力。

3. 治疗后的沟通

（1）防止盲目乐观：在肿瘤根治性切除术后接受辅助放化疗的患者中，一些人错误地认为，放化疗结束就意味着疾病已经治愈，已经进入正常健康状态。此时，患者和家属可能会松懈麻痹、不遵医嘱。为了纠正这种错误的观念，医务人员需要向患者解释，肿瘤的治疗需要长期坚持，需要配合医生进行定期复查，以防肿瘤复发；同时，养成良好的生活规律和饮食习惯，避免吸烟、酗酒等不良嗜好，对于预防肿瘤复发也是至关重要的。

（2）克服焦虑情绪：部分恶性肿瘤患者在治疗结束后可能会出现反常的焦虑情绪，怀疑治疗的有效性及疗效能维持的时间。患者常有既希望尽快结束治疗，又担心终止治疗后可能使肿瘤得不到控制或导致肿瘤复发的矛盾心理。因此，医务人员应提前让患者做好思想准备，与患者共同讨论治疗持续时间的长短、治疗计划的安排、终止治疗的时机及治疗结束后的生活安排，让患者能发挥自己的主观能动性，了解自身所具有的恢复健康的各种有利因素，为康复治疗及重新踏上社会做好准备。

4. 临终患者的沟通

（1）聆听：聆听临终患者的声音，鼓励他们表达情感和想法，有助于他们克服悲伤和面对死亡。医护人员不应打断或带入自我判断，而应专注地鼓励患者深入话题。通过肢体语言和眼神交流，医护人员可以表达对患者的关爱、鼓励和尊重。即使听到负面想法，也应以理解、共情的方式让患者表达自我，必要时可给予建议。

（2）提问：在沟通过程中，医护人员需要把握整体谈话节奏与方向，适时提问，以自然有效的方式把控与引导。提问应以临终患者为中心，围绕交谈目的展开。可以让患者直接提出问题或采用开放式提问鼓励患者表达真实感受与担忧。控制提问的顺序与节奏，避免过多问题让患者感到困惑或紧张。

（3）回应：通过对患者信息的回应，可以有效地表达对临终患者的关心与理解，更好地建立双向沟通途径，有助于沟通交流顺利进行并深入下去。回应时，无论患者是激烈的反应，或是抑郁低落的情绪，甚至是喋喋不休的状态，医生都需要保持客观、冷静与宽容，不予直接评判、不被情绪感染。在理解了患者所表达的观点后，可以用"嗯""是的"等简短语言予以回应。必要时，可以适当保持沉默，辅以点头、微笑和手势等非语言回应，也能让临终患者感到被尊重与关注。

（四）不同年龄段患者的沟通

1. **儿童肿瘤患者** 对于儿童肿瘤患者，家长往往是最重要的沟通对象。医护人员应该与家长建立良好的沟通关系，向他们解释治疗计划、孩子的病情以及可能的风险。同时，医护人员应该尽可能与孩子建立信任和互动，以便让他们更愿意接受治疗和护理。在沟通时，可以使用简单、清晰的语言和适当的身体接触来增强与孩子的互动。

2. **青年肿瘤患者** 青年患者对生活充满需求和愿望，患病后情绪反应明显。在沟通过程中，医生要维护他们的自尊心，建立平等和谐的医患关系，以温和体贴、坦诚平等的态度交流。以轻松幽默的方式化解攻击性或叛逆的语言和态度，肯定他们理解力强、学习力强的优点，鼓励其积极参与配合治疗。特别是女性患者，对自身形象比较关注，当因疾病和治疗对自身形象产生影响而担忧时，要给予充分理解，并及时劝慰和引导。

3. **中年肿瘤患者** 中年人是社会和家庭的中坚力量。中年患者心理状态复杂，需要了解其多方面情况，制订有针对性的沟通策略。他们通常心理状态稳定，判断力强，意志坚定，但对自己的健康关注不够。因此，需要调动他们的积极性，鼓励他们主动参与治疗过程，营造良好的医疗氛围。同时，中年患者承受较大压力和责任，需要尊重他们的意见和选择，给予足够的医疗信息和建议。理解他们的心理压力和困难，帮助他们建立信心和希望，保持积极的态度配合治疗。

4. **老年肿瘤患者** 随着年龄的增长，老年人在生理和认知功能方面逐渐下降，医生需要放慢语速、提高音量、使用简单语言以便交流。老年人心理特点包括无价值感、孤独感、自尊心强等，需要认真倾听老年患者的需求和意见,给予耐心和陪伴。在沟通过程中,可以适当地控制和引导对话,避免不必要的话题分歧或冲突。对于老年患者,应给予更多关注和关心,满足情感需求,保持热情和蔼的态度,避免冷淡、出言不逊或不理睬。尊重他们的意愿和需求,避免故意疏远或忽视他们的存在。

(王成伟)

第八章 | 医患冲突中的沟通

本章思维导图

本章在明确医患冲突概念、特征、分类的基础上,从医疗机构、医护人员、患者、国家立法及社会等多个层面系统分析了医患冲突的成因,提出了应对医患冲突的沟通原则和"十大"沟通技巧。进一步分析了发生医患冲突后,如何通过医患双方自愿协商、调解、民事诉讼及仲裁等法律、法规规定的方法解决冲突。

【案例 8-1】 医院与患者的冲突

患者宋某,因出现心悸等症状到医院就诊,诊断为心律失常、阵发房颤,需行射频消融手术治疗。术前,医生向患者交代手术风险和并发症,患者知情同意并签字确认。术中患者出现心脏穿孔、心脏压塞的并发症,医生立即向患者家属告知该情况并中止手术,患者家属对出现并发症表示理解。术后患者经对症治疗病情好转出院。

患者出院后到医务部投诉,主张因医生手术操作失误造成心脏穿孔,索赔 20 万元。医院经调查核实、论证后,答复患者:①医院术前尽到告知义务,向患方交代手术风险和并发症,患方知情同意并签字确认;②医院诊疗和手术操作符合规范,不存在过错,不同意患者提出的赔偿要求。

患者对答复不满意,申请医疗纠纷人民调解委员会调解。经过多轮沟通调解工作,医院同意补偿患者 1.5 万元,但患者坚持最少索赔 10 万元,最终双方调解未成功。

患者将医院起诉至法院。法院委托司法鉴定,认定:①医院诊疗过程符合规范,并发症不能完全避免。②医院沟通告知不足,存在过错,过错参与度以次要责任为宜。法院判决医院赔偿患者各项损失 2 万余元。

问题:本案例中涉及的医患冲突处理方法有哪些?在沟通处理冲突过程中,需遵循哪些医患冲突沟通原则,可以运用哪些沟通方式和技巧?

随着我国经济社会发展和医药卫生体制改革步伐的加快,人民群众法律意识不断增强,由于沟通不到位导致的医患矛盾可能影响正常医疗秩序和社会稳定。通过医疗过程中的沟通,可以从源头上消除冲突的隐患,有效减少冲突的发生;通过危机发生时的沟通,能够第一时间消除危机,降低负面影响,避免冲突升级;通过危机发生后的沟通,能够正确地认识和妥善处理医患冲突,重建医患互信,构建和谐医患关系,进一步推动"健康中国""法治中国"建设。

第一节 | 医患冲突概述

在诊疗护理过程中,医患双方难免发生各种摩擦,甚至产生各种类型的医患冲突,需深入分析产生冲突的原因,提高医护人员预判、识别、应对医患冲突的意识和能力,才能把医患冲突控制在萌芽阶段,在冲突发生后有效化解冲突。

一、医患冲突的概念及特征

医患冲突的概念及特征需立足医疗实践、结合医患双方实际进行界定。

(一) 医患冲突的概念

医患冲突（doctor-patient conflict）是指医患双方在诊疗护理过程中，由于医患本身、管理机制、社会制度等原因，对某些医疗行为、方法、态度及后果等产生认识、理解上的分歧，以致发生的各种矛盾和纠纷。

(二) 医患冲突的特征

1. 主体限于医患双方　医患冲突的主体限于医患双方。"医"包括医疗卫生机构及其工作人员，医疗卫生机构包括医院、卫生院、疗养院、妇幼保健院、诊所等经依法登记并取得《医疗机构执业许可证》的各类机构。"患"不仅是指患者，还可广义理解为所有接受诊疗护理服务的患者及其近亲属等。

2. 客体为人身权和财产权　医患冲突的客体主要是医患关系主体权利和义务所指向的对象，即人身权和财产权。人身权首先是患者的生命权、健康权，医患关系主体对客体的期盼是一致的，双方都希望延长患者的生命，防止健康受到损害。财产权既包括医方也包括患方的财产权，医方的财产权主要体现为患方享受医疗服务后，拒绝或拖欠医疗费用；患方的财产权主要指因医疗过错行为使患者及其近亲属所遭受的财产损害，包括不必要的医疗费用、误工费、转院治疗的交通食宿等费用。

3. 范围限于诊疗护理过程中　从内容上，判断是否属于医患冲突，关键在于双方争议的事由是否因诊疗护理服务所引起。例如未取得医师资格的人员从事诊疗活动而造成不良后果，此时"行医"主体并不是医务人员，故不构成医患冲突。诊疗护理范围涉及面广，包括整个诊疗护理服务的各个环节，涵盖医生、护士等各类主体。另外，随着近年来药品市场的竞争发展，药品的采购、配制、保管、使用过程也成为诊疗护理服务的重要组成部分。

4. 具有较强的突发性、敏感性、专业性和较高的社会关注度　由于医疗卫生服务涉及千家万户，社会关注度、期望值较高，民众情绪比较敏感；而医患双方对医学知识的理解、价值观念、医疗期望等方面存在差异，极易发生矛盾，从而引发突发事件；在冲突处理过程中，由于其中涉及比较专业的医学问题或复杂的医患关系，处理难度相对较大。

二、医患冲突的分类

医患冲突有别于一般的医事争议，若仅对诊疗护理行为有认识和理解上的分歧，而并未产生矛盾纠纷，则不属于医患冲突；医患冲突也有别于医疗事故，医疗事故并不必然导致医患冲突，有些医疗事故也可以在不发生冲突的情况下友好协商解决。根据不同的标准进行划分，可以对医患冲突进行以下分类。

1. 医源性冲突和非医源性冲突　根据医患冲突产生的原因不同，可分为医源性冲突和非医源性冲突。医源性冲突（iatrogenic conflict）是指由于医疗机构及其医护人员在诊疗护理过程中存在医疗过失或服务缺陷，导致患者人身财产损害而引发的冲突。非医源性冲突（non-iatrogenic conflict）是指医患双方就医疗活动中对患者名誉、隐私、肖像、经济等权益造成的不良后果，以及由于患方缺乏医学常识或对医方的规章制度不熟悉、理解不准确而认为医方侵害了自己的合法权益而发生的分歧和争执。

2. 非纠纷性冲突和纠纷性冲突　根据医患冲突的表现形式不同，可分为非纠纷性冲突与纠纷性冲突。所谓非纠纷性冲突指尚处于情感、心理、观念阶段而没有任何行为表现的医患冲突，而纠纷性冲突是非纠纷性冲突进一步激化的结果，指医患双方行为方面的分歧、争执或对抗。

3. 暴力冲突和非暴力冲突　根据医患冲突的激化程度不同，可分为暴力冲突和非暴力冲突。目前我国医患之间的冲突主要以非暴力冲突为主，表现为医患在冲突发生后大多通过合法、理性的途径，如通过向医院或卫生行政部门提出诉求，双方协商，或向法院提起诉讼来解决。在患方诉求未得到满足时，有可能演变为暴力冲突，引发"医闹"，冲击医疗机构管理秩序，甚至出现"伤医"等恶性暴力事件。

三、医患冲突的成因

从社会学的冲突理论来看,我国现阶段医患冲突的核心问题是医患利益的再分配问题,是患者需求增长与医疗资源有限之间的矛盾所引发的,同时与医患双方沟通不畅等密切相关。

(一)医疗机构层面

1. 需更加重视医患关系　医疗服务是一种特殊的服务,关系到患者的生命和健康,其服务理念是"以患者为中心"。但有些医疗机构由于患者人数过多,医疗资源有限,对医患关系重视不够,与患者沟通不足,为医患冲突埋下隐患。

2. 需不断提升管理服务水平　医疗机构管理的现代化水平与法治建设均有待进一步加强,尤其是医疗质量安全相关制度建设、运行机制、监督机构和人员配备等仍需不断完善。医护人员在医患沟通、法治素养等方面的培训不够系统,致使医疗管理的科学化、制度化、规范化存在欠缺,也会影响和谐医患关系的建立。

3. 需密切关注患者的经济负担　医疗机构经历了市场化改革,客观上存在激烈的医疗市场竞争。若患者的经济负担过重,则可能造成医患双方在经济利益上的对立,从而成为影响医患关系的重要原因。

(二)医护人员层面

1. 需加强职业道德修养　医护人员需不断加强职业道德修养,尤其是加强医学人文精神涵养,时刻牢记"医者仁心",同情、关心和体贴病人,养成严谨细致的医疗作风,重视保护病人隐私与秘密等,这些均可能提高患者对医护人员的信任,避免引发冲突。

2. 需改进医疗技术水平　医护人员要避免因业务技术水平不足,导致对疾病在一定时间内诊断不准、用药不当、未发现病情的新变化、没有作出准确的预测等,以及在手术或其他操作过程中给患者带来不必要或意外的伤害和痛苦。当这些情况发生但得不到患者谅解时,极易引发医患冲突。

3. 需强化沟通服务　医护人员如果对交流沟通方式及技巧不熟悉,与患者沟通不良,可导致患者对医护人员的信任度降低。医护人员对服务对象要求越来越高的就医观念、要求个性化服务的需求、追求医疗消费决策控制权和知情权的行为如果不能很快适应,在诊疗护理过程中就容易沟通不畅,从而引发医患冲突。

(三)患者层面

1. 对医疗效果期望值过高　有些患者对医学常识缺乏了解,对医疗效果期望值过高,认为只要进了医院就一定能治好病、只要花了钱就应该治好病,无法理解医学发展的局限性。若达不到期望效果,就归咎于医院和医护人员,产生不满心理。这种认知的差异直接导致医患冲突的产生。

2. 对医护人员不信任　受多种因素影响,患者对医生不够信任,很难做到理性就医,一旦出医疗差错或有些要求得不到满足,则无法宽容理解,容易失去理智,甚至出现恶性暴力事件。

3. 情绪管控较难　患者就医或多或少均会承受较大压力,既有精神层面也有物质层面的压力。一旦治疗过程不顺利,便可能发泄不满情绪,横加指责。有些疾病如癌症、慢性病等,长期不愈,患者产生绝望心理,将可能会迁怒于医护人员;有些患者的经济状况不佳,对一些收费项目不满或欠费治疗要求得不到满足,则可能影响患者的情绪,发泄怨气,与医护人员发生争执。

(四)国家立法层面

当前,我国卫生健康领域法律法规体系已基本形成,相关诊疗护理规范也基本健全,但包括医疗保障制度在内的医疗相关管理制度仍有不足,医疗领域的法治化建设水平与患者的法治需求还有差距,需结合实际和新的任务要求进一步修订完善。

(五)社会层面

由于医患关系涉及政治、经济、文化、社会等多种因素,医患双方需求的满足有赖于全社会的通力合作,建立有效的供给机制并高效实施。司法、公安等部门及时介入医患冲突的处置,医疗保险强制责任制的推行,行业协会对于医护人员综合素质的培训,以及社会各类新闻媒体的正面宣传等,均有进一步完善的空间,以更有效满足医患冲突的预防和处置。

第二节 | 应对冲突的沟通技巧

在诊疗护理过程中,当医患冲突发生后如何及时应对,将直接影响到冲突能否得到有效解决。在充分尊重的基础上,依法、公正、及时、高效的沟通是应对冲突的重要遵循。在沟通时,需根据实际,采用合理的沟通方式,运用恰当的沟通技巧,以达到更好的沟通效果。

一、应对冲突的沟通原则

在应对医患冲突进行沟通时,医患双方应当相互尊重,彼此理解,以冷静、理性、真诚的态度及时处理冲突,尤其应在法律法规的框架内,依法公正、合理地解决争议。在发生医患冲突时,一般可遵循以下沟通原则。

1. **平等尊重原则**　医患冲突发生后,医患双方须以平等尊重的态度对待彼此,任何一方均不能摆出高人一等、居高临下的架子,这是做好沟通的前提。平等尊重原则明确医患双方地位是平等的,没有高低贵贱之分,不能以地位取人、以财富取人、以貌取人。在化解冲突的沟通过程中需彼此尊重对方的人格、尊严、感情和隐私等。实践证明,随着医学模式由单纯的生物模式向生物 - 心理 - 社会模式的转变,平等尊重的合作关系将越来越体现着新型医患关系的发展趋势。在平等交流、彼此尊重的基础上,医患双方能进行更友好的沟通,从而化解矛盾冲突。

2. **诚实守信原则**　诚实守信是一个社会赖以生存和发展的基石,也是医患沟通的基础和根本。特别是在医患冲突发生后,医方更要特别注意去赢得患方的信任,用真诚去打动和感化患方,让患方愿意推心置腹地沟通交流,这样才能平心静气地处理争议;患方也需真诚地对待医方,不出尔反尔,不强词夺理,才有助于医患冲突的及时解决。

3. **及时高效原则**　能否第一时间处置医患冲突,直接影响到医患沟通的效果。及时高效原则要求在医患冲突发生后,不拖延,提高工作效率,及时进行沟通,将患方不满的情绪及时化解,避免更多负能量的累积。当初步达成和解或同意调解协议时,要及时通过书面或其他法定形式进行固定,防止因认知、情绪变化或其他因素导致新的冲突发生。

4. **适度距离原则**　情绪是影响沟通效果的重要因素。医患冲突发生后,医患双方的情绪往往比较激动,此种状态沟通时,运用体态语言要适度,要符合场合,切忌感情冲动,动作夸张。双方的沟通距离要适当,太近或太远都不好,可根据患者年龄、性别因人而异,选择合适的沟通距离。如年轻的医护人员对同龄的异性患者则不宜太近,以免产生误解,进一步激化冲突。

5. **公正合理原则**　医患冲突中的沟通须以客观事实为根据,先弄清原因,分清责任,充分考虑医患双方的具体情况和条件,努力实现过程公正和结果公正,合理解决各种矛盾与冲突。即在沟通解决冲突过程中,不搞简单的、绝对的平衡,不进行无原则的调和,要保证基本的公平公正,尽量做到内容客观、符合常情常理。

6. **依法处置原则**　医患关系是一种法律关系。医患冲突发生后,在与患方沟通时,医护人员要严格遵守法律法规,既要用好法律法规赋予自己的权利,又要履行好法律法规规定的责任和义务。同时,也需清楚患者依法享有的权利和应尽的义务,尊重患者的权利和义务,双方在法律法规的层面上沟通和交流。比如,医方应当告知患方解决医患冲突的合法途径和有关病历资料查阅、复制、现场实物封存与启封规定等。

二、应对冲突的沟通方式

在应对医患冲突的沟通过程中,需针对不同情形采用不同的沟通方式,尽量做到以情动人,以理服人,以仁心感化人,同时辅之以书面沟通、交换对象沟通和协调统一沟通等多种方式,从而有效化解冲突。在发生医患冲突时,通常可采用以下沟通方式。

(一) 情感沟通

医患冲突发生后,加强医患之间的信息交流和相互理解,取得患者的信任和密切配合,能使很多医患冲突得以化解或消灭在萌芽状态。医生以真诚的态度和良好的职业素养对待患者,尊重、同情、关心患者,就可能最大程度得到患者的信任,达到情感沟通的目的,这也是有效化解冲突的前提。

(二) 语言沟通

语言沟通是医患冲突发生后最主要的沟通方式。可通过倾听、复述、提问、澄清、代述、沉默等方式进行。

1. **倾听** 医生需尽可能耐心、专心地倾听患者的陈述,了解医患冲突发生的来龙去脉,弄懂所听到的内容的意义,并有所回应如"我听清楚了"等。一般不唐突地打断患者的陈述,若患者的话语表达已经严重偏离医患冲突的范围,可进行适当的提醒和引导。倾听并不是只听对方所说的词句,而是要做一个有效的倾听者。还应注意其说话的音调、流畅程序、选择用词、面部表情、身体姿势和动作等各种非语言信息,包括注意整体性和全面地理解对方所表达的信息。

2. **复述** 由于医患冲突的前因后果可能较为复杂,患者陈述时往往无法把握重点,此时,将患者陈述中的重点关键内容进行梳理后复述,以进一步确认患者的观点和表达的主要内容,不仅为进一步深入沟通奠定基础,也能充分体现对患者的尊重,增强信任度。

3. **提问** 在患者陈述的基础上,可对医患冲突发生的原因及下一步处理等进行提问。提问大体上有两种,即"封闭式"和"开放式",封闭式提问一般只允许患者回答"是"或"否",多用于冲突事实的确认;开放式提问使患者有主动、自由表达自己的可能,多用于患者提出冲突处理方案。在提问过程中,要尽量避免"审问"式提问,以充分体现对患者的尊重。

4. **澄清** 澄清就是要弄清楚医患冲突事件的实际经过,在患者陈述和对不明确信息提出疑问的基础上,将一些模棱两可、含糊不清、不够完整的事实整理清楚,力求获得确切的信息和医患之间的广泛共识。若患者对法律法规的了解不够或理解有偏差,也可进行沟通澄清。

5. **代述** 在沟通处置医患冲突过程中,有些想法和感受患者不好意思说出来,至少不便明说,然而憋在心里却是一种不快,也会影响到冲突的及时化解。对此,医生可以代述,即将患者不好意思说的内容代为表达出来。这当然要求医生足够敏感,能善解人意,揣摩出"言外之意,弦外之音"。

6. **沉默** 沉默一般用于医患冲突沟通的中期,主要是给患者提供思考和情绪释放的空间。尤其是当患者悲伤或情绪激动时,医护人员沉默片刻,患者会感到对方在认真听取陈述,或者他的陈述已说服了对方,达到了情感的交融。给予患者情绪释放的空间,能在一定程度上增加对医护人员的信赖感。

(三) 表情行为沟通

表情行为沟通是非语言沟通的重要内容,包括目光接触、面部表情、举止、体态、手势等。在沟通处理冲突过程中,要保持专注和眼神交流,避免分散注意的动作,例如频繁看表、不安心的小动作等,但在患者愤怒悲伤时也不宜长期注视。为表示自己在倾听,而且是全神贯注地听,可以用"微笑""点头"等方式回应,也表示希望他能继续说下去。把握好沟通时的体态分寸,表现得自然而不失庄重,严谨又充满温情,愉悦但不夸张。比如,走路要稳重,可快走但步伐不可乱;在沟通重要信息时可适当变换姿势,但尽量避免倚靠椅背、手插口袋等行为。

(四) 书面沟通

书面沟通处置医患冲突具有节约时间、费用,增进医患信任,保护患者隐私,提高冲突处理效率等诸多优势。对于不能当场解决的或重大的医患冲突,告知患方可在调查了解后给予书面答复,并明确答复期限。书面答复须以事实为依据,言简意赅,少用专业术语,避免引起歧义,篇幅不宜过长。一封科学而严谨的书面答复,不是患方手中对医方不利的证据,而是医患双方信息不对称关系的弥补,有利于患方对医疗行为的认同和理解。若书面沟通效果好,有利于及时、彻底地解决医患冲突。

（五）交换对象沟通

在处理医患冲突过程中,当医生与患者及其近亲属沟通存在困难时,可另换一位医护人员或科室负责人与患方沟通。当医生不能与患者或某位家属有效沟通时,可换一位更易沟通的家属作为沟通代表,与这位家属沟通好后,再让这位家属去说服患者和其他家属。若有需要,还可邀请一方或双方熟悉的人士作为医方或患方代表进行沟通,以进一步增强信任度和沟通处理冲突的效果。

（六）协调统一沟通

在医疗实践中,医师之间、科室之间、医院之间对某一患者的发病原因、诊治意见不一致是很常见的情况,尤其是疑难、危重疾病。当存在不一致时,尤其是发生医患冲突的病例,医方应特别注意协调统一沟通。主要体现在:①医方内部要有协调一致的意见。不一致的意见只能在内部病例讨论或会诊时发表,只能在医院组织的调查中反映,不能在此外的场合议论。不一致意见需经组织共同讨论,形成统一意见。②医方应以统一意见为基础,由专门人员与患方进行沟通。切忌由不同人员将不同意见告知患方,否则只能使冲突进一步升级。③医方内部各部门之间要相互配合,为沟通处理医患冲突营造良好条件。比如后勤保卫部门,需要维持好医疗秩序并做好医护人员的安全防护等,避免医患冲突升级而引发新的矛盾和问题。

三、应对冲突的十大沟通技巧

应对医患冲突需要根据冲突的性质、冲突的类别、冲突的激烈程度及冲突的不同对象等,运用恰当的沟通技巧。首先要想方设法增进医患信任,平复患者情绪。随后在弄清事实的基础上设定沟通目标,营造安全的沟通环境,依法运用多种方式开展有针对性的沟通。必要时引入第三方,强化协同治理,合力促进医患冲突的有效解决。

（一）用"心"化解冲突,增进医患信任

医患关系是一种信任和被信任、尊重和被尊重的社会伦理关系。良好的医患关系应是医患合作、共同参与、角色互动的信赖关系。医患冲突发生后的医患关系常是剑拔弩张,只有用真心、细心、耐心感化患者,才能重建医患信任。在化解冲突过程中,需做到以下几点。

1. **理解、体谅、关爱患者**　把患者当作亲人,强化信息沟通、情感交融、精神慰藉和心与心的互动,将心比心、以心换心,建立融洽的朋友式关系,不但要从理性上说服对方,而且要从感情上感化对方,做到以理服人、以情动人。

2. **耐心倾听患者意见**　在交谈中要尽可能让他们充分倾诉自己的意见和要求,理解、尊重对方,不计较患方的过激态度及谈话语气,更不急于辩论。要善于使用安慰、劝说等语言,听取并接受他们合理的建议,耐心做好解释工作。

3. **进行换位思考**　设身处地为患者着想,多站在患者的角度上去思考、分析问题,尽可能去理解和同情对方的想法及动机,凡事多想想"假如我是患者,我需要什么？我担忧什么？我想做什么？"使患者能充分感受到医方有诚意妥善处理医患冲突。

4. **注意医护人员的形象和礼仪**　患者对热情、开朗、真诚、幽默、可信、忠诚、责任心强的医护人员充满尊敬和信任,而往往讨厌虚伪、不尊重人、自私、固执、骄傲、冷酷的医护人员。医护人员合适的仪表形象,能给患者产生良好的第一印象,恰当的称呼、适当的自我介绍、适时的问候,以及递上一杯茶水、搀扶入座、热情送别等,均可赢得患者的理解和信任。

（二）留意情绪变化,加强心理疏导

一方面,留意患者的情绪反应。在医疗工作中,患者复杂的心理变化是医患之间发生冲突的主要原因之一。当遇到困难和压力时,患者就可能产生难以自控的情绪和过激行为。此时需要注重对患者的心理疏导,以求得患者的理解与配合,拉近医患之间的距离,减少误会,扫清心理障碍。避免

直接将责任抛给患者,避免强求患者立刻接受事实,避免压抑患者的情绪,以致进一步刺激患者的情绪。当患者情绪比较稳定时或双方能认真沟通实质性问题时,医方应采取积极接触的态度,以理、以情、以实际行动处理纠纷,满足患者合理要求。当患方情绪不稳定,过激行为明显或升级时,应让患者尽可能地用合理合法的方式且在可控制的范围内发泄怒气,甚至鼓励对方把内心的不满都发泄出来。发泄之后,患方的情绪一般也就不会那么强烈了。有时患方内心已经在慢慢接受事实,医护人员只是暂时成为情绪爆发的对象而已。患者发泄期间,医护人员也可以使用恰当的语言、第三方人员参与或者借助一些建筑物阻挡等,来平复患者的情绪,既保证患者情绪宣泄又不使医务人员受到伤害。

另一方面,控制医生的情绪状态。发生医患冲突时,患者及其近亲属往往情绪激动或有过激行为,经常出现口不择言甚至辱骂等现象。此时,医方人员切忌惊慌,也不能和患方比拼语调和气势,要保持镇静的情绪和姿态,可以慢慢做些深呼吸帮助自己恢复平静的心情,或给自己足够的时间冷静下来。要始终记住冲突发生后,医患沟通的目的是减少双方的分歧、找到解决的办法,而不是逞一时口舌之快。为了能进行有效沟通,需要在管理好自己情绪的前提下,想办法消减对方的怒气。

(三) 弄清事实真相,直面争议问题

沟通解决冲突不是无原则地搓和,而是要在弄清事实,分清是非的前提下进行。因此,在沟通之前和沟通过程中,要尽可能掌握患者的病情、检查结果和治疗情况,掌握患者医疗费用的使用情况,掌握患者不满的焦点问题是什么,基本弄清楚整个冲突事件产生的原因和关键环节,理清其中涉及的主要问题,并对这些问题进行初步分析。

如果由于患者缺乏医学知识,对医学的高风险和未知领域没有充分认识,对某些事实问题片面地联想、推论、断定,则需要用充分的科学知识对客观事实进行谨慎、通俗易懂的解释说明。如果某些事实十分明确责任在医方,则不宜回避,应直面责任,及时表达歉意,以诚实负责的态度争取患者的谅解。如果某些事实还不够清晰,需要进行尸检等鉴定方式来进行确认,则应直面争议,不回避问题,不立即做肯定或否定的分析和判断,及时商议弄清事实真相的方法,并明确时间期限和操作程序等内容。

(四) 设定沟通目标,明确沟通重点

设定沟通目标可以帮助医患双方建构清晰的沟通策略,使之明白在沟通中要做什么,而不是漫无目的地发表自己的看法,这是有效沟通的开始。如果是为了询问问题而进行沟通,那就要考虑问题在什么程度上算是得到了解决,在解决问题的目标设定下,一般会表现出更多合作、理解与协同。第一次提出的问题得到解决后,经过构思延展出新的问题,经过思考后再沟通,这样的循序渐进的过程,更有利于问题得到全面的解决。如果是为了发表意见进行沟通,也要考虑意见的结局最好的情况和最坏的情况是什么,很难达成一致时折中的情况如何把握。尽管沟通如同辩论赛,各抒己见,但要始终围绕一个重点目标进行。

设定一个善意的、强调共同愿景性的目标能帮助医患双方架构一个更具建设性的对话场域,为沟通提供理性、清晰的指引,从而匡正双方的沟通行为。尤其当对话受到情绪等的严重干扰导致谈话气氛紧张,那么拥有一个沟通目标,并去澄清与强化它,就显得尤为重要。因为这样的做法,可以让对话重新回归理性的轨道。比如,可以设定以下沟通目标:"我们不是来吵架的,而是来解决问题的。""我们不是来指责对方的,而是来想办法的。""我们不是来搞事情的,而是来搞定事情的。"这些表达都可以帮助双方利用沟通目标设定,匡正沟通行为偏差,找到沟通的重点,有效化解冲突。

(五) 分析冲突程度,营造安全沟通环境

在医患冲突发生后,医方需及时研判冲突形势,分析冲突可能达到的严重程度,在此基础上制订沟通策略。其中,十分重要的一环就是如何营造安全的沟通环境。环境是一种重要的媒介,在医患冲突的交流沟通中起着重要的作用,良好的沟通环境可以消减不满情绪、缓和气氛,糟糕的沟通环境可能进一步激化矛盾,导致不可控、不安全的事件发生。营造安全的沟通环境,可重点从物质环境和人

NOTES

文环境两个方面去把握。

1. 物质环境方面 需准备沟通医患冲突的专门场所,配备必要的设施设备。当医患冲突的程度比较轻微时,有相对独立、整齐、清洁、安静的房间或场所即可,配备有基本的接待用品,如饮水机、纸杯、纸巾等,让患者能体会到基本的尊重,坐下来商谈。当医患冲突的程度比较严重时,要求前往提前准备好的、专门的冲突纠纷处理室。该房间除基本接待用品外,需配备录音录像设备,座位设置保持一定的安全距离,并安排有保卫科人员值守。一旦发生恶性安全事件,能及时得到处置并固定证据。

2. 人文环境方面 着重呈现医方的文化氛围、价值追求、法治管理和医护人员的精神状态。患者来到医院,会更加关注医院人文环境带给他们的信息、情感和态度,医方是以患者为中心还是追求经济利益最大化、医生是竭诚为患者生命健康保驾护航还是高高在上、医务管理是井然有序还是混乱不堪等,均能对患者的认识产生重要影响。这些因素表面看来似乎与医患沟通无关,其实有着比物质环境更大的作用,尤其是当发生医患冲突之后,对医方的认识会直接影响到医患信任的建立。如果患者能通过宣传单、展板、橱窗、视频、网络等多种形式了解到医生们医者仁心、精益求精、团结协作的精神状态,了解到医院切实提高医疗质量、全心全意为患者服务,了解到崇尚法治的现代医院治理成果等,则会极大增强对医方的认同度和信任度,即使发生医患冲突,也能更加理智地进行沟通处理,最大程度地减少极端暴力事件发生。

(六) 把握恰当的沟通方式,重视语言技巧的运用

医患冲突产生的原因多种多样,医患沟通的对象也千差万别。冲突发生后,需在对冲突原因和沟通对象等进行综合分析的基础上,确定采用何种沟通方式。

在医患冲突沟通过程中,要特别注重语言沟通,重视语言技巧的运用。医患沟通中语言技巧涉及细心的观察、耐心的倾听、机敏的交谈、热情的鼓励、认真的解释等技巧,重点可做好以下几点。一是与患者谈话之前,要做充分的资料和谈话内容准备,特别是患者最关注、最敏感的问题,比如事件发生的原因、院方有无过失、过失的性质及赔偿问题等。二是要注意了解患者的文化水平和受教育程度,尽可能避免使用患者难以理解的专业术语,语言要得体、严谨、力求准确。三是要熟悉各项法律法规,不断提高语言引导能力,能将沟通引向合法、合情、合理的正确方向。

但也并非在某个医患冲突中要使用所有的冲突沟通方式,比如书面沟通、交换对象沟通、协调统一沟通在某些冲突沟通中并不一定会用到。即使是常用的情感沟通、语言沟通和表情行为沟通等方式,针对不同类别的医患冲突,沟通的方式和效果都有较大差异,比如针对暴力型医患冲突,情感沟通的效果就大打折扣,需要依据法律法规,依托公安等相关部门,进行强有力的语言和行为沟通。

(七) 注重细节,开展"差异化"沟通

患者来自四面八方,存在年龄差异,文化程度不同,这就要求医方在沟通中要对患者有所了解,才能采取不同的方法,抓住契机和患者进行沟通。细节决定成败,在处置医患冲突时注重沟通细节,针对不同的沟通对象开展"差异化"沟通,能达到更好的沟通效果。

针对脾气暴躁的患者,需注意:①当患者情绪激动,在现场即发生冲突并引起围观时,首要的任务是想方设法让矛盾双方"分开",撤离现场;②在沟通时要尽量给患者提供座位,人坐着时更容易控制暴躁的情绪;③接待此类患者时注意提供饮用水的温度不宜太高,避免其用开水进行攻击;④确定座位与门的位置关系,确保在患者有暴力倾向的情况下,自己能够尽快安全撤离,防止被困在房间里;⑤仔细做好记录,最好全程录音录像,以备查询。

针对情绪悲伤的患者,需注意:①适时递上纸巾,并使用恰当的语调、语速和音量来平复患者的情绪;②表达"共情",对患者的痛苦情绪作出回应,包括使用口头语言(如"这样的事情发生在我身上,我也会有这样的感受""我能够理解你的感受"等)和肢体语言(如点头、眼神交流、表现出忧虑等);③根据实际状态,选择某些肢体语言如轻轻的一个拍肩动作,表达给予力量的支持;④短暂的沉默,给予患者平复情绪的空间。

针对不同性别、不同年龄、不同民族、不同职业和不同文化层次等的患者,应注意因人而异、因时

不同、因地制宜：①医方男性沟通代表应与年轻女性患者保持适当距离,握手、拍背等动作要根据实际情况谨慎使用;②对老年患者要给予特别照护,比如提醒有台阶、搀扶,准备放大镜以备阅读使用等;③对少数民族患者,要能使用患者熟悉的民族语言或方言沟通,必要时可请通晓相关语言的人员协助沟通;④不对患者所从事的职业进行否定性评价,或者流露出鄙视等神情;⑤对文化层次较低的患者,要多一些耐心为其讲解医学知识、法律知识等,引导患者提问,以利于患者接受为原则进行解答。

(八) 做到不卑不亢,引导依法合理维权

患者的身份迥异,知识水平不同,法律意识也参差不齐。其中,大多数患者能遵循法律程序,理智地与医方协商解决有关冲突,但无理取闹、胡搅蛮缠甚至谩骂殴打医护人员等现象也时有发生。当遇到上述情况时,应保持冷静、克制,不卑不亢,依法处理矛盾问题。不论对方地位高低、资历深浅、条件优劣、学识深浅,都要奉行不卑不亢、热情谦让的准则。只有充满自信,才能做到不卑不亢,只有不卑不亢才能得到他人的尊重。

对于某些患者过度敏感、无理取闹,以要挟医院达到获取赔偿目的的,应义正词严地告知患者索赔的依据和方法,让患者通过法律等正规途径获得赔偿。医院赔偿要有充分的法律法规依据和标准,在事实不清、缺乏法律依据的情况下,不宜轻易答复赔偿。对于以势压人、刻意刁难的患者,应据理力争,努力劝说患方只有依据相关法律法规按法律程序办事,才能妥善处理有关问题,必要时请求上级卫生行政部门指导和患者所在单位协助。对于有严重过激行为的患者,应迅速报告当地公安部门和上级卫生行政部门,会同保卫科、地方公安部门一起处理,在有安全保障的前提下进行沟通。对医护人员、财物造成损伤的,坚决要求赔偿道歉,且保留按法律程序进一步追究其法律责任的权利。

(九) 引入第三方,协助沟通处理冲突

在医患冲突处理过程中,当医方的沟通效果欠佳或患方对医方的处置有较强烈的质疑时,可以考虑引入第三方,依靠第三方的力量协助处理冲突。第三方介入的方式主要有以下几种。

1. 邀请第三方人员参与到已经进行的沟通中来。该第三方人员可以是医患双方均认可的专家、朋友,也可以是律师事务所、公证处、行业协会、街道办事处等单位或机构的代表。这些第三方人员具有较强的公信力,居于中立地位发表的意见更容易得到认同,有助于医患沟通取得较好效果。

2. 由独立的第三方机构介入,主要以调解的方式沟通处理医患冲突。医患双方在第三方调解机构的协调、帮助、促进下,进行谈判、商议,取得一致意见,消除争议,签署调解协议,建立新的权利义务关系,从而有效解决医患冲突。当前,能够处置医患冲突的第三方调解机构主要有医疗纠纷人民调解委员会、医患纠纷调解中心、卫生行政部门、法院以及某些仲裁委员会等。这些第三方调解机构组织的人民调解、行政调解、司法调解和仲裁调解等达成的调解协议若经司法确认,能够得以强制执行,具有较强的法律效力,有助于促进医患双方达成一致,化解冲突。

(十) 强化协同治理,合力化解矛盾

在沟通化解医患冲突时,大多数争议医方能够凭借自己的力量解决,偶尔借助第三方力量。但若遇到较为重大、复杂且赔偿金额较高的医患冲突时,若能与相关单位和部门加强协作,则能与医方形成合力,协同推进纠纷治理,达到理想的沟通目标。协同合作重点涉及以下几方面。

1. 与公安机关的协同　公安机关承担着维护社会秩序的重要职责,医疗秩序是社会秩序的重要组成部分。当医患冲突发生时,医疗秩序或多或少会受到冲击,尤其是暴力型医患冲突,将会对医疗秩序和人民群众的生命健康造成严重威胁,甚至引发其他社会问题。因此,当医患冲突出现不可控的苗头时,就需要公安机关及时介入,以保障医护人员的人身安全,维护正常的医疗秩序,使医患沟通能在安全的氛围中进行。

2. 与司法机关的协同　随着患者法律意识的日益增强,依法办事、依法维护自身的合法权益已逐步深入人心,医患冲突通过法律诉讼解决的也日渐增多。通过医生到司法机关义诊、讲授医学知识和邀请司法机关人员到医疗机构进行普法教育等措施,可达成更广泛共识,为依法沟通、正确处理医患冲突奠定基础。

3. 与卫生行政部门的协同 卫生行政机关是医疗机构的业务主管部门,负有管理、指导医疗机构平稳健康发展的职责任务。医患冲突发生后,需第一时间报告卫生行政部门,卫生行政部门根据冲突严重程度,指导医疗机构开展沟通协调工作,在必要时启动相关预案,组织相关机构,动用各种力量,与医疗机构一道化解冲突。

4. 与医疗保险机构的协同 医疗保险作为医疗风险分担的重要形式,在医患冲突化解中能够发挥重要作用。医患冲突发生后,医疗保险机构可以及时介入医患沟通之中,特别是涉及赔偿金额可能较大时,医疗保险机构的介入可以使赔偿费用更快得到落实,则医患之间的争议和对立就能得到最大程度的缓解,助力医患沟通达成一致。

第三节 | 常见冲突的处理方法

一、医患冲突处理原则

当一系列冲突后的沟通方法技巧不能有效化解医患矛盾时,就面临着如何处理医患冲突。处理医患冲突,须依据《中华人民共和国民法典》《中华人民共和国基本医疗卫生与健康促进法》《医疗纠纷预防和处理条例》等法律法规。

坚持"以患者为中心"的理念,要把对患者的尊重、理解和关怀体现在处理冲突的全过程中。要以事实为依据,遵循合法、公正、及时的原则,及时响应患方诉求。同时,主动接受社会监督,以提高患者就医满意度,维护社会安定团结。

二、医患冲突处理方法

处理医患冲突应该严格遵守相关法律、法规关于程序的规定。正确的医患冲突处理程序可以让医患冲突得以公正解决。标准的程序可以防止医患冲突解决的随意性,遵循程序意味着选择了文明和有序。从法理学角度看,遵循程序是进行理性选择的有效措施,同时也是结论公正的前提。根据2018年颁布实施的《医疗纠纷预防和处理条例》第二十二条规定,发生医患冲突可以通过下列方法解决:双方自愿协商、调解、民事诉讼以及法律、法规规定的其他途径。此外,根据实践经验,医患冲突还可以通过仲裁方式解决。

(一)医患双方自愿协商

1. 概念 医患双方自愿协商是指在诊疗过程中,当发生医患冲突时,医患双方彼此沟通、换位思考、相互理解,最终达成和解的解决方法。

自愿协商是最简单、最朴素的医患冲突的解决方式。随着我国经济社会快速的改革和发展,稳定的社会状态和和谐的社会关系是党、政府和人民的共同心愿。因此,协商是解决医患冲突、维护社会稳定发展的必然要求,也是医患冲突的优先处理方式。

2. 适用范围 医患双方在医院诊疗或非诊疗过程中发生的冲突,涉及内容可以包括医疗质量问题、护理质量问题、服务质量问题、医疗流程问题、医德医风问题、物价收费问题、患者人身安全问题等。

协商的前提是医患双方均具有就某种问题进行彼此沟通交流和力求达成和解的主观意愿。通过协商解决医患冲突是把矛盾化解在基层、解决在萌芽状态的最好方法。

《中共中央关于构建社会主义和谐社会若干重大问题的决定》中强调:综合运用法律、政策、经济、行政等手段和教育、协商、疏导等办法,把矛盾化解在基层、解决在萌芽状态。由此可知,优先以协商方式化解社会矛盾是符合构建社会主义和谐社会的基本要求的。具体到医患冲突方面,医患自愿协商可以把问题化解在矛盾初期,而且能避免患者通过其他途径如调解、仲裁和诉讼等主张权利所增加的时间和经济成本,以及所带来的其他不利风险,有利于维护患者利益和社会的安定团结。

3. 程序　根据《医疗机构投诉管理办法》等法律法规的要求,医疗机构实行"首诉负责制"。对于发生的医患冲突,能够当场协商处理的,应当场协商解决;对于当场不能处理的,应将患者引导至医务部。医务部应认真听取患方意见,做好解释工作。能够当场核查处理的,应查明情况;确有差错的,立即纠正并当场向患方出具协商处理意见。需要调查核实的,应在查清事实、分清责任的基础上提出协商处理意见,并反馈患方。

医患冲突协商的争议内容无外乎因医生和护士的医疗过程、医疗结果、服务态度以及医院非医疗的其他事情等,引起患方不满意,矛盾升级。医院从解决问题的角度,以及服务社会民生的责任出发,对于患方群体给予适当的理解和让步是可行的,这也是医疗机构应承担的社会责任。但相互理解后的让步不等于无底线的屈从,不等于用医护人员的职业尊严作为代价,合理的理解和让步才是一种社会担当。在医患双方通过协商能够达成理解和一致的意见后,该医患冲突即化解。有些医患冲突最终通过患方获取经济赔偿而解决时,医患双方应签署和解协议,以保障后续彼此权利和义务的履行。若医患通过协商不能达成一致意见,医疗机构应告知引导患者通过其他途径,如调解、仲裁和诉讼等主张其自身权利。本章案例 8-1 就是在医患双方自愿协商没有达到一致的情况下,医方告知患方可以进行人民调解程序,进行进一步的处理。

(二)调解

1. 人民调解

(1)概念:根据《中华人民共和国人民调解法》的规定,医疗纠纷人民调解是指医疗纠纷人民调解委员会对医患双方共同申请的医疗争议进行第三方调解的工作。随着经济社会的发展,医疗纠纷已成为社会关注的热点和难题。《医疗纠纷预防和处理条例》对医疗纠纷的人民调解处理方式做了全面的规定,也将人民调解在医疗纠纷处理中的作用定位为主渠道。在此背景下,各地纷纷组建医疗纠纷人民调解委员会(以下简称医调委),医疗纠纷处理也进入了第三方调解的新时代。近年来各地医调委工作实践表明,人民调解促进了医患关系的和谐稳定,相比法院诉讼,医调委以相对柔性和专业的方式解决争议、缓解对抗,已成为化解医患矛盾的主渠道。

医疗纠纷人民调解优势:

1)具有专业性:医调委的调解员大多具有医学或法律等专业背景,且在具体案件调解时可聘请本辖区其他医院的专家进行咨询。

2)不收取费用:相比法院诉讼,医调委调解节省经济成本。因为如患者选择诉讼,需事先缴纳诉讼费,承担一定的经济风险。

3)快捷便利:相比法院诉讼,医调委调解省去了法院立案的时间和经济成本。如医患双方均同意调解,医调委可以快速受理,且案件一般在 30 个工作日内结案。相比法院诉讼少则半载多则一二年的诉讼时间更具优势。

4)公信力高:医调委在调解过程中除了可以咨询专家,也可以委托司法鉴定,这与法院处理医疗纠纷的方式基本相同,具有公信力。而且经医调委制作的调解协议书具有法律效力,调解协议书经法院司法确认的,具有强制执行力。

(2)适用范围:根据《医疗纠纷预防和处理条例》第三十一条的规定,医调委受理案件的前提是医患双方共同同意调解,如有任意一方不同意调解,医调委就不能调解。而且根据该条规定可知,产生医患冲突的原因有很多,如医疗质量问题、护理质量问题、服务质量问题、医疗流程问题、医德医风问题、物价收费问题、安全保障问题等,上述原因中能引起医患双方申请人民调解的,主要集中在因医疗质量或护理质量抑或是安全保障问题造成患者一定的损害后果,需要经济赔偿来解决的医患冲突。

(3)程序

1)提出申请:由医患双方共同向医调委提出申请,如果医调委获悉医疗机构内发生重大医疗冲突,也可以主动开展工作,引导医患双方申请调解。医调委应当自受理之日起 30 个工作日内完成调解,因特殊情况需要延长调解期限的,医调委和医患双方可以约定延长调解期限。

2）专家咨询和司法鉴定：在调解过程中，医调委可以根据需要从市级以上人民政府卫生、司法行政部门共同设立的专家库中选取专家进行案件咨询，也可以经医患双方同意委托司法鉴定，鉴定时间不计入调解期限。

3）调解结果：医患双方经人民调解达成一致的，由医调委制作调解协议书。调解不成的，由医调委向医患双方出具终止调解书。

4）司法确认：医患双方达成调解协议可以自调解协议生效之日起三十日内共同向医调委所在地的基层人民法院申请司法确认。调解协议经法院司法确认后，如一方当事人不履行协议内容，另一方当事人可以申请法院强制执行。案例 8-1 中医患双方在人民调解未达成一致的情况下，患方按程序选择民事诉讼，体现的便是司法确认程序。

2. 行政调解

（1）概念：医疗纠纷行政调解是指医患双方发生医患冲突后，卫生行政主管部门根据医患双方申请介入其中，通过疏导、说服等方法斡旋医疗冲突事项，最终使医患双方达成一致意见并签署调解协议的活动。

行政调解具有一定历史基础和社会基础。中华文明自古以来就崇尚以"和"为贵，因此百姓自古也有"息讼"的观念。尽管随着我国经济社会的快速发展，法治社会建设已经相对健全，诉讼已很普及，但"有事找政府"的传统观念依然是绝大多数百姓遇到问题的首选。

行政调解有其自身的特点和优势：

1）高效便捷：行政调解相比诉讼相对灵活，而且是双方当事人共同自愿申请，因此双方均有达成调解协议的意愿。行政调解是在卫生行政部门组织下推进。卫生行政部门处理医患冲突具有一定的专业性，而且不向双方当事人收取费用。

2）有利于实质正义的实现：一方面，卫生行政部门是医疗机构的上级主管部门，发生医患冲突时，医疗机构会服从上级部门的管理，而且行政部门更容易找到问题所在。另一方面，卫生行政部门工作人员的工作职责就是为人民和社会服务，因此医患冲突发生时，卫生行政部门工作人员有责任和义务第一时间解决冲突。

（2）适用范围：在法律规定和引导上，法律优先引导医患双方通过人民调解和法院诉讼方式解决冲突，行政调解并非是优先倡导的。因为《医疗纠纷预防和处理条例》规定，当事人已经向人民法院提起诉讼并已被受理，或者已经申请医疗纠纷人民调解委员会调解并且已被受理的，卫生主管部门不予受理；已经受理的，终止调解。所以从这个角度看，行政调解的适用空间被限制。也就是说当事人同时选择人民调解和行政调解时，优先选择人民调解；当事人同时选择法院诉讼和行政调解时，优先选择法院诉讼。另一方面，行政调解的时间被限制。根据《医疗纠纷预防和处理条例》第四十条第二款的相关规定，医患双方向卫生行政部门提出行政调解申请后，卫生行政部门须在 5 个工作日内作出是否受理的决定。

（3）程序

1）调解申请：由医患双方共同申请，如有一方不同意调解，卫生行政部门不予受理。

2）受理：卫生行政部门自收到申请之日起 5 个工作日内作出是否受理的决定。不予受理的，向医患双方说明理由。

3）调解前调查：卫生行政部门对案件了解核实，分析病历等证据资料。

4）专家咨询：针对有的疑难复杂、争议较大案件，卫生行政部门可以根据需要咨询专家。

5）组织调解：由医患双方分别陈述观点，调解工作人员以中立第三方角度帮助双方消除隔阂，并促成医患双方达成调解协议。行政调解原则上在 30 个工作日内完成调解，鉴定时间不计入时限。

6）签署调解协议：卫生行政部门制作调解书，其中载明医患双方基本信息、争议内容和达成一致意见的内容、履行方式和期限，一式三份由各方保存。

7）调解执行：医患双方根据调解协议的内容，在约定期限内履行协议。

在上述程序中,如一方当时退出调解的,或双方争议较大不能达成一致意见的,卫生行政部门应当终止调解,并告知医患双方可以通过其他途径主张权利。

3. 诉前调解

（1）概念:医患冲突诉前调解是指法院收到起诉状后,在立案前,法院引导医患双方对冲突进行调解,调解成功的出具调解书,调解失败的进入诉讼程序的解决机制。

法院一般通过内设诉前调解机构来处理诉前调解工作。诉前调解机构一般有两种:一种是设立医患冲突诉前调解室,调解员由法官和特邀调解员组成;另一种是医调委入驻法院来处理诉前调解工作。

（2）适用范围

1）鼓励诉前调解的案件:对于事实较清楚、证据较确凿、法律关系较明确、赔偿金额不大的争议案件,法院应该宣教和引导医患双方当事人进行诉前调解。

2）不得诉前调解的案件:对于社会影响较大的医疗冲突、可能涉及刑事医疗冲突、双方争议较大的医疗纠纷和涉及公共政策的医疗冲突,不应采取诉前调解的方式解决,应该采用严格的诉讼程序解决。

（3）程序:首先,对于可以进行诉前调解的案件,在立案前,法院应引导和指导当事人填写“诉前调解同意书”,并选定调解员。其次,在案件调解过程中,当事人应以事实为依据,充分表达和交换意见,调解员应保持中立,尊重当事人的意思自治和合理让步,帮助当事人厘清事实、分析争议,促成双方当事人平等对话、达成一致意见。最后,诉前调解成功的,双方当事人签署调解协议书,并按照协议内容履行;诉前调解失败的,进入诉讼程序。

（三）仲裁

1. 概念

仲裁是指当事人在争议前或争议后,签署仲裁协议,同意将争议交给仲裁委员会裁决,并接受裁决制约的争议解决方式。

近年来,我国出台了多部关于医疗纠纷多元解决机制的文件,如《关于完善矛盾纠纷多元化解机制的意见》《最高人民法院关于人民法院进一步深化多元化纠纷解决机制改革的意见》,目的是通过多种不同方式妥善化解医患冲突。《医疗纠纷预防和处理条例》第二十二条规定了医疗纠纷的解决途径,其中并没有包括仲裁,也就是说我国法律尚未明确将仲裁作为医疗纠纷的解决方式。但是,多年来已有部分省市有关于医疗纠纷仲裁解决的成功实践。

仲裁有其自身的优势和特点:

（1）仲裁员的专业性:仲裁员是从各个专业领域的专家中聘任的,一般情况下医疗纠纷的仲裁由三名仲裁员组成,其中两人是医学专业,另一人是法学专业。所以仲裁在医学与法学紧密融合的专业性方面明显优于其他解决途径。

（2）一裁终局:仲裁裁决一旦作出便生效,一定程度上节约了时间和经济成本,使患方可以快速得到赔偿。

（3）结果司法性:一方当事人不履行仲裁裁决,另一方当事人可以申请法院强制执行。

（4）选择自愿性:仲裁是争议双方当事人在争议发生前或发生后自愿约定并选择的方式,相比法院诉讼有一定的自主权,也有利于双方当事人对裁决的接受,减少对抗。

（5）过程保密性:法院诉讼结果大多数公布在国家裁判文书网上,而仲裁原则上不公开过程和结果,可以有效保护患者隐私,也可以维护医院的名誉。

在我国有几个城市设置有关于医疗纠纷的仲裁机构,比较知名的是 2010 年设立的深圳国际仲裁院的医疗争议仲裁中心、2014 年设立的长春仲裁委员会医疗仲裁中心等。上述医疗纠纷仲裁机构的仲裁员由医学专家和法学专家共同组成,专业性强,可以胜任和有效解决医疗纠纷。

2. 适用范围

以下医疗争议可以通过仲裁解决:①医疗机构因医疗技术不当造成患者损害;②医疗机构违反医疗伦理造成患者损害;③医疗机构提供的药品、消毒药剂、医疗器械存在缺陷,或者输入不合格的血液等造成患者损害;④医疗机构实施的医疗美容行为致人损害;⑤法律、行政法规规定的其他医疗损害。

3. 程序　医疗冲突仲裁程序同其他民商事案件仲裁的程序基本相同,其仲裁程序如下。

(1)医患双方发生医疗冲突后达成仲裁协议,均同意通过仲裁方式解决冲突。

(2)医患双方申请仲裁立案:向仲裁机构提供仲裁协议书、申请书、病历等证据材料。仲裁机构收到仲裁申请书之日起五日内,认为符合受理条件的,应当受理,并通知当事人;认为不符合受理条件的,应当书面通知当事人不予受理,并说明理由。

(3)选定或指定仲裁员组成仲裁庭:案件仲裁庭一般由三名仲裁员组成,由医患双方各选一名,第三名仲裁员由医患双方共同选出或委托仲裁机构主任指定。第三名仲裁员是首席仲裁员。

(4)仲裁调解:仲裁开庭前经双方当事人同意可以先行调解。如双方能达成调解协议,制作调解书。

(5)开庭审理:庭审过程采用不公开审理方式。如争议事项需委托司法鉴定的,医患双方可共同委托鉴定部门进行医疗损害鉴定。

(6)仲裁庭作出裁决,制作裁决书:裁决书自作出之日起发生法律效力。

(7)执行:当事人应当履行裁决。一方当事人不履行的,另一方当事人可以向人民法院申请执行。

(四) 民事诉讼

1. 概念　在医患冲突多种解决方式中,最规范、最严谨、最权威的解决方式就是诉讼。虽然诉讼具有终局性,是最终的解决方式,但其并非是解决医患冲突的首选,主要是因为其程序较为烦琐,审理时间较长。通俗地说,医患冲突民事诉讼是指因发生医疗争议,医患双方在法院"打官司"的活动。

医患冲突民事诉讼具有如下特点:

(1)主体是医患双方:《中华人民共和国民法典》第一千二百一十八条:患者在诊疗活动中受到损害,医疗机构或者其医务人员有过错的,由医疗机构承担赔偿责任。由此可知,医方主体是医疗机构,而非某个医务人员,因为医务人员的职务行为的结果归因于单位。患方主体是患者本人,如果患者死亡的,患方主体是其继承人;如果患者是非完全民事行为能力人的,患方主体是患者的监护人。

(2)具有公权性和强制性:诉讼是由法院行使国家审判权,具有公权性。强制性体现在案件的判决结果由国家强制力保障实施。

(3)具有高度专业性:医患冲突专业性非常强,法官往往不具备医疗专业知识,因此法官审理案件时,需通过司法鉴定辅助其对案件进行判断。

(4)结案时间较长:相比协商的快速解决和调解的最长 30 个工作日的时限,诉讼结案的时间往往超过一年甚至更长。按照法律规定,普通程序审理的时间自法院立案之日起 6 个月内审结,而医患冲突还需要进行司法鉴定,司法鉴定的时间不计入 6 个月的时限内。因此,医疗纠纷案件审理的时间较长。

2. 适用范围　诉讼方式适用于一切医患冲突问题的解决。随着我国法治建设的深化和经济社会的发展,国有资产的管理也是医疗机构管理的重点。因此,面对患者较大数额索赔时,医疗机构可以建议和引导患者通过法院诉讼维护权利,从这个方面考虑,法院诉讼是大额索赔的首选方式。有观点认为,医疗机构应该设定赔偿数额可接受的上限,如索赔超过此上限,建议并引导患者通过法院诉讼方式解决,这可以降低国有资产管理上的风险。此外,医疗机构引导患者诉讼,可以让患者感受到医疗机构勇于承担责任,愿意通过最权威的方式解决医患冲突。

3. 程序　以医疗机构为视角,医患冲突民事诉讼的程序如下。

(1)医疗机构接到法院送达的传票和患方的起诉状等材料。

(2)确定代理人并完成院内对案件的评估。代理人一般为两人,一人是律师,另一人是科室医生或医院投诉管理部门的工作人员。医院投诉管理部门工作人员牵头调取病历等材料,联系涉案科室,召开会议讨论案件情况,形成医院的处理意见并完成答辩状。

(3)鉴定准备。进入法院审理后,法官先引导医患双方对案件进行司法鉴定,鉴定机构受理后,组织医患双方召开听证会,最终出具司法鉴定意见书。鉴定意见书中会明确写明患者的损害后果、医方是否存在过错、因果关系和医方的过错责任程度。

(4)审理与裁判。法院收到司法鉴定意见书后,组织医患双方开庭,经过提交证据并质证、法庭调查、法庭辩论、当事人陈述等环节,最终向医患双方出具判决书。

(5)执行。医患双方收到判决书后,应按照规定时间履行判决内容。如一方拒绝履行生效的判决,另一方可申请法院强制执行。

案例8-1中,医患双方在自愿协商、人民调解未果后,患方选择民事诉讼。该医患冲突案例,最终通过法院诉讼得以解决。

(罗　刚　孙茂林)

第九章 | 公共卫生服务的沟通

第一节 | 健康管理的沟通

健康管理在预防和治疗慢性疾病、减轻社会经济负担、提高全民健康素质方面具有重要意义。健康管理的目标人群主要包括健康体检人群、慢性病高危人群及慢性病患者。在健康管理沟通中应注重个体化原则,把握不同人群的沟通要点,灵活运用多种沟通技巧及沟通形式以提高沟通效果、增强人民群众的健康意识和自我管理能力,真正实现疾病的早期预防、规范诊治。

【案例 9-1】 没有症状的年轻人

这一天,李医生的诊室来了个 28 岁的小伙子王某。王某看起来高高大大,性格开朗,这次来主要是因为最近单位刚进行了体检,发现了不少问题,家里人催他赶快来看一看。王某说自己以前身体很好,也没做过什么体检,没想到一查发现这么多问题。通过进一步的询问,李医生了解到小伙子平时不怎么爱运动,喜欢喝饮料,最大的爱好是打游戏,夜里一两点睡觉是常事。王某的父亲是一个冠心病患者,前年刚因为心肌梗死做了心脏支架手术。李医生仔细阅读了王某的体检报告,发现这个小伙子虽然年纪轻轻,但问题确实不少。他的体重指数已经超过了重度肥胖的标准,血压达到高血压 1 级的水平,甘油三酯、尿酸水平明显升高,在体格检查中还发现颈部、腋下都有明显的黑棘皮症。李医生对王某解释道:"你现在多项指标已经出现了明显异常,需要尽快进行干预,要规范饮食,多运动,减轻体重,否则以后出现各种慢性病的风险会大大增加。""医生,我自己没什么感觉啊,有那么严重吗?人这一辈子图的不就是个开心吗,这也不能吃,那也不能干,那不是为难自己吗?"了解到王某对自我健康管理的态度,李医生禁不住皱起了眉头……

问题:对类似案例中伴有多种高危因素的人群,应如何进行健康管理的沟通?

一、健康管理的内涵

1. 健康管理的概念 随着我国人口老龄化程度的不断加剧,各种慢性病的发病率也在持续上升,传统的医疗模式面临着巨大压力。健康管理在预防和治疗慢性疾病、减轻社会经济负担、提高全民健康素质方面具有重要意义。2016 年中共中央、国务院发布《"健康中国 2030"规划纲要》,将健康中国计划提升为国家战略,慢病防治工作成为提高国民健康水平的重中之重。纲要提出要坚持以预防为主,推行健康生活方式,有效控制影响健康的生活行为因素以减少疾病的发生,强化早诊断、早治疗、早康复,实现全民健康。规划明确提出,到 2030 年,实现全人群、全生命周期的慢性病健康管理。

2009 年,中华医学会健康管理学分会在相关专家共识中提出,健康管理是以现代健康概念(生理、心理和社会适应能力)和新的医学模式(生理 - 心理 - 社会)以及中医治未病为指导,运用现代医学和管理学的理论、技术、方法和手段,对个体或群体整体健康状况及其影响健康的危险因素进行全面检测、评估、有效干预和连续跟踪服务的医学行为和过程。其目的是以最小的投入获得最大的健康效益。

近些年来,国家相继出台一系列政策措施促进健康产业的发展,我国的健康管理行业也经历了一个从无到有、逐步完善的过程,健康管理人才队伍逐步壮大。同时也应看到,我国的健康管理体系仍然不够成熟,健康管理从业人员的水平参差不齐,健康管理的沟通方法和能力也存在一定欠缺。

2. **健康管理的主要目标人群和内容**　健康管理的目标人群主要包括:①健康体检人群。对于这部分人群应着力提升其健康意识,普及预防理念,促进健康行为发生,维持良好的生活方式。②慢性病高危人群。指某种疾病发病风险增高的人群,常常合并一个及以上的危险因素。高危人群是慢性病患者庞大的"后备军",通过调整生活方式等措施对肥胖、超重、血脂异常、高血压、高血糖、高尿酸血症等危险因素进行干预,将有效地减少心脑血管疾病等慢性病的发生风险。对高危人群的健康管理,是疾病防治关口前移的关键。由我国学者主持的影响深远的"大庆糖尿病研究"表明,生活方式干预6年能够使糖耐量异常患者14年后糖尿病累计发生风险下降43%,提示积极的生活方式干预是预防、延迟2型糖尿病发生最为经济有效的手段。③慢性病人群。对慢性病人群进行规范化管理,提高其健康素养和自我管理能力,对于延缓并发症发生发展、提高慢性病人群生活质量、减轻社会及家庭的负担具有重要的意义。

健康管理的从业人员涉及各级医疗机构、社区卫生服务中心、体检机构、养老机构等,而健康管理过程同时涉及健康体检、诊断、治疗、康复等众多环节。健康管理的具体内容包括健康信息收集、健康风险评估、健康危险因素干预、疾病管理等。

二、健康管理沟通中存在的问题

(一)患方

1. **重视疾病治疗而轻视疾病预防**　总体来说,我国大众的健康意识还比较落后,尤其是经济发展相对落后的地区及广大农村地区的居民,对于健康知识的了解仍然比较少。很多患者认为没有症状就不需要干预,许多人常常是在出现相关疾病症状后才会就医。对于预防疾病的理念认识不够,对于疾病危险因素的长期影响不了解,难以接受新的健康理念和健康的生活方式,主动进行疾病筛查的意识较淡薄。

2. **人群健康素养差异较大**　健康素养是指个体获取和理解基本健康信息和服务,并运用这些信息和服务作出正确的判断和决定,以维持并促进自己健康的能力。良好的健康素养是患者进行有效自我管理的保障。由于我国不同地区经济发展程度不同,文化及教育水平也存在较大差异,所以不同地域、不同人群的健康素养、人们的健康理念也存在着较大差别。另外,我国目前的慢性病人群以中老年人群为主,他们的文化程度普遍不高,健康素养总体偏低,给健康教育及健康管理带来了较大的挑战。

3. **新媒体时代大众容易受到误导**　随着网络、公众号、各种短视频平台等新媒体的兴起,人民群众获取医学相关信息的渠道和频率大大增加。这一方面有利于医学知识和健康理念的传播,但另一方面,由于自身医学常识的缺乏,普通大众对于公众媒体上的信息缺乏甄别能力。在急于求医的情况下,可能被虚假信息、错误理念所误导。有些患者盲目相信所谓的保健品"偏方",在受到经济损失的同时也延误了疾病科学治疗的时机。

(二)医方

1. **健康管理理念的欠缺**　部分医务人员对于健康管理的意义的认识还不够深入,对于国家"预防为主"的策略没有深刻领会,忽视健康教育的重要性,缺乏对于健康管理沟通的热情。医务人员往往注重个体治疗而忽视群体预防,注重躯体指标的异常而忽视心理健康。此外,繁忙的临床工作也导致部分医务工作者没有足够的时间进行健康管理方面的沟通。

2. **沟通方式和能力的欠缺**　医生在沟通中仍然是以疾病为中心,主要侧重疾病知识的宣教,而忽视了对患者心理需求和既有的健康理念的关注,导致其不能有效地进行行为矫正。沟通中缺乏个体化的教育和管理计划,患者的参与度不高,对医生的建议无法很好地执行。部分医务人员缺乏医患沟通技巧的培训,面对不同的沟通对象,不能选用适当的沟通技巧和形式,沟通方式单一,以知识讲授为主,患者被动学习的效果不佳。医生在指导患者时未能考虑患者的健康素养,宣教内容过于专业化,不够通俗易懂,导致患者不能很好地理解和执行,因而无法进行有效的自我管理。

3. 健康管理缺乏系统性 健康管理应贯穿于个体的整个生命周期,健康理念及生活方式的改变也不是一蹴而就的,往往需要反复多次、循序渐进地宣教和沟通,持续监督和调整是确保健康计划有效实施的关键。目前,许多社区卫生中心等基层医疗服务机构对居民连续性健康数据的采集还不完善,缺乏对居民身体状况、生活方式、心理状态等方面的持续随访、监控及对沟通效果的评价。部分医疗机构对门诊及住院的慢性病患者也缺乏动态的随访和评估,不能实现对慢性病的长期、系统性的管理。

三、健康管理沟通的对策

(一) 总体原则

1. 注重个体化 健康管理中的沟通应遵循"以人为本"的原则,根据沟通者年龄、文化背景、教育程度、认知能力的不同,确定相应的沟通内容及沟通方式。尊重沟通对象的需求和价值观,为不同人群提供个性化的、有针对性的健康服务。对于慢性病患者,应对患者在疾病不同阶段、不同时期的需求作出动态评估,根据患者生理和心理需求的变化,提供合适的教育与支持。

沟通时语言应力求通俗易懂,避免使用过多的医学术语。除直接的语言沟通外,还可借助直观的教学工具如图画、模型、视频等形式。每次沟通应适当限制信息量及沟通时间,防止内容过多超过患者的接受程度,导致认知疲惫而影响沟通效果。每次沟通结束,可以简短的语言总结关键信息,针对关键问题提供有针对性和具有可操作性的建议,并通过向患者提问、测试等方式了解患者的掌握情况。

2. 灵活运用沟通技巧 在具体的沟通过程中,可灵活运用多种沟通技巧。

(1)倾听:在沟通中深入了解患者既有的健康理念、对疾病的看法、生理及心理需求是非常重要的。可以开放式问题开始,给予患者足够的时间,让他们能够充分地陈述病情及自己的观点,尽量不强行打断。同时,在沟通过程中应保持良好的眼神接触和身体姿态。

(2)复述:在进行健康知识的讲解后,可让患者进行简单的复述,以评估其对相关内容的掌握情况。等患者复述结束后,如发现有偏差,健康管理者可进行及时的纠正和强化。

(3)举例:引用他人的实例,能够让患者更清楚地看到实施生活方式干预及规范治疗后的效果,增强行为改变的动力和治疗的信心。负面的案例也可以让患者从中汲取教训、引以为戒。

(4)共同决策:医学模式正逐渐由医方主导向医患共同决策的方式转变。在健康管理方案制订过程中,医方应充分征求患方的意见、诉求,为其提供不同的选择方案,并与患者讨论最为适合的方案及实施方法,将患方所能获得的来自家庭和社会的支持也整合到患者的自我管理计划中。如对于运动方式的建议,在同样消耗 200kcal 热量的情况下,可以选择慢跑、游泳、篮球等不同的运动方式。让患方参与到决策过程中来,能够增强患者的自主性和自我管理的能力。

3. 采用多样化的沟通形式 健康管理的沟通形式可根据时间、地点、场景、对象的不同而定,主要包括口头交流、健康讲座、操作演示、健康宣传材料等。

(1)健康讲座:结合讲课对象的文化程度、年龄、认知能力、已具备的知识结构等,有针对性地设计培训内容和方法。正式讲课前,可通过提问的方式开场,以引起听者的关注,提高其参与度。讲课课件中可适当加入图片、动画,避免过多文字。一次讲座时间不宜过长,可重点讲授 1~2 个知识点,使听者能够印象深刻。

(2)操作演示:慢性病日常管理中,常常需要对血压、血糖、心率等指标进行监测,部分糖尿病患者还需要注射胰岛素来控制血糖。熟练掌握测血压、测血糖、药物注射等技能是疾病管理的重要组成部分,这种情况下就需要通过操作演示的方法使患者切实掌握操作技巧。医方可充分利用模型、教具、视频等形式,放慢讲解速度并强调操作要领,尤其对于记忆力和认知能力较差的老年人,重点内容需要反复强调、多次演示。结束后,可让患者或家属亲自进行操作,以确保其真正掌握了正确的操作方法,在过程中给予指导和纠正。

(3)一对一宣教:医疗机构特别是重点城市大型医院的普通门诊,往往由于就诊人数众多,医生没有足够的时间向患者进行健康宣教。针对这一问题,部分医疗机构针对慢性病开设了专门的健康教育门诊,由专科医生或护理人员与患者进行一对一的交流,这种模式能够使医患双方有更充足的时间进行交流,可以更全面地了解患方的需求,回答患者的疑问,与患者一同制订个体化的、详细的诊疗方案。

(4)同伴支持教育:可采用小组讨论、病友会等形式,定期组织慢性病患者相互交流,由病友现身说法,分享生活和治疗过程的体会和经验。具有相似疾病、身体状况或经历的患者,往往更容易达到"共情",在生活实践及情感方面可相互支持,有利于患者建立乐观积极的心态,坚持规范化的治疗。

(5)健康宣传材料:医疗机构可通过海报、宣传栏、宣教手册等形式制作健康宣传材料。应尽量做到标题醒目、色彩鲜明、图文并茂、重点文字突出,文字内容不宜过多。适当降低宣传材料内容的难度和复杂性,能够改善患者的理解能力,以达到良好的宣传效果。

4. 注重心理因素的干预 在目前的健康管理沟通中,医方往往侧重于疾病知识的宣教,但在实际生活中许多高危人群或慢性病患者并不能长期坚持良好的生活习惯,治疗的依从性也比较差。根据社会认知理论(social cognitive theory,SCT),人类的行为是由环境因素(如榜样、家人/同辈影响、社会支持、社会规范)和认知因素(如自我效能、自我认知)决定的,几者处于动态交互作用之中。个体倾向于采取其推崇或认为有益的行为,或得到反复强化的行为。所以,在健康管理的沟通中,首先需要深入地了解患者的心理需求、社会经济及家庭状况,了解其既有的健康理念、对疾病的认知,从认知入手,增强其主体责任感。患者只有树立了正确的健康理念,才能有相应的行为改变,并能够长期坚持。

5. 健康管理沟通需长期坚持 健康管理的沟通不是一次性的,往往要贯穿整个慢性疾病的诊疗过程,甚至全生命周期。健康理念的改变也绝非一朝一夕的事,需要反复、多次、系统性地宣教。针对一个管理目标,可能需要医方通过系列的教育和培训计划,使患者通过递进式学习完成预定的目标。在长期的跟踪随访中,需要对其生活方式、疾病的发展情况、治疗效果等进行动态评估,通过效果评价对宣教方案进行改进和调整。

(二)针对不同人群的沟通要点

健康管理应覆盖全生命周期,针对生命不同阶段的主要健康问题及影响因素,强化干预,实现生命周期全程的健康保障。

1. 健康体检人群、普通个体

(1)体检报告的解读:在解读体检报告时,应从受检者的生活方式、遗传因素、既往健康情况和本次体检结果入手,向受检者明确指出存在哪些健康问题,这些问题的轻重缓急、危害和相关的危险因素,给出适合的建议及下一步的解决方案。注意一次阳性结果不宜轻易下诊断;体检中的某些特殊情况也应向受检者解释清楚,以消除其顾虑,如女性在月经期留取尿液可能导致尿潜血阳性;有些受检者平时血压正常,但在医疗机构监测的血压总是偏高,这可能是精神因素所导致的"白大衣性高血压"。

(2)健康知识的宣教:对健康体检人群应注重普及健康知识,帮助他们树立健康理念、建立良好的健康愿景,引导人们选择健康的生活方式,塑造自主自律的健康行为,防病于未然。健康知识的宣教内容应包括:①全面普及膳食营养知识,引导其形成科学的膳食习惯;②运动指导:针对不同年龄、不同身体状况的人群制订个性化的运动处方,发挥科学健身在健康促进、慢性病预防等方面的积极作用;③控烟限酒;④心理健康指导:加大心理健康科普宣传力度,提升心理健康素养。

(3)患病风险的预测、高危因素的筛查:应对健康体检人员主动进行信息采集,包括其家族史、既往史、个人史、生活方式(饮食习惯、烟酒嗜好、运动量、作息时间等)、职业与环境因素、心理因素等。健康管理者可在综合个人信息及各项体检指标、检查结果的基础上,应用问卷评分或特定的疾病预测模型,对受检者未来患病风险进行预测。告知受检者生理指标、生活方式、心理因素等对于个人健康及寿命的影响,从而增强其自我健康关切的意识,提高自我健康管理的责任感。对于体检中发现慢性病高危因素的受检者,应在明确各项风险因素的基础上,制订切实可行的生活方式干预及随访计划。

2. 高风险人群　由于高风险人群尚未出现相关疾病的症状,其往往意识不到改变生活方式及定期进行疾病筛查的重要性。对这一部分人群进行健康教育对于延缓慢性病的发生发展具有重要的意义。

(1)明确高危因素,促进生活方式改变:危险因素(risk factors)是指接受暴露后增加患病危险性的因素,包括环境、生物、社会、经济、心理行为等。危险因素又分为可干预的(如肥胖、久坐的习惯、吸烟、高血压、血脂代谢紊乱等)及不可干预的(如种族、性别、遗传因素等)两种。健康管理者在沟通中应使高风险个体知晓虽然有些危险因素不能改变,但个人仍然可以通过改变不良的生活方式、行为习惯,控制并降低可干预的危险因素,减少疾病发生的可能性。生活方式干预与健康教育应贯穿高危人群临床干预的全过程。

(2)明确管理目标,制订个体化处方:根据高危人群的危险分层和健康问题制订个性化管理目标,结合患者的工作性质、工作时间、饮食和运动习惯、经济水平等具体情况,与患者共同制订个体化的营养和运动处方。干预方案应切实可行、可操作性强,便于实施和评估,应遵循循序渐进的原则,从最易于实施的方面入手(如每天散步半小时),使患者能从短期的目标实现中获得成就感,防止因目标过于激进而使患者丧失执行计划的信心,半途而废。鼓励家人和朋友共同参与到高危人群的风险管理工作中,保证方案的顺利实施。应注意,生活方式的改变并非一朝一夕的事,在干预方案实施的过程中可能有中断和倒退的现象。管理者应保持耐心,对干预对象提供心理支持,共同分析失败的原因,对管理目标和具体方案进行动态调整。

(3)制订随访计划,实现疾病早期诊治:以社区卫生服务中心或定点医疗服务单位为依托,完善个人信息,建立慢性病高危人群的健康档案,形成连续的、可追踪的慢性病风险管理模式。建立规范的随访制度,每3~6个月进行面对面或电话访谈,了解高风险人群目前的饮食、运动情况。对于接受临床干预的高危人群应进行定期评估干预效果,及时调整管理目标及方案。接受干预者即使仅仅取得较小程度的改善,也应予以充分肯定和鼓励。

3. 慢性病患者　慢性病是一类病程漫长、无传染性,病理变化常具有退行性、不可逆性、不能自愈,也几乎不可能被治愈的疾病。目前,我国慢性病的患病率逐年上升,主要包括心脑血管疾病、糖尿病、慢性呼吸系统疾病、慢性肾脏病等。与慢性病患者及家属的良好沟通,对于改善疾病预后,提高患者生活质量,延长寿命都具有重要的意义。与慢性病患者的沟通内容主要应包括以下几方面。

(1)提高患者自我管理能力,加强治疗依从性:慢性病管理的成功与否与患者的自我管理能力密切相关。如何提高患者的自我管理能力,增强患者的依从性是慢性病管理的关键。应加强对患者及家属慢性病知识的宣教,使其真正认识到规范治疗的重要意义。针对不同的病种可设计不同的宣教方案。如针对糖尿病患者,可设计一系列的科普小讲座,包括饮食、运动、用药、日常生活注意事项等。通过一系列的课程,使患者能够掌握基本的自我管理需要的知识、技能,解决慢性病在日常生活中可能遇到的常见问题,增强其疾病治疗的信心,提高其治疗满意度和生活质量。

(2)纾解负面情绪,增强疾病治疗的信心:慢性病持续时间长,许多疾病往往需要终身治疗,随着病程的延长还可能相继出现一种或多种并发症。长时间患病对身体、精神、情绪、心理的影响,以及患病后带来的社会、家庭角色的转变、患者的生活能力及社会交往能力的下降,使许多慢性病患者在治疗过程中出现焦虑、抑郁、悲观的情绪,甚至有放弃治疗、自暴自弃的想法。医方在沟通的过程中应及时体察到患者的负面情绪,评估负面情绪产生的原因,进一步了解患者在治疗过程中存在的困难,对其进行心理疏导和鼓励,使其树立坚持治疗的信心,培养积极乐观的生活态度。还可以通过病友会等形式,让慢性病患者加入到群体中,群友的互助有时也能起到良好的效果。

(3)动员家属参与,保证诊疗方案的有效实施:慢性病患者中很大一部分是老年患者,很多老年人行动迟缓、记忆力衰退,尤其是那些认知功能减退、自理能力受损的慢性病患者在治疗过程中,往往需要家属的密切配合。所以,在慢性病诊疗过程中还应与家属进行充分的沟通,以提高家属对疾病和诊疗方案的科学认知,包括药物治疗的注意事项、病情变化的处理方法、定期随访的时间等,以保证整个诊疗方案的顺利实施。

(三) 线上医疗健康管理中的沟通

随着网络及信息技术的进步,互联网医疗、第三方应用程序软件、移动医疗等新媒介已越来越多地融入人们的生活中,在健康宣教、疾病咨询、慢性病跟踪随访过程中发挥着越来越重要的作用。

线上医疗在健康管理方面的优势包括:①医患沟通方式便捷。不同于传统医疗的面对面沟通的方式,线上医疗可以突破时间、空间、地域的限制,提供了一种便捷的沟通渠道。患者可以通过文字、语音、图片、视频等方式与医生进行沟通,医生也可以利用工作的空余时间及时对患者进行回复,通过网络建立自己的个人品牌。线上医疗与传统医疗方式互为补充,有助于广大居民获得更加便捷、高效的医疗服务。②便于信息化管理。线上医疗系统可以详细地保存患者的个人健康数据、既往检验检查结果;患者也可以定期上传自己监测的健康数据,如体重、血压、血糖等。医生和患者可以共同关注患者的健康状况,便于及时发现问题并调整干预措施,提高疾病的诊疗效率。③有利于患者获取健康知识、参与医疗决策。公众可以通过互联网获取大量医学信息,不断缩小医患之间信息不对称造成的差距,有助于患方积极参与疾病的诊疗过程,实现医患共同决策。

但是,线上医疗的方式也存在一定的弊端。医生不能通过面对面的体格检查获取一手的资料,沟通效果上可能与面对面沟通相比也有一定差距。另外,互联网信息质量参差不齐,甚至有部分平台假借医疗咨询的名义宣传医药器械产品诱导大众,而不同患者对这些信息的辨别和评估能力差异较大,受错误信息误导可能会对其健康产生不利影响。

在线上诊疗沟通中应注意的问题包括:①因不能全面了解病情,尤其对于部分初诊患者,不应盲目给出最终诊断及治疗方案;②应引导患者选择正规的、有资质的线上医疗团队,提醒患者防止受到欺骗、误导而延误了病情;③医生应积极应对互联网给医疗行业带来的挑战,可利用碎片化时间选择一些受众面广、诚信度高的医疗服务网站提供专业医疗服务。面对互联网时代患者所拥有的医学知识,医生应耐心倾听患者对自我健康问题的看法,支持并鼓励患者参与医疗决策过程,适应医疗服务模式由"以医生为主导"向"以患者为中心"转变。

第二节 医养结合机构内的沟通

医养结合养老模式将医疗服务与养老服务相结合,解决了传统养老机构养老与医疗不能兼顾的矛盾,是未来养老服务发展的主要方向。医养结合机构应从老年人生理需要、安全需要、归属需要、尊重需要等层次进行规划服务,以提高养老服务满意度,推动医养结合养老模式的发展。

【案例 9-2】 医养结合机构内的沟通

张某,女,73 岁,于 2022 年 5 月入住医养结合机构。入住时护理评估为:需借助辅助工具行走,缓和运动,可自行从床上坐起来,但移位时仍需要人帮忙;虽无法行走,但可独自操纵轮椅并推行轮椅50 米以上。评估结果为重度失能,护理措施为予康复治疗、生活照顾。2022 年 11 月,张某在养老院走廊里用右手扶走廊一侧栏杆进行平地行走锻炼,在行走过程中不慎摔倒。张某摔倒后,医养结合机构启动紧急预案,一部分人员对老人进行检查,发现右股骨颈骨折,进行相关紧急处置;另一部分人员通知家属,协调商讨相应治疗方案。待老人病情稳定后,积极探究摔倒原因。查看监控显示,张某摔倒前在行走过程中,有一名护理人员全程在老人身边跟随;但该护理人员全程在看手机,仅偶尔抬头察看一下,导致张某摔倒时来不及采取保护措施。医养结合机构与家属沟通时,承认自身的责任,积极救治患者病情,提供相应的赔偿,最终取得了家属谅解。

问题:结合案例分析,在医养结合机构内发生意外事件时如何进行沟通?

一、医养结合机构简介

(一) 医养结合机构的含义

医养结合机构是指兼具医疗卫生资质和养老服务能力的医疗机构或养老机构,主要包括养老机构设立或内设医疗机构以及医疗机构设立养老机构或开展养老服务两种形式。医养结合机构主要为入住机构的老年人提供养老、医疗、护理、康复、辅助与心理精神支持等服务。一切将医疗服务与养老服务相结合的养老服务供给方式,都可以被界定为医养结合的范畴。医养结合可以理解为"医养融合",即超越传统养老理念中只强调单一性的养老服务,而更加注重养老服务与医疗服务的兼得性,注重老年生活保障需求中"养"与"医"的结合,能够满足未来高龄、失能、空巢、患病等人群的多重需求。

医养结合是近几年逐渐兴起于各地的一种新型养老模式。由于其将现代医疗服务技术与养老保障模式有效结合,实现了"有病治病、无病疗养"的养老保障模式创新,已经成为政府决策部门及学者们共同关注的热点问题。2022 年 7 月 18 日,国家卫生健康委员会等十一部门联合发布了《关于进一步推进医养结合发展的指导意见》(国卫老龄发〔2022〕25 号)的文件。文件指出,"推进医养结合是优化老年健康和养老服务供给的重要举措,是积极应对人口老龄化、增强老年人获得感和满意度的重要途径"。

(二) 医养结合模式的基本特点

1. **保障目的**　与传统养老模式一样,医养结合旨在为老年人提供老年生活服务和医疗保障,实现"老有所医"和"老有所养"的融合,以使老年人安度晚年。医养结合同时考虑了老年人的养老需求与医疗需求,符合现代老年人"医养共需"的基本生活需求。

2. **参与主体**　医养结合联合传统养老机构与医疗机构,旨在通过多元化的参与主体,为老年人提供一种新型的养老服务。

3. **服务内容**　"医"指的就是对疾病的诊治,"养"指的就是对老年人的生活照护、精神慰藉以及针对慢性病的养护康复。

4. **保障对象**　尤其适宜处于大病康复期、罹患慢性病、病情容易反复的患者等无法在传统养老模式中得到良好照料的失能、半失能老人。

5. **广义范畴**　医养结合不仅是将传统养老保障与现代医疗有机结合的一种新型养老方式探索,还意味着一种跨越式的养老新理念,即衔接起"养"与"医",医养资源互利互促,实现了"有病治疗、无病疗养"的养老保障创新模式。

(三) 医养结合与传统养老服务模式的区别

1. **服务内容差异明显**　传统养老服务仅提供居家式或社团式生活服务,较少涉及医疗服务;传统医疗模式仅关注医疗服务本身,不涉及老年人衣食住行、娱乐、创新等活动。医养结合模式在提供包括传统养老模式、传统医疗模式等服务内容的基础上,为患者、老年人提供专业化医疗和康复服务,实现了传统养老服务与现代医疗服务的结合。

2. **医养结合责任主体多元化**　这使得"医养结合"养老模式可以作为一种服务供给方式,同任一传统养老模式相结合;但不同的主体和多种因素之间关系错综复杂,依靠传统的政府单一治理模式难以有效应对这些问题。在具体实践中,开展医养结合服务可以是设有老年病科的医疗机构,也可以是提供疾病治疗、康复治疗的医疗机构,甚至是养老院和福利院。

目前,国内不少地区也在医养结合方面有了一些探索,主要存在四种模式:①将社区医院的医疗资源辐射到养老院;②公立医院外派数名医生和护士组成的"小分队",长期进驻养老院;③养老机构自行投资医院,由专业医疗团队运营;④医院团队直接经营养老院。

二、医养结合机构内沟通中存在的问题

(一) 医养结合养老服务的优势

一般养老院只能提供养老服务而无法提供医疗服务,而医院只能提供医疗服务而不能提供养老

服务,这给患者及其家属和社会造成极大负担。医疗机构和养老机构建立医养联盟,就可以打破养老机构与医院之间资源割裂的状态,形成双赢甚至多赢的局面。

(二)医养结合养老服务的难点

1. 一致性目标形成困难　医养结合养老服务模式由政府主导,将医院、养老机构、社区、企业、老年人及其家属协同到同一框架中开展活动。但养老服务的测量和评估机制并不明确,且各成员的利益和使命不完全一致,使得达成目标的一致性显得格外困难。

2. 参与主体之间信息沟通不畅　我国医疗、养老和社保三大系统相对独立,信息沟通系统互不兼容,这将会影响医养结合各主体之间的协同效果。

3. 监督评估体系不健全　2013 年至今,国家各部委出台了多项关于医养结合的重要政策。2023 年 11 月,为进一步规范居家和社区医养结合服务内容,提高服务质量,国家卫生健康委会同国家中医药局、国家疾控局研究制定了《居家和社区医养结合服务指南(试行)》,对居家和社区医养结合服务的总则、基本要求、服务内容、服务流程等 4 个方面作出了明确规范。但是该指南主要针对的主体是各级各类卫生机构,其他参与主体的职责、运行等方面还需进一步健全相应的制度规范,尤其是在监督评估体系等方面。

(三)医养结合机构内沟通的优势和难点

1. 医养结合机构内沟通的优势　医养结合机构设置、人员配备、设施设备要求和药品管理等,都有一定的标准规范,环境要求和人员资质都有相关规定,可以为入住机构的老年人提供养老、医疗、护理、康复、辅助与心理精神支持等服务,基本涵盖了老年人的日常生活需求。因此,老年人的各项需求基本都能提供,容易获得老年人及其家属的认同感。

2. 医养结合机构内沟通的难点　医养结合机构内的工作人员除了管理人员、医护人员(医疗护理员、养老护理员)之外,还会根据服务需要聘请康复治疗师、公共营养师、心理咨询师、社会工作者等相关人员,以及餐饮服务工作人员等。这些人员在面对老年人及其家属时,如果不注意相互之间责任分工、协调统一,沟通就可能会出现不一致,不仅给老年人服务带来困惑,也会导致家属对机构的不信任。同时,老年人家属群体可能较多,如子女、兄弟姐妹、亲戚朋友等,各自对老年人医养的需求可能不一致,以及中国传统养老观点对非居家养老的不理解等情况,都会增加医养结合机构内沟通的困难。

三、医养结合机构内沟通的对策

(一)沟通原则

医养结合养老模式解决了传统养老机构养老与医疗不能兼顾的矛盾,是未来养老服务发展的主要方向。医养结合机构应从老年人生理需要、安全需要、归属需要、尊重需要等层次进行规划服务,以提高养老服务满意度,推动医养结合养老模式的发展。

1. 精细化服务　医养结合养老服务除了要关注老年人穿衣、吃饭、睡觉、行走等日常活动外,还需要进一步提升、重视以下方面。

(1)居住环境:提供安静、舒适、宽松的生活环境是保障老年人身心愉悦的基本条件。新时代老年人对生活质量有着更高的要求,这就需要政府积极引导与监管,对医养结合养老机构相关基础设施建设制定行业标准,改善养老机构居住环境。

(2)饮食方面:饮食质量是衡量老年人生活质量的重要标准。医养结合养老机构饮食往往个性化不足,口味欠佳,甚至营养不够均衡,这些需要引起重视。注意针对老年人不同口味提供不同类型的饮食,早中晚合理膳食,保证饭菜营养可口;同时,要注意科学调配饮食结构,定期监测老年人的营养状态和身体变化,适时调整饮食方案。

(3)生活起居:老年人往往伴有不同程度的运动功能障碍,不能随心所欲行走,因此,要帮助老年人外出散步、游玩等;尤其是部分性格内向的老年人,要主动询问其各项需求。医养结合养老机构一定要在服务细节上做文章,从细节体现出态度和水平。

2. 专业化服务 老年人入住养老机构,最担心的是能不能得到专业权威的医疗救治,以及遇到突发情况时能不能给予及时妥善的处置。所以,医疗保障往往是第一安全需要。

(1)建立完善的医疗制度:在健康管理、疾病诊治、康复治疗和护理等方面提供全面、全过程医疗保障,减轻老年人后顾之忧。同时,针对老年人不同的年龄、经济条件、身体状况等制订个性化医疗服务形式,满足各种情况的医疗需求。积极开展健康宣教,让老年人清楚地知道自身的健康状况,防止老年人出现盲目乐观或过度担忧的恐惧情绪。

(2)培育壮大医护队伍:应加大医养结合相关的人才培养力度,鼓励高校试点开设相关专业课,集中培养,提高专业化程度。2023 年 12 月,教育部办公厅为加快新医科建设,引导高校加快培养交叉复合型人才,制定并发布了《服务健康事业和健康产业人才培养引导性专业指南》,其中就包括了"老年医学与健康"专业。同时,注重在职人员的培训和培育,缓解人才紧缺问题。养老机构具有公益性,利润微薄,职业吸引力不足,政府应加大财政和政策支持力度,提高医护人员薪资待遇。

(3)增强信息化程度:完善医疗基础配套设施,特别是针对医疗需求多样性、专业性的特点,尝试通过"互联网 + 医养结合"模式,通过远程医疗,解决老年人特殊的医疗需求,避免养老机构医疗人员因专业知识不精而无法满足需求的现象。

3. 人性化服务 老年人由于社会地位变化、生理功能衰退、家庭成员陪伴减少,以及对死亡的恐惧和重复枯燥的生活节奏,容易出现抑郁、焦虑甚至狂躁等消极情绪。老年人对养老机构的接受也需要一个过程,医养结合养老机构要把老年人心理健康问题作为重点服务内容,关注老年人的心理需要。

(1)体现人文关怀:养老机构医护人员既要有基本的专业素质,也要具备良好的职业修养和职业道德,在医疗和护理过程中保持足够的耐心和细心,用爱心和良好的服务态度呵护老年人,让老年人对医护人员产生亲切感和依赖感。

(2)融洽老人间的人际关系:机构内的老年人受教育程度不同,家庭生活背景和价值观念往往也有差异,日常生活中难免出现摩擦,这就要求医护人员注意观察,主动干预,积极消除老年人之间的攀比、妒忌、猜忌等负面情绪,引导老年人加强沟通,促进交流,营造积极向上的人际关系氛围。

(3)积极进行心理引导:鼓励引导社会力量参与医养结合养老服务全过程,广泛深入开展志愿者服务活动,充实老年人的精神生活;同时,要组织心理咨询师、心理专家等,对出现心理健康问题的老年人进行主动干预,强化针对性康复治疗。

4. 深入化服务 老年人往往希望得到尊重。尊重别人是一种深层次的道德修养和人格自信,被别人尊重能使人产生一种安全和成就感。要在医养结合机构内,营造相互尊重的环境氛围。

(1)丰富文化生活:激发老年人对美好生活的向往,组织开展各类比赛、联谊会、生日宴会等文化娱乐活动,让老年人有施展才华的机会,有展示自我的平台,有放松娱乐的空间,让老人们切实感受到"最美不过夕阳红"。

(2)提高生活品质:对生活品质的理解具有多样性。要尊重老年人多样化需求,尽量满足其在娱乐设施、资源配备、文化活动、疾病诊治、心理咨询等各方面的特殊需求,增强老年人的存在感和获得感。

(3)完善临终护理:临终患者承受着对死亡的恐惧和对家人的担忧等双重心理压力。医护人员要本着人文关怀的原则,为家人及临终老人讲述正确的死亡观,使其正视并接受死亡,坦然面对人生的最后一刻。对待临终老人,医护人员要以一种对生命尊重、对老人尊重的情怀,认真细致地为临终老人提供护理服务,维护老人临走前的尊严,让家人感受到尊重。

(二)沟通方法

1. 注重仪表 仪表端庄、整洁大方,能够使老年人产生尊重信赖之感。多数老年患者思想比较传统,护理员穿着打扮不宜过度潮流化,以免影响沟通氛围。

2. 态度亲切　热情的问候、和蔼的微笑、真诚的接待,可以消除老年人的紧张焦虑情绪,形成温暖、安全的沟通氛围,也使得老年人愿意接纳护理员,为进一步沟通打下良好的基础。

新入住老年人面对陌生环境、陌生人群心理上容易表现为焦虑、恐惧与疑惑,护理员要主动接近老人,安排合适的床位,热情地介绍周围环境、各项规章制度和责任人员等。同时询问老年人及家属的要求,尽可能满足其合理的需求,以使得老年人安心,家属放心。

3. 尊重老人　只有尊重老人的权利,维护老人的权益,进行平等、真诚的交谈,才能有效地实施康复。要特别关注老年人以下几方面的心理特点,在沟通时特别注意以使老年人获得受尊重的满足感。

(1)自尊心理:老年人特别喜欢周围人尊敬和服从自己,因而,护理员言行举止应礼貌谦逊,不可随意开玩笑,尤其在初次见面时。

(2)逆反心理:部分老年人会坚持己见,表现出特有的固执和偏见。因此,工作中如果解释、疏导无效,切不可违背老年人的意愿,强行完成任务。

(3)受重视心理:对老年人提出的任何疑问及要求,千万不要随意敷衍,而要耐心倾听、认真解答;对合理的要求应尽量满足,不合理的要求也不能粗暴地拒绝,要善于引导和解释,避免损伤其自尊心。

4. 注意语言艺术　与老年人沟通时,要注意讲话的方式和态度,一般用建议和商量的语气,不用命令和强迫的语气。老年人往往考虑问题较多,在回答与老年人护理及其他生活相关问题时,在不影响保护性医疗的情况下,适当给予通俗的解释,使老年人能正确认识自身的疾病。在进行各项护理操作过程中应指导老年人如何配合,并用安慰性的语言,转移其注意力,减轻不适。操作后询问老人的感觉及交代必要注意事项等,使每次护理操作成为护老沟通的一种特殊形式。

(1)心灵慰藉,增加共情:心灵慰藉和情感扶助是沟通的利器。老年人刚入住时难以避免地会产生焦虑、恐惧、孤独、猜疑的情绪,出现低落、消沉或烦躁、易怒等状况。对此,要有针对性地讲解和指导,增加正向情绪,以有利于治疗和康复。

(2)语言直白,简明准确:与老年人讲话要控制语速,掌握节奏,避免过多的专业词汇,用语直白;但也要注意语言准确严谨,简洁精练。如能用老人所熟悉的方言,则更容易营造良好的氛围,可更好地被接受。

(3)保持耐心,不断强化:老年人记忆力相对较差,容易忘事。因此,和老年人交流时,切忌急躁,要保持耐心;对重要的事情反复交代,不断强化,必要时不断请其复述,才能达到效果。一些重要的事情,还要与家属进行良好的沟通,避免误解。

(4)掌握时机,避免生硬:老年人往往会有一些"不良"的个人习惯,在纠正老年人错误观念或习惯时,要掌握恰当的时机婉转劝说,避免态度生硬,更不能使用命令性语言。同时,护理员与老年人接触时间最长,对老年人也最为熟悉,要注意把握每次与老年人接触的时机,随时随地主动进行沟通,融洽沟通的气氛。

5. 善于倾听

(1)认真倾听:良好的倾听习惯,会在老年人心目中树立认真、可信、负责的形象。倾听时注意所讲内容,不要轻易打断或急于概括,也不要一边听一边做事。倾听时要用"对""是的"等语言表示认同,用面部表情、目光接触、身体姿势等身体语言表示在认真倾听,给予老年人支持和信心以继续诉说。当然,如果老年人说话太啰嗦、离题太远时,也可以在合适的时机委婉地加以引导。

(2)注意辨识"言外之意":有些老年人在指出问题或提出建议时,往往不愿意直接说,而是会不断诉说一些看似无关的内容,旁敲侧击,这就需要辨识其真实意图,避免老年人失去耐心。

6. 针对性沟通

(1)善于观察:要注意观察老年人的面部表情、姿势等,以及时发现线索,了解老年人的感受。老年人常有失落感、烦躁易怒,同时对疾病和未来有莫名的恐惧感;通过观察发现后,应及时给予纾解调整,以利于其保持心理健康。

（2）注意细节：日常治疗和护理过程中要注意观察老年人生活中的一些细节,如某些老年人因固执己见或健忘而造成的不遵医嘱行为,及其导致的病情变化,要及时发现并纠正,避免出现不良后果。

（3）把握尺度：根据老年人的既往职业、家庭状况、兴趣爱好等方面,把握沟通的尺度,既不能态度淡漠,也不必过度殷勤,才会获得老年人及其家属的认同和尊重。

7. 良好的护理道德修养及操作技术 良好的护理操作技巧,实际上也是一种综合性的非语言交流,是维系沟通效果的纽带。娴熟的技术又可增强老年人的信任感和安全感,即使当护理技术尚存缺憾时,充分的沟通和良好的服务态度是弥补缺憾的重要手段。

（1）动作轻柔：日常工作中,要注意动作轻柔,举止端庄,使得老年人愿意亲近交流。

（2）操作精准：掌握精湛的护理操作技巧,尽量减少因操作带来的疼痛和恐惧导致老年人产生抗拒感。

（三）入住过程中的沟通

老年人的日常生活活动能力往往有不同程度下降,而子女因为工作、身体等原因无力照护,选择将老年人送往医养结合机构;但同时,子女又往往会因为我国传统赡养老人的模式和观念,背负一些精神压力。在这种情况下,就会有更高的要求,希望医养结合机构能够给予老年人舒适的照顾和医疗。因此,需要做好老年人及其家属的沟通,使其能够知晓老年人健康状态以及医养结合机构能够提供的各项服务,从而取得理解与支持。

1. 老年人入住前的沟通 接待家属时,要热情规范,耐心解答各种问题,并将老年人的基本情况和服务需求了解清楚,以更好地进行有针对性的沟通。接待老年人时,要更加详细地了解老年人的基本情况,包括生活习惯、性格特征、兴趣爱好等,制订相应的日常护理等级,让家属和老年人能够放心、满意。

2. 老年人入住后家属探视时的沟通 家属探视时,要热情接待,认真如实介绍老年人状况,尤其是取得的进步或改善情况。在诉说一些老年人的不良习惯或护理难点时,要注意方法,避免生硬,这样更容易取得家属的认同。此外,也要提前告知家属,老年人毕竟年龄较大,身体状况随时都有可能发生变化,以便遇到突发状况时能获得家属的理解。

3. 老年人入住后突发疾病时的沟通 老年人常患有一些慢性疾病,如糖尿病、高血压、慢阻肺等。有些症状与气温变化相关,在疾病高发期要加强护理,避免疾病急性发作;而一旦发作,就要积极医疗救治,同时要及时与家属保持联系,让其明白老年人的健康状态,并充分知晓目前的治疗方案,取得其同意。在此过程中,因为家属对老年人的病情关注,可能情绪心态不稳定,沟通时要注意语言内容和语气态度,避免刺激家属;同时,面对家属的各种问题和可能不理智的态度,要坚持处理原则和规范,不卑不亢,主动积极交流,避免激化矛盾。

4. 老年人入住后发生意外事件时的沟通 入住后老年人在日常生活中即使被尽心护理,仍然有可能出现一些意外事件,如跌倒骨折等。当意外发生后,千万不能企图掩盖或隐瞒事件,要积极面对,化解矛盾。首先,要建立各种预案,按规范操作,各部门、相关人员联动,最大限度地保障老年人的生命安全。其次,发生意外后要积极主动地与家属联系,说明相关情况。不要先盲目推卸责任,而要让家属明白,机构是把老年人的安危放在首位,以期在积极救治处理时,能取得家属的配合;待老年人病情稳定后,再和家属交流事件发生的原因和责任。这样,即便事件的发生机构有相关责任,大多数家属也会理解机构工作的难度和不易,从而理解相关做法,避免产生不必要的法律纠纷。

5. 老年人离开机构时的沟通 当老年人或家属提出要离开医养结合机构时,不能态度冷漠,消极处理。要主动询问离开的原因,是对机构环境、软硬件设施、工作人员态度或其他服务方面不满意,还是曾经在无意中给老年人或家属带来过一些"伤害"等,才导致其要离开。对于因护理质量、服务态度等原因导致的,要认真总结,积极改进,并落实到位,避免以后再出问题。同时,无论何种原因离开后,要保持联系,定期询问关爱老年人状况,体现机构的人文关怀,增加老年人和家属的满意度。

总之,医养结合机构服务的群体不仅仅是老年人,还有老年人的家属。要在日常工作的各个环节中做好沟通,取得老年人及其家属的理解和支持,这是良好沟通的前提和目标。

第三节 │ 公共卫生事件的沟通

公共卫生事件所具有的公共性、突发性等特征,决定了政府及其相关部门必须通过科学、合理的沟通方式,及时回应公众关切并提供指导。由于公共卫生事件沟通中尚存在沟通不及时、渠道不畅通、非理性传播等问题,需要从多角度完善沟通机制、发挥主体责任、引导社会舆论,促进公共卫生事件的防控和管理。

【案例 9-3】 食品安全事件风险沟通

近日,一家知名食品公司被曝出生产的某款食品中存在严重的安全问题,可能对消费者的健康造成严重威胁。为了有效进行食品安全事件的风险沟通,政府及其相关部门采取了以下措施。

1. 立即宣布食品安全事件,向公众发布一份简明扼要的紧急通知,要求消费者停止购买、食用相关产品,并暂时关闭生产厂家。

2. 通过多种渠道,如新闻发布会、电视、社交媒体等,向公众传达食品安全事件的重要信息,包括可能的健康风险、已采取的措施以及后续行动计划。

3. 建立食品安全咨询专线,并设立临时接待点,为受影响的消费者提供问询和支持,解答他们的疑惑,提供相关的健康指导。

4. 加强与媒体的合作,提供官方权威信息以应对谣言和不实消息的传播,确保个人和公共安全不受进一步威胁。

5. 加强监测和检验,快速确定食品安全问题的原因和影响范围,并采取必要的紧急措施解决问题。

6. 督促食品公司进行全面的召回和销毁受影响的产品,并对违规生产的企业进行严厉处罚,以示警诫。

7. 政府加大食品安全监管力度,提高监督检查的频率和严格性,确保类似事件不再发生,并维护公众的利益和信任。

通过以上措施,政府第一时间告知公众食品安全事件的风险,并采取了一系列积极的措施进行处置和解决。公众得到及时准确的信息,避免了进一步的健康损害,涉事企业也受到了应有的法律惩罚,提高了食品行业的整体安全水平。

问题:结合本案例,简要说明在公共卫生事件沟通中,政府及其相关部门采取的各项措施运用了哪些沟通策略?

一、公共卫生事件沟通的内涵

(一) 公共卫生事件概述

1. 公共卫生事件的概念　根据《突发公共卫生事件应急条例》的定义,公共卫生事件是指突然发生,造成或者可能造成社会公众健康严重损害的重大传染病疫情、群体性不明原因疾病、重大食物和职业中毒以及其他严重影响公众健康的事件。

2. 公共卫生事件的特点

(1)突发性:突发性指突发公共卫生事件往往是突然发生的、紧迫的、非预期的和意外发生的。人们对事件是否发生以及发生的时间、地点、方式、程度等都始料未及,难以准确把握。

(2)公共性:突发公共卫生事件是发生在公共卫生领域的突发事件,具有公共卫生的属性,它不针对特定的人群发生,也不是局限于某一个固定的领域或区域。在很多情况下,还容易引起群体和跨地区的影响;同时,由于需要广泛采取公共卫生措施,又易引起社会的广泛关注。

(3)复杂性:突发公共卫生事件种类繁多,原因复杂,并且在开始阶段大多不明确,这对现场抢救、控制和医学救治十分不利;同时,其现场抢救、控制和转运救治、原因调查、善后处理等涉及多系统、多部门,政策性强,必须在政府的统一领导下综合协调处理,才能有效开展。

(4)危害性:突发公共卫生事件后果往往比较严重,由于事发突然、情况紧急、累及人数众多,往往会引起舆论关注,导致社会恐慌不安,危害相当严重。轻者可在短时间内造成大量人员发病和死亡,使公共卫生和医疗体系面临巨大的压力,致使医疗资源相对短缺、抢救物资相对不足等;重者甚至冲击医疗卫生体系本身,威胁医务人员自身健康,破坏医疗基础设施。

3. 公共卫生事件的分级　根据《国家突发公共卫生事件应急预案》,突发公共卫生事件根据其性质、危害程度、涉及范围,划分为一般(Ⅳ级)、较大(Ⅲ级)、重大(Ⅱ级)和特别重大(Ⅰ级)等四个等级。

(二)公共卫生事件沟通

1. 公共卫生事件沟通的概念　公共卫生事件风险沟通是指在出现公共卫生事件时,通过有效的信息传递和沟通方式,向公众传达相关的信息,提供必要的指导和建议,回应公众的关切和疑虑,以实现公众的参与和合作,促进公共卫生事件的防控和管理。

2. 公共卫生事件沟通的特征

(1)准确性:公共卫生事件沟通应该以清晰、准确的方式传达信息,避免模糊和误导性的表达。相关信息应该被提供给受众,以便他们能够理解公共卫生事件的本质、严重性和可能性。

(2)及时性:公共卫生事件沟通需要在适当的时机进行,确保信息及时传达。及时的沟通可以帮助利益相关者迅速作出决策和采取行动,以降低公共卫生事件的影响。

(3)全面性:公共卫生事件沟通应该提供全面的信息,包括公共卫生事件的各个方面,例如潜在影响、影响范围、应对措施等。这样可以帮助利益相关者全面了解和评估公共卫生事件,并制订有效的应对策略。

(4)双向性:公共卫生事件沟通应该是一个双向的过程,鼓励利益相关者参与和提供反馈。这可以促进更好地理解、共享信息和经验,以及建立合作和共识。

(5)透明性:公共卫生事件沟通需要建立透明度和信任,确保利益相关者对信息的真实性和可靠性有信心。透明的沟通可以帮助减少猜测、传言和误解,增强沟通效果。

综上所述,公共卫生事件沟通应该是一种清晰、准确、及时、全面、双向、针对受众的沟通过程,以促进有效的公共卫生事件管理和决策。

3. 公共卫生事件沟通的分类　根据不同的分类标准,可以对公共卫生事件沟通进行不同的分类,以下是几种常见的分类方式。

(1)按沟通方向分类:①上行沟通。从基层向领导层传递信息,以便更好地决策和管理公共卫生事件。②下行沟通。从领导层向基层传递信息,以帮助基层人员了解和应对潜在的风险。③横向沟通。在组织内部不同部门或团队之间共享信息,以促进合作和协调应对。

(2)按沟通受众分类:①内部沟通。面向组织内部的职员、管理层和利益相关者进行沟通,以达成组织内部的共识。②外部沟通。面向外部利益相关者、公众和媒体进行沟通,以增强透明度、信任和合作,并减少外部负面影响。

(3)按沟通内容分类:①信息传达。向受众提供有关公共卫生事件的信息,包括公共卫生事件的本质、来源、严重性和潜在影响等。②评估沟通。解释公共卫生事件评估的结果,帮助受众理解公共卫生事件评估方法和结果,以便更好地应对公共卫生事件。③管理沟通。传达公共卫生事件管理策略、措施和应急计划,促使受众采取适当的行动来管理和减少风险。

(4)按沟通方式分类:①书面沟通。通过报告、通知、手册、网站等书面形式传达信息。②口头沟通。通过会议、研讨会、演讲、培训等口头形式传达信息。③可视化沟通。通过图表、图像、动画等可视化形式传达信息,增强信息的理解和记忆效果。近年来兴起的自媒体与短视频平台是可视化风险沟通的重要媒介之一。

这些分类方式并非相互排斥,实际上在实践中可能会同时运用多种分类方式来进行公共卫生事件沟通。根据具体情境和需求,选择合适的沟通方式有助于更有针对性地进行公共卫生事件沟通。

二、公共卫生事件沟通中存在的问题

(一)沟通主体信息发布、流通反馈存在问题

信息的准确和快速传播是应对和解决突发公共卫生事件的关键,信息的发布、流通和反馈等各环节都会影响公共卫生事件沟通的效果。

1. **信息发布存在滞后现象**　面对突发公共卫生事件,沟通的主体在信息发布中存在一些亟待解决的问题。在主体内部,各部门之间尚没有形成良好的信息共享机制;在对外发布信息时,主流媒体掌握信息发布的主动权还不够凸显。无论是对内还是对外,信息发布机制的滞后、拖沓都会对突发公共卫生事件的沟通造成不利的影响。

2. **舆论互动机制不完善**　公共卫生事件舆情一旦爆发,最有效的引导方式就是主动参与到舆论互动中来,在讨论中发现舆论中存在的偏颇,以寻求更好地引导舆论的方法。如果沟通主体对待公众和媒体的舆论反馈缺乏应有的素质和机制,不重视信息效果的评估,缺乏对信息的反馈能力,这将无法形成良性的舆论引导,进而影响公共卫生事件沟通的有效性。

3. **舆论传播环境还不够科学理性**　面对带有较强专业性的突发公共卫生事件时,作为重要沟通主体的大众媒体如果缺乏基本的医学常识和科学素养,过分夸张地报道和渲染,往往会导致公共卫生事件的影响变得更加恶劣。若沟通主体不科学、不理性地传播信息,会使得沟通对象对信息的获取产生偏差,扩大公共卫生事件的消极影响。

(二)公众获取信息存在局限性

公众是公共卫生事件沟通的首要对象,从某种意义上也是信息二次传播的主体。公众分为意见领袖和一般受众两个维度。意见领袖是指在人际传播中,首先或较多接触大众传媒信息,并经常将经过自己再加工的信息传播给其他人,同时对他人施加影响的"积极分子",他们在大众传播效果的形成过程中起着重要的中介或"守门人"的作用。两级传播理论认为,大众传播并不是直接传输给一般的受众,而是要经过意见领袖这个中间环节,再由他们转达给相对被动的一般大众。传播模式为:大众传媒信息→意见领袖→一般受众。意见领袖具有影响他人态度的能力,加快了传播速度,并扩大了信息的影响力和感染力。在网络信息传播发达的现代社会,意见领袖传播信息的作用越来越受到关注。

公共卫生事件发生后,公众的第一反应和最大需求就是了解信息,急于知晓事件发生情况和发展过程,急于了解事件对社会和个人利益的影响,急于掌握卫生应急处置部门的行动及其事件处置能力。在信息提供缺失的情况下,公众会积极从其他途径寻求答案来弥补这种"信息真空"。

公众信息来源主要有三类:权威信息(多来自政府部门)、媒体信息和人们相互交流得到的信息。当威胁尚远时,一般通过电视新闻、网络媒体、报纸等被动性渠道了解信息;当威胁逼近时,则会主动通过网络,尤其是专业网站查找该类信息;当威胁到达身边时,通常通过人际渠道(口口相传)、咨询热线,或到当地卫生行政部门询问,或给疾控中心、医院等专业机构打电话等,更主动地寻求信息。

危机中公众接收信息的特点如下。

1. **对信息的需求增加**　人们会通过各种渠道获取信息来了解事件的情况,尽管可能并不可靠。

2. **关注度(思维)受局限**　对复杂信息的理解能力下降,人们更倾向于依赖视频、图像而非文字。

3. **情感体验支配认知**　认知受到情感体验的影响,无法对各种矛盾的信息作出准确判断。

4. **先入为主**　选择性吸收信息来固化已建立的信念,而排斥与其信念相反的信息。

（三）网络舆论对公共卫生事件产生的影响

1. **网络舆论加大公共卫生事件敏感性**　公共卫生事件话题敏感,容易刺激公众的情绪。公共卫生事件本身都是现实中有一定代表性的敏感事件,在传统媒体进行传播时,公众获得信息往往具有引导性,这些敏感事件并未引起广泛的重视与关注。但是在网络时代,网络舆论的不可操控性决定了这些事件一旦发生,很难对其进行全面控制,这些事件将被各种论坛、短视频平台迅速传播。因其话题本身常代表了社会中普遍存在的一些问题,极易与公众之间产生共鸣,乃至演化成为整个社会关注的事件。

2. **网络舆论催化公共卫生事件扩大**　网络舆论将公共事件反复展示在网络平台上,给了公众对该事件充分讨论的机会。公共卫生事件发生时,各种观点交汇在网络上,相互碰撞和交锋,并加速蔓延。一旦网络中出现大家比较认可的观点,其立刻就成为这一事件的主导型意见从而产生强大的感染力,最终可能会促使普通的事件演变为严重的公共卫生事件。因此,网络舆论对公共卫生事件的扩大起到了巨大的催化作用。

3. **网络舆论主体对事态发展产生干预**　网民作为网络舆论的主体,在各种公共卫生事件发展中表现出越来越积极的参与热情。公共卫生事件发生后,在传统舆论媒体为主的时代,由于介入有限,传播渠道窄,广大民众一切信息均来源于媒体报道,因而并不能全面了解事件,形成舆论互动。而在网络舆论传播中,网民对事件进行讨论、宣传,这种互动性使得公众很快能够从事件中发现一些关键问题并提出质疑,乃至当事的记者、公众参与核实后继续反馈到网络中来,干预事件的发展方向。

三、公共卫生事件沟通中的对策

（一）发挥公共卫生事件沟通的主体职责

1. 制度保障

（1）新闻发言人制度:新闻发言人是政府风险沟通的外在体现,已成为政府风险管理的常态工作。新闻发言人制度不仅仅是指确定一人担任发言人,而是包括发言人制度的核心内容,即舆情监测制度、内部新闻通气会制度、日常新闻发布制度、重要会议或活动报道制度、新闻采访制度、突发事件新闻发布制度及稿件审核制度等七类核心制度的总和。建立新闻发言人制度可有效避免新闻发言人在突发事件中不接触核心信息、没有支持团队、缺乏广泛的信息来源、无工作平台等尴尬局面。

（2）风险沟通工作机制:首先,设立应急风险沟通小组,具体负责:舆情监测研判;协调相关部门组织答问口径,发布相关信息,传播健康知识;对应急处置工作组织宣传报道;协调新闻宣传主管部门做好舆论引导;配合相关部门做好信息发布工作。其次,建立联络员名单。具体包括各相关职能部门联络人名单、各卫生部门联络人名单、相关媒体联络人名单、事件发生地基层干部联络人名单。再次,建立信息处理与发布流程。有效的风险沟通需要建立明确有序的信息采集、编辑与审核、发布与散发的流程。最后,建立公众咨询的机制,通过电话、信箱或电子邮件直接回答公众咨询。

2. 人员保障

（1）领导小组:主要负责公共卫生事件沟通工作的统一指挥、总体策划、定期信息发布以及发布内容和发布口径的审批。

（2）信息采编小组:负责定期收集公共卫生事件相关信息和防控工作的最新进展,分析归纳核心信息,根据核心信息制作适宜的传播材料,通过各种沟通方式与各部门、媒体及专业人员进行信息沟通。

（3）专家组:负责为信息沟通提供技术支持,包括从技术角度审核沟通的信息和材料。

（4）综合协调组:负责协助领导小组进行综合协调、保障等工作。

3. **智囊系统**　智囊系统是由多领域、跨学科专家所组成的专业体系,包括来自公共卫生、社会学、新闻学、传播学、心理学以及事故、灾害处置等多个领域的专家。科学的话语权造就了大众对各类专家意见的信任。

智囊系统负责出谋献策,提供决策建议、咨询指导和技术支持。在提供决策咨询外,相关专家可根据风险沟通需要接受媒体采访或指导危机传播工作,有针对性地做好风险沟通及舆论引导工作。风险沟通队伍应与专家系统保持常规沟通联络。

(二) 将信息更好地传递给公众

通过建立完善公共卫生事件基础信息库,提供多方面的历史经验信息和资源信息,以将信息更好地向公众传递。

1. **信息采集**　信息可来源于各类监测网络,如传染病监测报告系统、国家突发公共卫生事件监测报告系统、专病和健康危害因素监测系统、医疗救治信息系统、卫生执法监督信息系统、应急指挥信息系统、中小学生因病缺课监测系统等。网络和新媒体舆情收集、传统媒体报道、热线电话焦点话题整理、社区公众认知调查等监测网络中的异常信息,也是风险沟通的重要信息来源。

2. **信息处理**　将各种渠道收集的原始信息,按需要进行梳理,剔除掉不准确、不可信、相互矛盾的信息,整合同类别信息;对疑点较多的信息需进行反复考证,然后根据不同的用途,对现有信息资料进行进一步编辑制作,使之精练和系统化。

3. **信息研判**　信息研判是公共卫生事件沟通的前提。通过分析研判,确认可能或已经发生的公共卫生事件对公众身体健康、生命安全是否会造成危害,对是否有必要进行沟通、如何开展沟通提出建议。

4. **信息拟订**　在对收集的信息处理、研判的基础上,拟订公共卫生事件沟通信息。

5. **信息审核**　信息审核的主要作用是确保信息的科学性、完整性和准确性,信息要能精确地传达期望传播的关键点。可通过咨询相关专家、与目标受众个人或者团体预试验等进行信息测试。在工作实践中,通常需要公共卫生、新闻传播及上级行政领导各层面的审核。

6. **信息发布**　信息发布通常通过自有官方网站、微博、微信、短视频平台等媒体发布,并通过电视、广播、报纸等大众媒体及网络媒体广泛发布。

(三) 积极引导正向舆论

1. **政府部门舆论引导**　政府部门通过建立舆情跟踪监测分析机制,评估媒体的需求;建立媒体联络表,形成定期联络机制,对媒体采访要求给予适当的答复和协助;通过新闻发布会向媒体提供新闻通稿或更新网站、新媒体内容等方式满足媒体需求;为新闻发言人提供相关支持等。卫生机构主动与公众进行对话和问答,回应公众的疑问、担忧和需求。通过建立咨询热线、网络论坛等联系渠道,提供准确信息、澄清误解,解答公众的问题,增强公众对公共卫生事件的理解和信任。

2. **媒体舆论引导**　公共卫生事件沟通的媒介主要包括传统媒体和社交网络媒体。媒体作为舆论载体,既是政府部门沟通的对象,也是信息二次传播的主体。媒体的职责和作用包括以下几点。

(1) 媒体是连接器:沟通政府、专家与公众意见。

(2) 媒体是警报器:可协助监测公共卫生事件的风险,及时反映公众需求与呼声。

(3) 媒体是扩音器:可及时、客观、准确地传播政府部门发布的权威信息,适时、恰当地引导舆论。

(4) 媒体是稳压器:协助政府管控谣言,共塑政府公信力。

媒体具备信息"把关人"的功能,由于媒体自身及其从业人员对待公共卫生事件风险认知的差异,媒体报道既可能促进风险沟通的功效,也可能成为扰乱公众认知或心理状态的诱因。因此,科学性是公共卫生事件报道的关键。

3. **非政府组织、企事业单位与其他利益相关方舆论引导**　非政府组织、企事业单位和其他利益相关方包括企业、学校、社会团体等,其通过自身在公共卫生事件沟通中发挥的重要作用,积极引导正向舆论。

(1) 合作与协调:可以与卫生机构、政府和其他组织进行合作与协调。参与制订和实施风险沟通策略,共享信息、经验和最佳实践,共同应对突发公共卫生事件带来的挑战。

(2) 社区参与和反馈:可以组织相关活动以促进社区的参与和反馈。组织公众参与活动、开展调查和听取意见,帮助政府部门和卫生机构了解公众的需求、担忧和反馈,提供更加贴近实际情况的风险沟通。

（3）创新和技术支持:可以通过创新和技术支持来增强突发公共卫生事件风险沟通的效果。利用现有的技术手段,如人工智能、大数据分析等,提供更加精准和个性化的信息服务,加强风险沟通的覆盖范围和影响力。

（陈诗鸿　孟殿怀　王　力）

本章数字资源

本章思维导图

医学研究是推动医学发展的重要手段,但医学研究的获益和风险具有不确定的特殊性,因此医生更需要掌握沟通技巧,提高医患双方信任度。通过本章的学习,医学生可以了解研究参与者参与医学研究的影响因素、医学研究的原则和医学研究中常见的沟通问题,掌握医学研究中的沟通技巧,为未来参与医学研究工作打下基础。

【案例 10-1】 药物临床试验典型案例

王某,男,58 岁,因"食管鳞癌伴远处转移"收住院。经评估王先生符合正在开展的一项新药临床试验要求,主治医生向王先生本人交代了病情、治疗方案和临床试验相关内容。王先生经过慎重考虑,决定参加临床试验并签署知情同意书。半年后,王先生因疾病进展离世。其妻子整理遗物时看到知情同意书,非常不解地询问医院"参加临床试验是否导致王先生病情进展加快?"科室主任与家属进行了深入沟通,向家属解释道:"治疗首先遵循生命至上的原则。食管癌死亡率位居恶性肿瘤前列,王先生病情已达晚期,新药可能延长他的生命。因此,医生与王先生本人充分沟通后,他在完全自愿且清醒状态下选择参加临床试验。为了不让家人担心,他要求自己签署知情同意书。我们医生也有考虑不周之处,忽略了家属对其病情和治疗方案也希望知情的迫切心情。新药虽然没能挽救王先生的生命,但是因为他的参与能让更多患者受益,推动医学的不断进步。"经过主任的解释,家属表示理解。这件事提醒当事医生,在医疗方案制订过程中,不仅要做好患者的心理工作,也要及时与其家属进行充分沟通,才能达到更好的理解和配合。

问题:本案例在沟通过程中,有哪些问题需要注意或避免?

医学研究作为联系基础医学与临床实践转化的关键环节,是获得新知识和掌握新技能最直接、最有效的途径,也对临床工作具有引领和指导作用。医学研究是发现医学新机制、探索诊疗新方法、评价医疗产品和技术的临床价值、规范临床诊疗实践的重要手段,不但可以总结临床经验,掌握和跟踪国内外最新医学发展动态和趋势,扩大知识范围,开拓视野,也是培养高素质医学人才的重要途径。要成为一名优秀的临床医生,不但要具有一定的临床理论基础和临床实践能力,同时也要具备一定的科学研究能力。科研思路源于临床,科研成果的转化又应用于临床、服务于临床,科研与临床工作相互促进,从而实现科研促进医疗工作整体水平提升的良性循环。有效的医患沟通在推动临床科研和医学发展过程中占有非常重要的地位。不可否认的是,医学研究本身具有医学研究结果不确定的特殊性,尤其是新药、新器械、新方法的医学研究项目存在疗效与安全的不确定性,较常规治疗存在一定的风险可能。如果医生的沟通能力不足,很难取得研究参与者的信任,会导致科研工作不能顺利进行,甚至还会引发医患纠纷。

第一节 | 医学研究中的沟通概述

医学围绕着疾病这个核心,分别有两种医学研究的范式代表:基础生物医学研究和临床医学研究。前者通过建立合适的生物学模型,在微观层面上研究分子、细胞与组织的功能和形态,并提出疾病发生、发展的机制与假设。后者是以人和人的组织为直接研究对象的研究,包括以患者为中心的研究、流行病学和行为学研究、结果分析和改良卫生系统的研究。临床医学研究中包括不同研究类型，主要有：随机对照试验、病例对照研究、系统性综述和荟萃分析、流行病学的观察性研究、队列研究、横断面研究、诊断准确性研究、基因疾病相关研究、质量改进研究、多变量预测模型、卫生经济评价等，其中，真实世界研究作为随机对照试验的补充，取得的真实世界证据越来越得到医疗卫生决策者、执业者、研究者的关注。

参与医学研究的患者或者健康人称为"研究参与者"。临床研究中创新药或新的医疗器械上市和临床应用前，均需要依据相关政策法规进行严格的药物或医疗器械临床试验。药物临床试验即指任何在人体进行的药物系统性研究，以证实或发现试验药物的临床、药理和/或其他药效学方面的作用、不良反应和/或吸收、分布、代谢及排泄，目的是确定试验药物的安全性和有效性，在新药上市前需要经过Ⅰ期、Ⅱ期、Ⅲ期临床试验；部分药品上市后仍然需要进行进一步的研究，在广泛使用条件下考察其疗效和不良反应，就需要进行Ⅳ期临床试验。其中Ⅰ期临床试验是药物研发的重要步骤，是初步的临床药理学及人体安全性评价试验，观察人体对新药的耐受程度和药代动力学，为制订给药方案提供依据。大多数Ⅰ期临床试验的研究参与者为健康人，但对那些毒副作用严重但可能挽救生命的药物（如抗肿瘤、抗艾滋病等药物）因会给健康人带来较大的伤害和风险，故应在患者（如晚期恶性肿瘤患者或艾滋病患者）中招募研究参与者。

一、医学研究中的参与者

（一）研究参与者包括患者和健康人

1. **患者作为研究参与者**　患者是临床工作的服务对象，是疾病的载体，也是医学研究的对象、是病因研究的重要资源。例如，突然出现的传染病患者，仅仅依靠临床诊断、治疗，是不能解决全部问题的，还必须进一步找到传染源和病原体，才能从源头上切断疾病的传播，此时病因研究就发挥了重要作用。以患者为主要研究对象的研究结果可得到最直接的循证医学证据，并用于指导临床实践，是此类研究的最大优点。纳入研究的参与者在诊疗中所做的各种检查、治疗和随访，是诊疗工作的重要内容，获得的相关资料又是医学研究数据来源。此类研究可以直接利用临床工作中收集的资料，既减少了研究对正常诊疗的干扰，又减少了研究参与者参与医学研究可能带来的不便。

2. **健康人作为研究参与者**　涉及人的医学研究，不排除需要纳入未患病的正常健康人群作为对照组，也不排除某些基于临床目的的一般人群研究。例如，正常参考区间的人群研究，又如在志愿者身上（患者或者健康人）开展的系统性药物临床试验工作。尤其在药物研发的全生命周期中，药物临床试验处于确认药物疗效和安全性的关键阶段。任何一种新药的上市，不管经过多少体外实验、动物实验，最终仍需要在人体进行临床试验，才能最终确定其疗效和安全性。尤其Ⅰ期临床试验，在严格强调安全性的同时，还要保证试验的质量，其中最主要的指标为较低的失访率；同时需要研究参与者能够顺利配合，从而准确反映出药物的药效动力学特征。健康人招募不足，会使Ⅰ期临床试验进度受阻，增加新药研发的时间和经济成本，最终推迟药物的批准上市时间。

不论是在患者还是在健康人群中进行医学研究，如果沟通不畅，都可能会影响研究进度和研究结果。

（二）研究参与者对医学研究的影响

1. **研究参与者的依从性**　可靠的医学研究数据取决于科学严谨的方案设计以及研究参与者是否严格遵循研究方案规定的筛选流程、检验检查项目、使用药物（剂量、剂型和疗程）、随访、报告方案规定的其他情况等。这种研究参与者接受和服从医嘱的程度，即研究参与者与医生（研究者）的合作程度称为依从性。研究参与者的依从性是临床试验进展的关键影响因素之一。

患者比较容易接受在诊疗疾病的同时，参与医学研究。在研究过程中按照伦理要求，将患者健康利益和隐私的相关保护措施落实到位，研究者动员其参加医学研究具有较好的可操作性。

在现实世界中，我国公众对医学研究认知尚不充分，存在一定的排斥心理，也有部分由于疗效不满意、出现不良反应等原因导致研究参与者依从性差。有些患者对医学研究的相关知识比较缺乏,认为医学研究就是"临床实验",自己就像实验台上的动物一样,因此对医学研究抱有一定排斥态度和误解。有研究指出,在符合医学研究入组条件的患者中,仅有小部分愿意参加医学研究,对医学研究的接受度较差,患者排斥的原因主要是担心药物副作用、疗效以及自己的安全无法得到有效保障,还有部分原因可能是沟通不够充分。

不可否认的是,在医学研究的过程中存在疗效与安全性的不确定性,较之常规治疗存在一定的风险,尤其是新药、新器械、新方法的医学研究项目。研究参与者更重视医学研究的科学价值及自身参与医学研究的风险与受益,因此若医学研究的特殊性在沟通中不充分或者患者不能完全理解时,则更容易导致医疗纠纷的发生。

2. 研究参与者对医学研究的态度　医患双方在医疗信息、知识、技术资源占有等方面存在不对称性,绝大部分患者就医的目的是向医生寻求帮助,因而传统的医疗服务模式主要是医生主导型,即在整个医疗实践过程中形成的单向决策模式:医生作出诊断→提出最佳治疗策略→处方药物治疗或进行手术等干预→落实到患者身上。而研究参与者对医学研究的了解程度更需提高,研究参与者对医学研究中药物可能产生的副作用、对药物的疗效期望,以及对医学研究的了解程度等,是影响医学研究招募研究参与者成功的重要因素。现实中,绝大部分研究参与者对什么是医学研究的相关知识相对匮乏,他们大多数似乎同意参加医学研究,目的主要是通过免费治疗和实验室检查获得更好的医疗服务。研究参与者参与医学研究的影响因素在性别、年龄、学历、职业等人口学特征方面并无显著差异,这说明以上问题是公众参与医学研究与否普遍关注的焦点。

有研究对受访者参与医学研究前希望了解的信息进行了调研,大多数研究参与者关心医学研究中"可得到的治疗""试验针对的疾病类型""医学研究的科学价值"以及"可能的治疗风险",对以上问题的关注均高于对开展医学研究中"负责的医生和团队资质""药物是否免费"及"发起研究的机构"等因素。另有研究调查了研究参与者对医学研究认知度与参与度,分别从不同角度了解公众对医学研究的认知情况发现:受访者选择参与医学研究的原因排行前3位的分别为"得到最前沿的治疗方法""获得免费的药物及检查"和"得到更好的医疗护理服务";受访者不愿意参与医学研究的可能原因中"担心新药副作用太大""新药疗效未知,不敢尝试""对医学研究不了解"3项的占比最高。

以疫苗研发的医学研究为例,疫苗可以有效帮助遏制高度传播和可能致命的病毒性疾病,是"历史上最能挽救生命的公共卫生干预措施之一"。人类通过疫苗,根除了天花,大大降低了脊髓灰质炎、百日咳和麻疹等疾病的发病率。尽管疫苗有很多的益处,但研究参与者接受疫苗接种的医学研究同样存在以上态度,国际上称其为"疫苗犹豫"。世界卫生组织的免疫战略咨询专家组将疫苗犹豫定义为"尽管有疫苗接种服务,但仍延迟接受或拒绝接种疫苗"。国外调查发现,研究参与者选择接受疫苗医学研究的最重要原因是功效,随着疫苗的预防效果从50%提高到90%、保护时间从1年延长到5年以及显著的副作用降低,有意愿参加疫苗接种医学研究的研究参与者也明显增加。

如果研究参与者高估参与医学研究的潜在获益而忽略其中的风险,他们就不能对医学研究有客观的认识,也不能理解医学研究的主要目的是获取新知识。因此,如果没有达到研究参与者的预期,尤其是治疗预期,就会导致失望。

(三) 影响研究参与者参与医学研究的因素

研究参与者参与医学研究受生理、心理、社会、文化等多种因素的影响,研究者掌握这些影响因素,有针对性地进行有效沟通,可以提高研究参与者的满意度和促进医学研究的顺利进行。

1. 职业　在职是影响研究参与者依从性的原因之一。我国一项研究发现研究参与者不能完成医学研究过程的原因主要包括主动要求退出、试验方案的相关原因以及失访、死亡等客观原因。其中研究参与者主动要求退出的比例最高,大部分是由于工作原因不能坚持完成试验。

2. **年龄**　年龄对于参与医学研究有较大的影响。一项调查发现,在选择"得到更好的医疗服务"作为参与医学研究目的的研究参与者中,87.1% 年龄小于 50 岁。另一项研究发现,越年轻的研究参与者越重视签署医学研究知情同意书。高龄的研究参与者更可能因志愿者精神参与医学研究,他们"感觉参与医学研究对社会有意义"。

3. **性别**　相对男性,女性是否参加医学研究更容易受朋友、家人或研究人员影响,故研究参与者招募中女性参与率更低。大部分女性研究参与者在同意参加医学研究之前,会征求伴侣或家庭成员的建议。

4. **受教育水平**　受教育程度是影响研究参与者对医学研究了解程度的主要因素。文化水平高的人可能基于知识面的广度或获得正确信息的通畅度,有更多机会接触及了解医学研究。接受过高等教育的人群相比于教育程度较低的人群,更希望了解医学研究的意义和价值,更倾向基于临床价值的依据决定是否参加试验,也更有可能理解并接受参加医学研究前的知情同意过程。

5. **家庭经济因素**　有研究指出,在肿瘤医学研究的研究参与者中,25% 是因为经济原因参与,家庭经济较贫困的患者了解医学研究的意愿相对较强。Ⅰ期临床试验的研究参与者通常为 18~45 岁之间的健康人,参加医学研究会花费较长时间进行筛选、住院和随访,完成试验之后可以获得一定补偿金。有调查发现,52.8% 的受访者选择"愿意"参与"对于健康不一定有直接的获益,仅仅是合理的经费补贴,但对于未来的患者和医学发展却有较大益处"的医学研究。

6. **精神心理因素**　长期病痛导致的精神心理因素在参与医学研究的过程中占有重要地位。同时,如果医学研究的持续时间长、治疗结果不确定等会加重研究参与者的心理负担,对试验的结果产生怀疑,因而更容易拒绝参加医学研究。有家属陪同的研究参与者治疗依从性高于无家属陪同者。慢性疾病或恶性肿瘤的研究参与者因疾病长期的折磨,还会导致其出现一定程度的焦虑和抑郁、多疑等负面情绪,而焦虑、抑郁的心理特征也是研究参与者不能完成医学研究的独立危险因素。

7. **医学研究持续时间**　研究参与者治疗的依从性,在试验周期≤1 年的试验中高于试验周期 1~2 年的医学研究;随访频率≤5 次的高于 >5 次的医学研究;试验分期中上市后的药物临床试验高于上市前的药物临床试验。

8. **医疗形式**　75% 以上研究参与者参与试验的主要理由是"医生的推荐"或者"信赖医生"。医保研究参与者比自费者的治疗依从性更高;轻症研究参与者的治疗依从性略低于中重症者;未发生不良事件的研究参与者治疗依从性较高;住院研究参与者的治疗依从性略低于门诊研究参与者。

从以上影响因素可见,医生对影响患者参与医学研究的因素了解越多,则越能有的放矢地对患者进行沟通和教育。因此,从医学生阶段就要开始进行患者沟通能力的培养,保证在医学研究进行中,能通过有效的沟通和交流来完成研究参与者招募及医学研究工作。良好的沟通交流能增进研究参与者的信任,适当的宣教能提高他们的责任感和认知,对于提升研究参与者参与医学研究的积极性非常重要。

二、医学研究中不同角色之间的沟通

美国著名现代管理之父切斯特·巴纳德(Chester Barnard)认为,"沟通是把一个组织中的成员联系在一起,以实现共同目标的手段"。医学研究是资源优化配置的过程,要达到资源的优化配置离不开信息的获取、传递、处理执行以及反馈多个环节,每个环节均涉及人与人之间的沟通。医学研究中的沟通是发生在组织成员之间或组织成员与外部人员或社会组织之间的,其目的是实现组织的目标。

在较大规模的前瞻性医学研究中,一个或少数研究者往往无法独立完成研究设计、资料收集、质量控制和数据分析等全部任务,必须采取分工协作的组织模式。实施过程中,除了充分利用现有临床工作平台的资源外,还会在多个环节寻求团队合作,包括参与医学研究的医疗机构内部人员以及第三方合作机构的人员。

1. 研究者与研究参与者的沟通　由于医患双方对医学认知有明显的差距,部分研究参与者和家属对医疗结局有过高的期待,因此研究者在医学研究的实际过程中不仅要具备专业知识和科研能力,还应具备与研究参与者和家属的沟通能力。在研究参与者招募的过程中,沟通对研究参与者能否顺利参与医学研究起到关键作用。在沟通过程中,医患之间要做到真诚以待,避免态度冷淡、缺乏共情、处理问题简单生硬的现象。研究者应懂得影响研究参与者加入医学研究的各种因素,充分了解研究参与者的家庭背景及认知情况。采用恰当的语言和交流方式与研究参与者沟通;使其充分知晓试验药物、试验目的、治疗过程、可能的风险、研究参与者享有权利及应尽义务,增加研究参与者完成试验的信心;耐心回答研究参与者对参与医学研究的疑问,并预留给研究参与者足够的时间考虑,等待其与家人在自愿基础上作出决定。

Ⅰ期临床试验是临床研究的基础,为后续进一步临床研究提供依据,由于大多数Ⅰ期临床试验的研究参与者为健康人,所以研究参与者基本不能从临床试验中直接获益,更多的是反映在科学和社会层面的受益,因此其研究参与者的招募过程具有一定的特殊性。在沟通中,除要做到上述要点以外,还应注意每一位Ⅰ期临床试验的研究参与者都应公平地享有获得研究利益的权利,保护研究参与者隐私并确认其是自愿参加研究。既不能过分强调参加研究的各种受益,也不能人为忽略研究的潜在风险,或是用煽动性、劝告性的语言增加研究参与者参加医学研究的被迫感。

2. 研究者与伦理委员会的沟通　医学研究的创新性是发展生物科学技术、促进临床医疗服务的根本,伦理委员会(ethical committee)在医学创新性研究中发挥着不可或缺的作用。伦理委员会是以保护研究参与者的权利和福利为主要职责的组织。随着伦理委员会制度的不断健全,对医学研究的审批程序更加严格,也在一定程度上增加了研究者的不理解。为了伦理委员会能更好地为临床研究提供服务,保护研究参与者,通过确保研究的有效性、整体性来保护个人和社会的获益,研究者和伦理委员会项目审查的各级管理人员之间需要积极有效的沟通。

研究者首先要学习伦理委员会的工作制度、流程,配合伦理委员会做好临床研究的相关准备工作,提交真实完整的申报资料。与伦理审查委员的有效沟通决定了项目在伦理审查会议上的顺利通过。

伦理委员会与研究者的有效沟通,保证了医学研究开展的科学性和伦理性,以及追踪审查资料收集的及时性和切实性;而伦理委员会管理人员的内部有效沟通以及自我沟通,更是整个伦理审查管理的重要环节之一。

3. 研究者与第三方人员的沟通　在临床研究实施过程中,除了医疗机构的参研人员,通常还会请医药研发合同研究组织(contract research organization,CRO)等第三方公司协助进行项目管理。CRO在研究过程中协助监察、质量控制以及记录文件管理工作,确保临床研究在实施过程中严格按照要求进行。CRO最大优势是通过专门的临床研究人员协助研究者进行细化管理,处理更多的细节问题,将临床医生从事务性工作中解放出来。另外,临床试验协调员(clinical research coordinator,CRC)作为临床研究中的一员,在医学研究中发挥协调作用,重点是加强医生与研究参与者之间的沟通,以及试验过程中细节工作的协调,有效提高医学研究的质量。

但是CRO工作人员和CRC往往没有医学背景,其临床专业能力和学术专业性相对薄弱,与临床医生进行医学专业方面沟通时有一定能力上的差距。在临床研究实施过程中,往往涉及多个中心、多种性质的参与人员并且持续时间较长,各成员之间建立良好的沟通方式至关重要。研究者在研究过程中遇到任何问题,能在第一时间找到相应项目管理的负责人是保证研究质量的重要环节。同样,CRO的工作人员和CRC在研究质量控制过程中发现的问题能及时得到各研究者的回应、解决,也是研究保质保量完成的根本。因此,建立高效顺畅的沟通渠道非常重要。

4. 研究团队内部人员的沟通　临床研究团队在研究实施过程中应形成"正式组织"。正式组织理论是由巴纳德在《经理人员的职能》一书中首次提出的,其认为正式组织的生存和发展需要 3 个要素:共同目的、协作意愿和沟通。研究团队成员中的共同目的和协作意愿都是非常统一的,但团队成员间的沟通是否顺畅可能影响临床研究是否顺利实施。研究团队中各个成员在医学知识储备、科研相关理论上均存在一定的差异,当出现专业问题的判读和研究进展过程中存在疑问时,例如疾病进展、不良事件判定、合并用药或研究参与者沟通困难等,研究团队人员之间适时沟通交流有利于解决试验中的各项问题,从而获得满意的医学研究质量。

5. 多中心临床研究不同团队协作中的沟通　多中心临床研究(multi-center clinical study)是一项涉及多个组织成员的研究。不同于单个研究机构的临床研究,多中心、团队协作所进行的临床研究可以使更多研究员集思广益、精心合作,共同保证试验的质量和临床研究的效率。多个临床机构在临床研究中的团队协作可以最大限度利用现有资源,研究人群的多样性极大地克服了研究的偏倚和系统误差,提高医学研究的可靠性和客观性。此外,临床研究过程中多个团队共同学习、相互提高,有利于提高临床研究的整体水平。

临床研究团队中主要包括首席临床研究人员、主要合作研究人员、中青年临床研究人员、临床研究协调员、医学研究护士、临床研究监察员、临床数据管理员和统计专家等,不同职务的研究人员在团队合作中发挥不同的作用。在临床研究过程中,一些研究人员可能同时扮演多种角色。在这样的临床研究中,需要各个研究部门之间协调发展,主要研究机构与协作组之间顺畅配合,监管部门、伦理委员会也要充分发挥作用,有效的沟通是保证多中心医学研究顺利进行的必备条件。

三、正确看待医学研究中的医患关系

随着人们健康权益保护意识的提高,患者对医疗服务的期望和要求也越来越高,由于临床医学研究过程中尚存在一定的不确定性,更容易导致研究参与者及家属的不理解。因此,在临床研究过程中,需要通过沟通建立医患之间相互信任的合作关系。

在临床研究工作中,医患双方对医学认知有明显差距。尽管医生具备了大量专业知识,但要理解研究参与者对医疗的期望、了解患者的需求,态度就要温和适度,也要具备一定的共情能力。在处理研究参与者的疑问时,应充分客观地解释医学发展现状及医学研究可能的受益和风险,做到医患之间的真诚相待,从而提高研究参与者的信任度。

有研究显示,医生群体和患者群体都觉得自己在沟通过程中比对方做得更加得体、尊重,更懂得关怀,这反映了医患在沟通过程中没有形成良性的互动,双方在沟通中的参与度有限,医患对话受到阻碍。该研究同时深入分析了医生的反馈,发现医生认为,医患中的不好体验,不仅仅因为医生和患者之间的冲突,也由医生和家属的沟通不畅导致。因此,医学生要正确掌握与研究参与者及家属沟通的技巧,正视沟通中研究参与者出现的焦虑情绪,矫正家属因对医疗的过分期待而存在的不良心理行为,充分建立双方的信任。

第二节 ｜ 医学研究中的原则

一、医学研究要符合伦理学要求的原则

医学研究必须遵守的伦理标准包括:①促进并确保对所有研究参与者的尊重,保障其健康和权利;②催生新知识是医学研究的主要目的,但该目的绝不能凌驾于个体研究参与者的权利和利益之上;③当医生将医学研究和医疗服务融为一体时,若医生要将患者纳入研究,必须满足下述条件:从预防、诊断和治疗的潜在价值看,该研究确有必要;有充分的理由确信,患者参加该研究不会对其健康造成不良影响。

人体研究应遵循尊重、有利和公正三大伦理原则。历史事件中最著名的"反应停"事件就是缺乏医学科研伦理规范和指导的典型案例。在"反应停"出售之前,有关机构并未仔细检验其可能产生的副作用。换言之,在新药研发过程中,缺少相应的医学科研伦理规范,从而导致了众多短肢畸形婴儿的出生。也正是由于"反应停"事件的惨痛教训促成了《赫尔辛基宣言》的诞生。《赫尔辛基宣言》于 1964 年 6 月第 18 届世界医学会联合大会上首次通过,由世界医学会起草并发布,是全世界医学研究都必须遵循的伦理学原则。

二、研究方案设计要遵循科学严谨的原则

医学研究中最重要的两个标准是真实性和创新性。医学研究中的创新性是推动医学进步的源动力,没有创新便没有发展。创新性越大,成果也越大,评价也越高。而创新与风险往往是并存的关系,但只有当研究的重要性超过研究参与者须承担的风险和负担时,涉及人类研究参与者的创新性医学研究才能进行。

医学研究设计应遵从五个方面的科学原则,包括:①确定关键证据缺陷的重要性、严谨的设计、完整性的统计分析、研究结果的质量控制以及可行性。②所有涉及人类研究参与者的医学研究在开始前,应当进行充分的调查。③严谨的研究设计是医学研究成功的基础,不科学的或没有科学价值的研究就是不符合伦理的研究;研究方案必须仔细评估干预措施可能带给研究参与者的可预见风险和负担,并将此风险和负担与研究参与者以及其他暴露在相同研究条件下的个体和人群的可预测获益进行比较。④在总结"反应停"事件的经验教训时,提出的一条重要原则是"提高临床前研究水平,完善相关资料"。也就是要通过充分的临床验证和毒性试验,有可信、可靠的事实数据支持,才可以将研究成果用于实践。研究者必须采取措施将临床研究的风险降至最低;同时,研究人员必须连续监测、评估和记录风险。当发现风险超过潜在获益,或已获得明确的结论性证据时,研究者须迅速判断该研究是继续进行,还是修改方案或立即停止。

临床研究应优先考虑循证医学和试验中最有希望的治疗和预防替代方案,这些替代方案具有临床意义。研究还要以科学理论和方法为指导,遵循统计学的随机、对照、重复和均衡四大原则。研究者在医学研究选题和方案设计中尤其要注意以下要点。首先,在医学研究准备开始前,应全面分析研究目的是否能对研究参与者有益,该项研究是否具有科学性、可行性和创新性,是否重复了前人的研究工作;参与临床研究的研究参与者如何分组,研究样本要如何处理才不会影响到研究结果,并得出科学可靠的结论。其次,一切医学研究在开展之前,必须要有充分的动物实验和文献、档案等资料作为研究背景,同时有显著的阳性结果作为支持;试验设计采取随机对照试验的科学性更佳,对照组选择需要具备同质性。另外,医学研究中采取的安慰剂对照试验方案多数在缺乏有效的代替治疗措施、阳性对照不可靠、不会增加研究参与者任何严重的或不可避免的风险时才会使用。在设计医学研究方案时要时刻关注研究参与者的安全和试验方案的有效性,是否达到研究参与者利益最大化和风险最小化。最后,在研究过程中要尊重研究参与者的各项权利,特别是知情同意权和隐私权。只有实现了对研究参与者的尊重,维护了研究参与者的合法权利,才能取得人们对生物医学科学的支持、拥护和信任。

三、医学研究中的知情同意原则

医学科研作为一项协调人与自然关系的实践活动,既要保证使患者的利益最大化,又要保证临床研究顺利进行。医学科研要严格遵循以下知情同意的原则:充分的知情同意和隐私权保护以确保尊重研究参与者自主选择;谨慎权衡风险收益比,即风险最小化、利益最大化以确保实现医学行善原则;合理选择研究参与者以确保公正。只有当研究参与者得到充分的尊重和保护,临床研究才能在伦理学上得到论证,这也有利于医学科学的健康发展。开展医学研究的人员必须明确告知研究参与者与研究相关的程序和措施。如果研究涉及使用研究参与者的生物样本或数据,相关样本和数据的收集、

存储和使用必须获得研究参与者的知情同意。除了必须告知的信息内容外,研究人员还应特别关注知情同意书详细内容的传递,确保研究参与者理解这些信息,尤其是医学研究可能要承受的风险,包括身体上、心理上和社会适应性等方面的风险,均应该让研究参与者充分知情,以确保研究参与者作出真正自愿的决定。

《纽伦堡法典》规定:人类研究参与者的自愿同意是绝对必要的。《赫尔辛基宣言》也强调:具备履行知情同意能力者以研究参与者身份参加医学研究,必须出于自愿。同时特别强调,对于所有研究参与者,应确保其享有知晓研究一般性结果的权利,并有机会表达其是否有需要被告知研究结果的意愿。为避免研究参与者受到不必要的胁迫和影响,应由一个完全独立于特定(依赖性)医患关系且具备相关资质的人员来获取知情同意。

第三节 | 医学研究中的医患沟通常见问题

一、知情同意的认知度对医学研究沟通的影响

(一)研究参与者的认知度对知情同意的影响

任何一项医学研究的完成都离不开研究参与者的参与和配合,而公众认知度和接受度的提升也离不开政策引导、法规出台、临床工作者的教育以及相关部门的规范管理。我国现有的法规政策从满足患者诊疗需求角度,对新药研发提出了明确要求,也是从维护患者利益作为出发点,让患者能参与对自身更有治疗价值的医学研究。但是医学研究和临床常规诊疗是有本质区别的,标准的临床常规诊疗是关注个体患者的利益和疗效,但临床研究的主要目标是获得关于特定科学问题的普遍知识,例如哪种治疗对特定疾病更有效。因此,医学研究更着重于未来患者获益。

调查发现,有 37.6% 的医学研究参与者表现出对治疗的误解,不知道除了参与研究以外还有其他的治疗选择。在这样的情况下,缺乏对医学研究的理解可能会对研究参与者参与研究的自愿性产生负面影响,例如研究参与者担心他们的退出会导致对疾病治疗不充分等负面后果。有 82.72% 的研究参与者对签署知情同意书的态度是"没必要""无所谓"或"不知道"。这些研究参与者中有 65.91% 的患者担心被医院或医生欺骗,有 61.73% 的患者对知情同意书的意义并不清楚。90.12% 的研究参与者认为并不需要留有知情同意书的副本,甚至有 28.4% 的患者认为参加临床研究不应该秉持自愿原则,40.74% 的研究参与者表示参与医学研究后无权随时退出研究。

另外,研究参与者对"医学研究伦理审查保护研究参与者权益"的认知度也有明显的不足。许多研究参与者对医学研究存在误解,包括高估研究干预的益处、未能认识到试验的主要目的;大约三分之二的研究参与者没有意识到参与试验会增加风险,70% 的研究参与者没有意识到正在研究的治疗方法尚未被证明有效,四分之一的研究参与者认为医学研究旨在让参与者直接受益。由于研究参与者对临床研究伦理相关知识匮乏,故会导致因害怕受到伤害而参与医学研究的意愿降低;或在参与医学研究后,认为医生会不恰当地对待他们或不够关心他们,导致中途退出。大多数患者对医生的治疗决策有一定的信任,很多研究参与者对于临床研究过程中的保护措施并不知晓,甚至很大程度上都是听医生的"安排",但这也可能是因为研究参与者误以为医学研究提供了最好的治疗。不论怎样,研究参与者对参加医学研究获益、风险、权利和义务相关知识不足,会对临床研究中的有效沟通产生很多负面的影响。

(二)研究者的认知度对知情同意的影响

知情同意最主要的两个目的,一是充分尊重研究参与者的自主性,二是保护他们免受潜在的伤害。有研究对 44 位专科医生的知情同意相关医学伦理知识知晓情况进行调查,发现这些医生平均工作 5.6 年,其中 13 位是硕士及以上学历,他们回答知情同意两个基本目的问题时,只有 40% 的人能完整答出两个目的,40.9% 能够正确回答《赫尔辛基宣言》是作为涉及人类研究参与者的医学研究的伦

理原则,43.2% 知道 GCP 是药物医学研究管理规范的简称。另有报道指出,尽管大多数参与医学研究的医生对研究参与者会有详细且全面的告知要素,但仍有 5% 左右的医生不能够及时地将与研究试验有关的治疗以及经济补偿等要素告知研究参与者,约 13% 的医生不能将完整的报销流程告知研究参与者,约有 40% 的医生认为只要有知情同意书就可以对研究参与者的权益施行保障,约有 11% 的医生并未及时将医院伦理委员会的联系方式告知研究参与者。这些研究说明,虽然大部分医院会定期进行知情同意等医学伦理培训,但大部分临床医生并没有把这部分内容作为一种必备技能来重视,对所学内容没有留下深刻印象。规范研究生阶段临床医学研究的伦理性,可以提高日后从事科学研究甚至医疗活动的伦理意识。

综上可见,不论是对患者还是对医生、医学生,都需要加强医学研究中对研究参与者的知情同意和权益保护相关知识的培训和教育。各方应努力了解公众参与医学研究的意愿及需求,并进一步有针对性地加强相关知识宣教,尤其要重视规范知情同意及医学研究的过程管理,才能提升大众的信任和参与医学研究的积极性。

二、实施知情同意沟通中常见的问题

(一)沟通过程中对医学研究内容告知不完整

知情同意书作为了解试验内容、流程和风险的主要途径,对研究参与者作出是否参加临床试验的决定具有重要作用。有研究发现,研究参与者抱怨较多的知情同意不充分内容主要有:补助费用发放方式和发放频率告知模糊、与试验相关损害的补偿和赔偿主体告知不明等。如果研究者在知情同意的过程中告知不完整,导致研究参与者不能正确理解医学研究的目的、意义以及自身的权利和义务,从而影响招募入组,直接关系到医学研究能否顺利开展。

研究人员应对医学研究内容进行充分和完整的信息告知,尤其在研究涉及使用研究参与者的生物样本或数据,相关样本和数据的收集、存储和使用必须获得研究参与者的知情同意。研究人员还应充分告知研究参与者研究目的、研究方法、资金来源、研究可能涉及的利益冲突、研究的预期获益和潜在风险、研究可能引起的不适、研究结束后补偿条款以及研究参与者享有的权利和义务,包括他们有权拒绝参加研究,有权在任何时候撤回参与研究的知情同意,随时退出研究等。对于涉及患者临床诊疗的医学研究,研究人员必须明确告知与研究相关的程序和措施,即通过易懂的语言表述进行试验内容告知、试验费用承担者告知、权益和风险告知、个人信息保护告知等完整知情。只有做到充分完整的知情同意,才能保证研究参与者的权益和医学研究的顺利进行。

(二)沟通过程缺乏关注个性化的需求

研究者需要考虑研究参与者的接受和理解医学研究相关信息的能力、文化差别、自主性意识、心理承受力强弱、是否具备完全行为能力等因素。有完全行为能力的人在理智的情况下具备知情的能力,但能力的高低和理解程度的差别会影响效果的真实性。研究者在医学知识方面有权威性,在沟通中常起到主导作用,但在医学研究中,研究参与者及其家属同样具有主动性。在研究参与者接受医生的指导时,也会提出自己的意见和要求。如果研究者忽视了个性化的需求,不能在"共情"的基础上体现对研究参与者的需求充分理解和尊重,不愿意倾听个性化需求,也不能充分地了解研究参与者和家属的具体治疗目的,甚至他们心理上的焦虑和恐惧等情绪。研究参与者的状态、期待、情绪、心理需求被忽略,不适的感受、误解等就会在无形中竖起一道沟通的屏障,必然会影响到研究参与者的招募过程。

(三)常规诊疗中的医学研究缺少"知情同意"

在医学研究中,常见有研究方案是临床诊疗操作流程中的一部分,实际研究是收集常规诊疗操作后的数据资料。还有些知情同意书在风险部分描述了"手术"对研究参与者产生的风险,但"手术"是该项目的临床诊疗操作,并不是该研究的干预措施。在临床医疗实践中,若要开展医学研究活动,要事先向当事人告知,让要参与研究的对象知晓明了与研究项目有关的必要信息,在得到患者及其家属的同意后才能实施。因此,研究者在执行医学研究知情同意时应该关注过程的"清晰度",根据临床常规诊疗和医学研究不同的目的和方案,系统、全面、通俗、及时地进行沟通。研究者如果混淆了临床知情同意和医学研究知情同意,会导致混淆了临床诊疗风险与研究风险,缺乏规范、内容不完善、用词不严谨、医学专业术语过多等都可能造成研究参与者理解障碍并产生误解,降低医患之间的"信任度",更可能造成患者拒绝参与研究。

(四)仅有口头"知情同意"的沟通容易导致医疗纠纷

知情同意方式的选择是近年来伦理关注和探讨的核心问题。研究者应根据不同的医学研究设计类型,充分考虑此类研究知情同意的可操作性,在不损害研究参与者权益的基础上,选择恰当的时机采取恰当的知情同意方式。目前常用的知情同意方式主要有以下几种。

1. **书面形式的知情同意** 实效性随机对照试验、注册登记研究等前瞻性、干预性且存在一定风险的研究,应在开始采集患者数据前,进行书面知情同意书签署,完成研究参与者的知情同意。

2. **泛知情同意** 回顾性、观察性研究一般认为对研究参与者的风险不大于最小风险时,横断面研究或大规模前瞻队列研究无法接触研究对象时,可在机构有良好的管理制度和实施措施条件上,向伦理委员会申请采用泛知情同意。

3. **口头、电话方式的知情同意** 口头告知不容易将告知当时的情形固定下来,一旦发生纠纷研究者往往难以对告知情况进行举证,导致医疗机构在医学研究过程中或医疗损害赔偿案件中,由于无法提供书面的告知证据而承担败诉责任。因此,口头交流在知情同意中应该被视为一个过程,原则上即使有记录或录音作为证据,也不推荐缺少书面知情同意书签字的口头、电话方式作为研究参与者知情同意的客观依据。

第四节 | 医学研究中的医患沟通对策

医学研究与常规的临床医疗行为是不同的。在医学研究中,医生的角色转换为研究者,患者的角色转变为研究参与者。虽然医学研究在医学上的意义是不可估量的,但是一定程度上研究参与者对医学研究抱有的排斥态度仍然会对医学研究的顺利进行造成很大阻碍。与研究参与者良好沟通并获得他们知情同意,才能得到更好的理解与配合。

在医学研究中医患沟通要做到以下三点:①充分告知医学研究的风险和受益;②通过宣教提高患者对医学研究的认识、转变观念;③尊重患者的自主权。尊重研究参与者医学自主权的原则,不仅仅是承认他们的选择,同时还需要积极鼓励他们的决策,例如通过以适当的形式提供相关信息。医患沟通要视为一个过程而不是一种形式,这个过程需要结合不同的措施来提高研究参与者对医学研究和自身风险、获益的理解。

一、医学研究中的沟通技巧

研究参与者自身文化水平、民族风俗、对疾病和健康的预期等多方面因素,都会影响其作出是否参与医学研究的决定。研究者应根据研究参与者性格、所患疾病、生活状况等将知情同意的过程、方法进行个体化交流。当前,在实践中主要采用"AIDET"沟通模式,即问候(acknowledge,A)、自我介绍(introduce,I)、过程(duration,D)、解释(explanation,E)、感谢(thank you,T)。AIDET沟通模式是美国医疗机构的医疗卫生保健专业人员常用的沟通框架,它适用于护士、医生、技术人员、食品服务者、管理人员以及所有床旁及护理过程中与患者和家属接触的人员。AIDET沟通模式的具体实施内容包括以下五部分。

1. **问候(A)** 研究者采用主动、和蔼、热情、礼貌的态度接待研究参与者并进行交流,使用尊称向患者及其家属致意,建立良好的医患关系。收集研究参与者的年龄、文化程度、职业、家庭状况等基本信息,并评估其心理健康状况,以此为基础确定与研究参与者沟通交流的重点和方向,以消除其对病区的陌生感及对医学研究的紧张感。

2. **自我介绍(I)**　研究者主动介绍自己和科室医疗团队组成、研究团队其他成员专业技能、工作职责、工作时间等信息,向患者介绍病区环境及制度,缓解患者陌生情绪,以争取获得研究参与者的信任,增强其信赖感和安全感。

3. **过程(D)**　研究者主动向研究参与者讲解药物试验的目的、具体内容、服药时间、可能出现的不良事件及其处理措施等,并明确告知其在本次试验研究中的角色。强调规范用药、遵从医嘱的重要性,以引起研究参与者对药物试验的重视,纠正其错误认知,并增强其对药物试验的信心。同时,鼓励研究参与者表达其内心感受,了解其具体信息,以便为其提供有针对性的讲解。研究者还要加强对研究参与者家属的教育,增加其配合度,鼓励家属协助督促其按时用药和随访,提高其试验信心。

4. **解释(E)**　为研究参与者讲解医学研究,包括疾病基础知识、医学研究过程中的注意事项,以缓解其焦虑情绪并提前制订应对措施;同时,指导研究参与者采用科学的生活方式、创造良好的居家环境、选择合适的功能锻炼及提供必要的情感支持以促进康复,提升其依从性。对于其存有的疑问及时给予解答,提出有效的、有针对性的建议。解释不良心理对医学研究的可能影响,对医学研究可能出现的不良反应提供充分有效的处理措施,以协助改善患者的焦虑心理。

5. **感谢(T)**　研究者在每次与研究参与者沟通时,要感谢他及家属在医学研究参与期间的耐心配合,对他的参与行为给予肯定,并给予其合理的医疗指导,告知他与研究者取得联系的方法,以便进行后续临床研究随访。营造温暖、轻松的医学研究氛围,努力让研究参与者感受到以人为本的研究者团队的态度。

AIDET 沟通模式可以使研究者在进行医学研究时,以一种展示同理心的方式吸引研究参与者,从而改善临床研究参与的结果,并减少因沟通错误导致的倦怠,也可以让研究者与研究参与者之间有更人性化、更真实的接触,增强其责任心,赋予其使命感,更好地增加研究参与者的信任度和依从性。

二、提高医学研究沟通效果的技巧

研究表明,患者更愿意找有能力且愿意进行良好沟通的医生看病,这样可以更好地促进合作的效果。以下的沟通方式和技巧可以帮助提高研究参与者对医学研究相关信息的理解,从而提高知情同意的有效性。

1. **延长沟通时间以改善沟通效果**　调查显示,半数以上的研究者对研究参与者进行知情同意的时间只有 10 分钟。他们自己也承认在这么短的时间内解释知情同意书的内容不够充分,研究参与者对于试验的细致内容达不到必要的理解。比如,药物临床试验是一项专业化程度非常高的研究,其知情同意书中包含信息量极大、医学术语过多,这会对文化水平偏低的研究参与者造成更多的困难。为了详细解释伦理要求的问题,医学研究的知情同意书通常都篇幅较长,尤其用于肿瘤疾病研究的知情同意书,平均长度可达 40 页。文件越长,研究参与者理解就越困难,因为较长的文档通常导致阅读不完整,也会导致对重要内容的理解偏差。

研究发现,相同患者就诊时,全科医生比外科医生沟通的时间花费更多(平均时间分别是 14 分钟和 7 分钟),并且沟通时间越长,患者的满意度越高。通过花更多时间与患者交流,可能就会取得一些沟通效果的改善,这一点在外科医患沟通中更为明显。花更多时间与患者讨论医学研究(也称"扩展讨论")的沟通方式在提高研究参与者的理解方面最有效。因此,医学科研工作者在对研究参与者知情同意的过程中,需要付出更多的时间为其解释知情同意中的要点和具体内容,而付出更多时间得到的沟通效果也最容易得到回报。

2. **利用现代信息技术手段增加研究参与者对知情同意的理解**　在过去的 10 年中,人工智能已被广泛地应用于工业、交通、金融、医疗和教育等领域,给人们的生产方式、生活方式、思维方式带来了深层次的变革。在中国,医疗健康行业是人工智能运用最多的行业之一。有研究尝试基于人工智能、信息技术通过各种电子多媒体途径来呈现知情同意的沟通交流内容。结果发现,无论是以演示文稿、视频、网站还是音频工具的形式,在传统的书面知情同意的形式上增加多媒体的方法均会提高研究参与者的理解和满意度。因为,这样可以通过清晰、简单和易懂的方式解释医学研究的方案,帮助研究参与者消除误解。另有研究发现,仅通过观看视频一项,对临床研究参与者的家属和朋友也有很大帮助,视频增加了他们对医学研究的了解,促使其接受了患者参与医学研究的决定。由于家属和朋友可能难以亲自参加咨询,视频可以用来回答问题并减轻研究参与者试图向其家属描述医学研究的负担。多媒体工具将文本、图像、声音、视频以及其他互动功能相结合,实现研究者和研究参与者之间信息的有效连接,具有真实性、便捷性的特点。与纸质知情同意书相比,大多数研究参与者(78.7%)更喜欢通过视频辅助形式获取知情信息,几乎所有人(96.7%)都表示这些视频提高了他们对知情同意书纸质文件中所描述程序的理解。在临床研究中,研究者应该根据不同的研究参与者个体特征采用不同的知情方法,以获得最真实有效的知情同意。

3. **重视研究参与者心理健康并加强其情感疏导**　有研究发现,除了对药物副作用的恐惧心理外,部分研究参与者会感到参加医学研究是通过"出卖自己的身体来获取经济补偿",因此产生羞耻感而不愿意与家人分享此经历和决定;与此相反,这些研究参与者也会因为觉得参加医学研究很有意义,而激发其社会责任感。这种心理的冲突会对研究参与者造成长期的困扰。所以,研究者应关注研究参与者心理健康,及时发现负面情绪,给予更多情感疏导。除常规的健康指导外,与研究参与者共同制订观察期生活计划,增加多种娱乐活动丰富观察期生活。尽可能准确掌握研究参与者身心状况,实施多样化的心理干预措施,及时有效地评估心理问题,耐心解答研究参与者提出的问题,进行有效沟通,加强研究参与者参加医学研究的信心和使命感。

4. **加强与研究参与者家属的沟通和宣教**　研究参与者的社会关系对其参与医学研究的行为有较大影响,增加与研究参与者家属的沟通和宣教,其目的就是提高研究参与者的心理健康、充分体现研究参与者参与医学研究的知情权和选择权。例如,肿瘤患者的家属常常以保护患者为理由,要求医务人员避免告知患者本人疾病的实际情况。但研究指出,肿瘤患者有较强烈的知晓病情需求,多数患者都表示想要了解自己的真实病情。且实际情况中,92.59%的患者都非常清楚自己为恶性肿瘤,在知晓病情的情况下,仍有70.37%的患者认为自己的病情不太严重,是有治愈希望的。所以患者知晓病情并未造成很大的负面效应,家属及医生可能过分夸大了病情对患者的打击程度,低估了患者的承受能力,高估了病情告知的负面效应。所以,无论是家属还是医生,都不能以固有的想法、观点来处理病情告知的相关事宜。但是告知病情时,确实需要注意技巧并选择合适的人群,避免造成患者进一步的心理恐慌。同时,上述研究也反映出"患者本人签署知情同意书"这一伦理要求,在当前的社会经济文化背景下是可行的。

同时,与研究参与者家属沟通时要注意个性化的特点,并且要尊重研究参与者的个人权利和隐私。在对研究参与者家属进行沟通和教育时,可采用以下一些技巧。

(1)要掌握家属的心理变化:例如研究参与者与家属的关系如何?其参与医学研究对家庭、工作、生活会造成什么样的影响?家属最关心参与医学研究的哪些方面?是否与检查、治疗、随访次数和周期、费用等有关?对于研究参与者的影响有哪些?等等。注意家属心理的动态变化,有的放矢地耐心沟通。

(2)沟通过程要态度谦和、友好委婉、恳切并坦诚,要向家属展示出责任感和实事求是的精神。

(3)不做病情和医学研究预期结果的任何预判,客观陈述医学研究的事实和风险,也要对已经得出结果的获益进行充分的解释。

(4)尊重研究参与者本人的选择和要求,尊重其保护隐私的权利。在与研究参与者的家属、亲友的沟通中,研究参与者要求保护的隐私未经本人允许不得与其他人分享。要客观解释研究参与者对医学研究的态度,不能带有个人情绪,例如指责其"不配合""不理解"等。多倾听家属的诉求和想法,减少谈话过程中的打断和插入。

综上,研究者重视加强对研究参与者家属的教育,可让研究参与者参加医学研究得到更多的社会、家庭支持,对于提高研究参与者的积极性也将产生巨大的推动作用。

(阴赪宏)

推荐阅读

1. 徐长江,郑桂香.真情沟通:100 篇医患沟通的故事[M].北京:人民卫生出版社,2015.

2. 魏镜,史丽丽.协和实用临床医患沟通技能[M].北京:中国协和医科大学出版社,2019.

3. JONATHAN S,SUZANNE K,JULIET D.医患沟通技巧[M].3 版.杨雪松,译.北京:中国科学技术出版社,2018.

4. 吴静.医患沟通学[M].北京:高等教育出版社,2022.

5. 胡百精.公共关系学[M].2 版.北京:中国人民大学出版社,2018.

6. HEESOON J.Social Justice,Multicultural Counseling,and Practice[M].2nd ed.Cham,Germany:Springer International Publishing,2018.

7. 白冰.医患沟通技巧及案例分析[M].北京:人民卫生出版社,2021.

8. 王一方,甄橙.北京大学医患关系蓝皮书:语言与沟通[M].北京:北京大学医学出版社,2019.

9. 李雪峰.风险治理:重大突发公共卫生事件的启示[M].北京:人民日报出版社,2022.

10. 邱锐.突发公共事件的新闻发布[M].北京:团结出版社,2020.

中英文名词对照索引